结核病护理与病例精粹

主　编　王秀华　聂菲菲

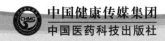

中国健康传媒集团
中国医药科技出版社

内 容 提 要

　　本书由首都医科大学附属北京胸科医院及中国人民解放军第八医学中心等多位护理专家撰写，从整体护理的角度阐述结核病患者护理的最新诊疗方案、护理进展，并精选了结核病病例，旨在提升护理人员结核病护理实践能力。本书可为广大结核病护理工作者提供指导，也可供相关专业医务工作者学习参考。

图书在版编目（CIP）数据

结核病护理与病例精粹/王秀华，聂菲菲主编．—北京：中国医药科技出版社，2023.9
ISBN 978 - 7 - 5214 - 4125 - 3

Ⅰ.①结… Ⅱ.①王… ②聂… Ⅲ.①结核病 - 护理 - 病案 Ⅳ.①R473.52

中国国家版本馆 CIP 数据核字（2023）第 165986 号

美术编辑 陈君杞
版式设计 友全图文

出版　**中国健康传媒集团** | 中国医药科技出版社
地址　北京市海淀区文慧园北路甲 22 号
邮编　100082
电话　发行：010 - 62227427　邮购：010 - 62236938
网址　www.cmstp.com
规格　787 × 1092mm $\frac{1}{16}$
印张　21 $\frac{3}{4}$
字数　512 千字
版次　2023 年 9 月第 1 版
印次　2023 年 9 月第 1 次印刷
印刷　三河市万龙印装有限公司
经销　全国各地新华书店
书号　ISBN 978 - 7 - 5214 - 4125 - 3
定价　98.00 元

获取新书信息、投稿、为图书纠错，请扫码联系我们。

编 委 会

前言

PREFACE

　　结核病是严重危害人类健康的呼吸道传染病，被称为"白色瘟疫"。我国是全球结核病高负担国家之一，中国结核病防治事业任重道远。

　　众所周知，结核病防治事业需要社会各界和广大医务工作者的共同参与，结核病领域护士是一支非常重要的力量，护士和患者的接触时间最长、接触的频率最频繁、接触的距离最近，在患者救治水平方面护理人员发挥着不可替代的重要作用。

　　本书在阐述结核病的治疗进展的基础上，运用整体护理的理念总结了结核病的护理特点。为提高临床实战能力，本书精选20例的疑难重症病例，将临床护理的新思维、新技术、新方法等宝贵经验进行分享，旨在提升护理人员的理论水平和临床实践能力，与多学科团队合作，提高患者治愈的成功率。

　　本书系由首都医科大学附属北京胸科医院、中国人民解放军第八医学中心等机构的众多护理专家共同撰写，编者秉承着创新性、科学性、实用性的原则，旨在为广大结核病护理同仁提供理论和实践指导。

　　本书在编写过程中，得到了结核领域护理专家的大力支持，在此对大家的辛勤劳动表示衷心的感谢。鉴于撰写经验不足和专业水平限制，本书存在诸多不足和疏漏之处，敬请各位读者批评指正。

编　者

2023 年 8 月

CONTENTS

上篇

结核病护理

第一章 结核病护理概论

结核病是一种以呼吸道为主要传播途径的慢性传染性疾病，病原菌为结核分枝杆菌。结核分枝杆菌可侵及全身除头发、指（趾）甲、牙齿外的所有脏器，如肾脏、骨骼、肾上腺、淋巴结和脑脊膜，但以肺部受累形成肺结核最为常见，占85%。根据2022年全球结核病流行病学调查显示，结核病位列全球死因第13位，是危害人民健康和公众卫生安全的重大传染病。2018年联合国召开的结核病高级别会议提出了全球2035年终止结核病流行的目标。为推进健康中国建设，党中央、国务院高度重视结核病防治工作。国家卫健委、国家发改委、教育部、科技部、民政部、财政部、国务院扶贫办、国家医保局联合印发了《遏制结核病行动计划（2019—2022年）》，此外，《"健康中国2030"规划纲要》也对结核病防治提出了明确要求。对此，护理人员也需紧跟时代的步伐，不断开拓创新，开展优质护理服务，提高患者满意度；充分利用专科护士资源，提升结核病护理专业水平；构建风险预警机制，提高护理质量；强化结核病的感染控制及职业防护，降低结核传播风险；开展多种形式的健康教育，提高结核病的治疗效果；开展结核病护理工作室，提高患者就医满意度等。

第一节 结核病流行病学现状

结核病是危害人类生命健康的主要传染性疾病之一。近年，随着全球大力实施"遏制结核病"及"终止结核病"策略，2015～2021年结核病发病率累计下降10%，2015～2021年结核病死亡人数累计下降5.9%。尽管取得了显著成效，但全球结核病依然严峻。据世界卫生组织最新估计，2021年全球约有1060万（范围990万～1110万）结核病新发病例，约有160万人死于结核病，结核病已经超越艾滋病成为传染病的头号杀手。全球每年约新发利福平耐药结核病病例50万人（其中78%为耐多药结核病病例）。

我国结核病流行形势十分严峻。2021年，我国估计有新发结核病患者78.0万，新增耐药结核病患者1.68万，约有3.3万人死于结核病。

2015年后结核病战略的愿景是"一个没有结核病的世界"，即"结核病不再导致死亡、疾病和痛苦"，总体目标是到2035年全球终止结核病的流行，我国作为结核病高负担国家之一，要实现这一目标任重而道远。

第二节 结核病护理及管理新进展

结核病护理随着临床的需求和护理学科的发展也在不断推进，新理念、新技术、新管理模式层出不穷，护理人员要紧跟时代的步伐，不断开拓创新，为结核病患者提供高质量的护理服务。

一、开展优质护理服务 提高患者满意度

自 2010 年启动"优质护理服务示范工程"以来，结核病医院分期分批地开展优质护理服务。结核病护理人员以"有时治愈，常常帮助，总是安慰"为理念，以整体护理为指导思想，以护理程序为工作框架，开展优质护理服务。以实现患者满意、政府满意、社会满意为目标，夯实基础护理，变革护理分工方式、排班模式、绩效管理、岗位管理等。优质护理服务的开展过程中，倡导把时间还给护士，把护士还给患者，使护士有更多的时间巡视病房，能及时解决患者现存的护理问题，增加了患者对护士的信任感及对治疗护理的依从性，有利于患者身心健康的恢复；有效的层级管理充分发挥高年资护理人员的专业优势，并起到了"传帮带"的作用；优化护理排班，合理配置护理人力资源，减轻了护士的工作压力，改进具有激励机制的护士绩效工资制度，稳定了结核病一线护士队伍，充分调动护理人员工作积极性和主动性。总之，优质护理服务的开展，优化了护理模式，提高了护理质量，患者的满意度也随之提升。

二、构建风险预警机制 提升精细化管理水平

护理质量是护理人员为患者提供护理技术和护理服务的效果与程度，是在护理过程中形成的客观表现。为提升护理人员对结核患者的精细化管理水平，采取以预防为主的工作模式，构建风险预警工作机制，关口前移预防护理不良事件和并发症的发生。在患者入院时及治疗过程中按需分别采用《患者入院评估表》《皮肤评估表》《患者跌倒风险评估表及预防措施》《患者坠床风险评估表及预防措施》《跌倒（坠床）危险因素评估表》《危重患者风险评估表》《营养风险筛查表（NRS2002）》《手术患者静脉血栓栓塞症风险评估表》《数字疼痛评估量表（NRS）》等表格（书末附表）进行评估，发现患者潜在存在的高危风险，采取有效的预防措施，降低患者安全隐患，保障患者安全。管理方面，采用护理单元护士长、护理不良事件管理小组、护理部三级管理模式。一旦发生护理不良事件和并发症须进行原因分析、整改措施、效果评价。同时鼓励主动上报，采取非惩罚性上报原则，对于三级上报的每一个环节，护理部均会进行追踪和干预，保障护理质量，切实改进安全问题，使护理不良事件及并发症的管理更精准、更精细、更有效，实现护理质量的持续改进及提高。

三、强化结核病的感染控制及职业防护 降低结核病传播风险

结核病作为呼吸道传染性疾病可以说传播的风险极大。因此要求做好结核病的感染控制工作，对防止或减少疾病的传播至关重要。为了有效控制结核病的传播，需要通过管理控制、环境控制、个人呼吸防护这三个层次的管理实现对结核病的感染控制。管理控制是采取管理措施来减少暴露于结核分枝杆菌的风险，如要求肺结核患者佩戴外科口罩。环境控制是采取工程系统来预防结核分枝杆菌的蔓延，减少

空气中结核分枝杆菌飞沫核浓度，如开窗通风和采用紫外线灯消毒；开发新产品、新设备规范管理患者痰液。个人呼吸防护是通过个人防护进一步减少和暴露于结核分枝杆菌的风险，如医护人员佩戴医用防护口罩。结核病的感染控制对于预防结核病的传播来说是一个重要的策略，所有医疗机构和人群聚集的地方都应该实施结核病感染控制措施。医务人员的结核分枝杆菌感染率和结核病患病率明显高于一般人群。研究结果显示，医务人员结核感染的危险度是普通人群的8.29倍，临床工作中医护人员与患者频繁接触，接触时间最长、距离最近、频率最高，所以感染结核病的风险较大，因此关注医护人员感染也是我们面临的重要课题。

四、开展多种形式的健康教育　提高结核病的治疗效果

健康教育形式是根据健康教育对象特征和内容进行选择的，一般分为个别指导、集体讲解和座谈会。随着社会的发展，健康教育的形式也逐渐多样化。全程多样化健康教育是一种以患者为中心的新型护理理念，通过有计划、有目的的健康教育活动改变患者对疾病产生的错误认知，使患者保持积极乐观的态度面对疾病及治疗，有效提升其健康知识掌握率，从而提高患者生活质量。全程多样化结核病患者健康教育是从结核病患者角度出发制定护理措施，其中包括结核病认知干预、心理健康教育、饮食健康教育、日常生活健康教育、结核药督导教育以及结核病防护教育等。建立专职健康教育护士岗位，为结核病患者住院期间提供了个体化的优质的健康教育护理服务。结核病治愈的关键是全程遵医嘱服药，严格遵守"早期、联合、适量、规律、全程"的十字方针。由于疾病病程长，耐药结核病和并发症的高发，要求提高服药依从性就显得尤为重要。因此加强患者及家属的健康教育势在必行，现有部分医院设立专职的健康教育护士岗位，这些护士具有丰富的临床护理经验和沟通技巧专门负责患者的健康教育，每天为患者答疑解惑，同时督导患者服药。通过有效的健康教育，提高患者的治疗依从性，从而提高结核病的治愈率，减少结核病的传播。从多个方面建立完整的健康教育体系，结合丰富的科普活动，全面普及结核病知识，充分满足患者心理及生理需求，如利用互联网技术开展医院－社区－家庭一体化的健康教育：手机APP、微信群、QQ群等，这些新媒体技术的广泛应用为健康教育开辟了快捷、高效的新途径。

五、开展结核病护理工作室　创新护理工作模式

护理工作室是扩宽护理范围的一种重要方式，是护理专业发展的一个全新领域，护士以其专有的知识和技能为患者提供健康评估、咨询、指导、心理支持和护理干预等，满足患者各方面的健康需求，也是护理专业发展的必然趋势和社会需求的结果。结核病作为一种慢性呼吸道传染病，其诊断、治疗影响着患者的生存质量和身心健康，给其所在家庭带来沉重的经济负担，同时，结核分枝杆菌的传播，也严重影响社会公共卫生。为改善患者就医体验及生存质量，一定程度上提高患者参与治疗的积极性，同时推动教育咨询类护理工作室的深入开展，结核病专科医院现已逐步开设结核病护理工作室。护理工作室的开设以患者需求为导向，进行线下出诊，为患者答疑解惑。开展延伸护理服务，利用互联网医院的医疗资源配置高效

性、医疗供给高效性、医疗服务高黏性三大特点，教会患者居家治疗期间如何进行自身护理；如何遵医服药和复查；遇到药物不良反应该如何处理；如何做好感染控制防止密切接触者感染结核分枝杆菌；指导患者家属怎样照顾患者，同时给予患者及家属心理上的支持与帮助，将护理服务延伸至家庭，保障护理服务的连续性。护理工作室的开设，一方面，最大限度地为结核患者提供优质的护理服务，满足患者多元化服务需求，改善、恢复、维持和促进患者健康，体现"以患者为中心"的整体护理理念，促进良好的护患关系；另一方面，护理工作室为护士提供了发挥专科优势的平台，凸显了护士工作角色的特异性、多样性和不可替代性。

六、充分利用专科护士资源　提升结核病护理专业水平

近年来，随着专科护士培养的不断发展，在结核病专科医院也涌现出一批专科护士，如结核病专科护士、糖尿病专科护士、伤口造口专科护士、静脉输液治疗专科护士等，各专科护士的培养及联合应用进一步推动了结核病护理学的发展，使患者得到更专业、更精细、更优质的护理服务。如结核病专科护士为患者实施专业、精准、有效的护理措施，可提升护理质量，提高患者治疗依从性，改善患者治疗结局，在结核病临床护理、患者管理、感染控制等方面发挥重要作用；糖尿病专科护士可指导结核病合并糖尿病的患者做到合理饮食，既能保证充足的热量又能很好地控制血糖；伤口造口专科护士应用专业造口护理技术处理患者疑难伤口，其中包括压力性损伤伤口、糖尿病足溃疡伤口、术后感染、造口并发症等伤口，加快伤口愈合时间，减轻患者负担及痛苦；静脉输液治疗专科护士可为长期输液、穿刺困难的患者在超声引导下行 PICC 技术，PICC 技术的应用减少了静脉损伤，确保患者静脉输液治疗的顺利开展。专科护士的培养不仅扩展了护理工作的深度和广度，更提升了护理专业化水平和护士自身价值感。

七、加强绩效考核评价机制　推动结核病护理水平可持续发展

我国进入"加强公立医院党建，建立现代医院管理制度，强化医院绩效考核，改革医保 DRG 支付制度"的医改新时代。为积极适应政策导向，公立医院需转变发展理念，引进先进管理方法，建立具有增强公立医院公益性、调动医务人员积极性、持续提高医疗服务质量和水平的绩效管理体系，促进医院高质量发展。

绩效管理是利用系统的理论和方法评估工作行为效果的一种现代管理手段。根据结核病专科医院护理特点，运用双因素激励理论，设计"调动积极性、维护公益性、实现发展可持续性"的绩效考核评价方案，充分发挥绩效指挥棒的激励和导向作用，将护士绩效考核在"长效性与即时性、基础性与提升性、院内与院外、个人与集体、老中青与全年龄段"方面相结合，坚持向高风险、关键岗位、临床一线倾斜。根据接触传染病患者直接护理时数赋予权重系数，体现结核病专科医院护理岗位价值，同时将非经济性薪酬指标纳入了考核体系，优化并完善非经济性薪酬实施举措，提升传染病医院护理人员职业幸福感，调动工作积极性和创造性，促进医护协作，稳定人员队伍，激励护理人员运用专业知识和技能努力为患者提供更

加高效、优质、安全的护理服务，达到患者、社会、政府满意。

为顺应护理学科发展及结核诊疗提升的趋势，未来结核护理学将转变护理理念不断改革创新护理服务和管理模式，以整体护理思想为指导，运用护理程序工作方法，精准对接患者多样化、差异化的服务需求。

（王秀华　陈晓凤　律　晨　杨　哲）

第二章 结核病的诊断与治疗

第一节 结核病的常用诊断方法

目前结核病常用的诊断方法主要包括细菌学诊断、血清学诊断、分子生物学诊断以及病理学诊断等，其中结核分枝杆菌培养是结核病诊断的"金指标"。

一、细菌学诊断

细菌学检测是结核病实验室诊断重要的组成部分，涂片染色镜检和分枝杆菌培养是结核病细菌学诊断的基础，同时可以作为结核病治疗评估的主要依据。

结核分枝杆菌为细长略带弯曲的杆菌，大小 $1 \sim 4\mu m$。分枝杆菌属的细胞壁脂质含量较高，约占干重的 60%，特别是有大量分枝菌酸包围在肽聚糖层的外面，可影响染料的穿入。分枝杆菌一般用姜尼（Ziehl - Neelsen）抗酸染色法，以 5% 石炭酸复红加温染色后可以染色，但用 3% 盐酸乙醇不宜脱色。若再加用美兰复染，则分枝杆菌呈红色，其他细菌和背景中的物质呈蓝色。本菌无芽孢，无鞭毛。

（一）痰涂片检查

痰涂片阳性率较低，并且痰涂片阳性还需考虑非结核分枝杆菌感染的可能。一般，3~6 次痰结核分枝杆菌检查可提高检出率。用于明确诊断的涂片检查应采集 3 个合格的痰标本，即"即时痰""夜间痰"和"晨痰"；用于疗效评价的随访检查每次应采集 2 个合格的痰标本，即"夜间痰"和"晨痰"。无痰者或不会咳痰的幼儿可在清晨抽取胃液检查抗酸杆菌。对于痰涂片阳性的患者，有条件的可行痰结核分枝杆菌培养，除外非结核分枝杆菌感染（表 1 - 2 - 1，表 1 - 2 - 2）。

表 1 - 2 - 1 抗酸染色镜检结果报告

抗酸杆菌数	视野数结果报告
0/300	（ - ）
(1~8)/300	报抗酸杆菌数
(3~9)/100	（1 + ）
(1~9)/10	（2 + ）
(1~9)/视野	（3 + ）
>10/视野	（4 + ）

表 1 - 2 - 2 荧光镜检结果报告

抗酸杆菌数	视野数结果报告
0/50	（ - ）

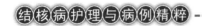

抗酸杆菌数	视野数结果报告
(1~9)/50	报抗酸杆菌数
(10~99)/50	(1+)
(1~9)/视野	(2+)
(10~99)/视野	(3+)
≥100/视野	(4+)

涂片检查的缺点：

1. 敏感性低 每毫升痰液中含 5000~10000 条菌检查才呈阳性。

2. 特异性差 所有分枝杆菌均可着色。

3. 无法区别死菌与活菌 结果均为阳性。

（二）痰结核分枝杆菌培养

分枝杆菌分离培养检查法，是结核病确诊最可靠的方法，是获得纯培养物进行菌种鉴定、药物敏感性试验以及其他生物学研究的基础。一般培养法检出率约比涂片法高 2 倍，培养物可进一步做菌种鉴定和药物敏感性试验。

1. 结核分枝杆菌培养 结核分枝杆菌是专性需氧菌，最适生长温度为 37℃，最适 pH 为 6.5~7.2。对营养要求较高，专嗜甘油作为碳源，天门冬酰胺是最好氮源。在改良的罗氏培基法（L-J）中结核分枝杆菌需 4~6 周才能生长，采用 BACTEC MGIT 960 系统可缩短培养所需时间（以 $^{14}CO_2$ 的释放量作为分枝杆菌生长的指标），涂片阳性标本培养只需 8 天即可生长细菌，涂片阴性标本则需 14 天。

2. 菌种鉴定 培养阳性的标本还需行分枝杆菌药物敏感性测定和分枝杆菌菌种鉴定。分枝杆菌菌群鉴定的目的既是鉴定菌株属于结核分枝杆菌复合群还是非结核分枝杆菌，也是进行进一步菌种鉴定的基础。

分枝杆菌菌群主要通过菌株在含对硝基苯甲酸（PNB）的鉴别培养基上的生长情况、28℃生长情况、生长速度、耐热触酶试验及观察菌株的菌落形态、颜色等生物特征来进行区分。通过上述试验，可将需要鉴定的菌株划归结核分枝杆菌复合群或非结核分枝杆菌菌群。对于培养阳性的标本还需进一步进行药物敏感性试验，指导临床治疗。

二、血清学诊断

血清学诊断是众多传染病诊断的主要方法，具有方便、检测技术及结果报告规范等优势。在结核分枝杆菌蛋白抗原的研究和应用中，已经获得了 20 多种结核分枝杆菌的菌体和分泌蛋白质抗原，如 38kD 蛋白、30/32kD 蛋白（Ag85 复合物）、A60 抗原、脂阿拉伯甘露糖（LAM）、88kD 抗原、14kD 抗原、19kD 抗原、ESAT-6 抗原、CFP-10 抗原等。

1. 血清 38kD 蛋白是一种磷酸盐转运蛋白。抗体检测对痰涂片阳性的结核患者的敏感性为 85%、特异性 87%。血清中高滴度抗体阳性常提示结核复发或病变广泛，预后不佳。

2. 血清脂肪阿拉伯甘露糖（LAM）是一种与分枝杆菌细胞壁有关的复合糖脂类抗原，正在生长的分枝杆菌能大量产生。抗体检测对结核诊断的敏感性为56%，特异性94%。

3. γ-干扰素释放试验（interferon-γ felease assays，IGRAs）：是检测结核分枝杆菌（MTB）特异性抗原刺激 T 细胞产生的 γ-干扰素，以判断是否存在 MTB 的感染。IGRAs 可以弥补 PPD 试验的不足，目前多个国家已将其用于诊断 MTB 的潜伏感染。

IGRAs 检测方法所用 MTB 特异性抗原为 ESAT-6 和 CFP-10，其检测结果不受卡介苗接种的影响，但有 5 种非结核分枝杆菌（nontuberculosis mycobacteria，NTM），即堪萨斯分枝杆菌、海分枝杆菌、苏尔加分枝杆菌、转黄分枝杆菌和胃分枝杆菌，也存在相同的抗原，故 IGRAs 不能区分 MTB 感染还是这 5 种 NTM 感染。由于 IGRAs 不能有效地区分活动性结核病和结核潜伏感染（LTBI），因此 IGRAs 对活动性结核病的诊断价值有限，尤其在结核病高负担国家。IGRAs 的特异度和敏感度均优于或至少不差于 PPD 试验，因此，在诊断 LTBI 方面，发达国家推荐单独和联合应用 IGRAs。

（1）IGRAs 检测原理　当机体感染结核分枝杆菌后，致敏 T 淋巴细胞再次遇到结核分枝杆菌特异性抗原 ESAT-6、CFP-10 时可产生 IFN-γ，IGRAs 通过定量检测 IFN-γ 水平或者通过检测产生 IFN-γ 的效应 T 淋巴细胞数量，判断机体是否感染结核分枝杆菌。

（2）IGRAs 检测方法

①酶联免疫吸附试验（ELISA）：当机体感染结核分枝杆菌时，全血中致敏 T 细胞再次受到结核分枝杆菌特异性抗原 ESAT-6、CFP-10 刺激后释放 IFN-γ；若机体没有感染结核分枝杆菌，则不会产生 IFN-γ，通过定量检测 IFN-γ 的浓度，判断是否存在结核分枝杆菌特异性细胞免疫反应，也称之为全血检测或结核感染 T 细胞免疫检测。

②采用酶联免疫斑点技术（ELISPOT）：测定在结核分枝杆菌特异性抗原 ESAT-6、CFP-10 刺激下，外周血单个核细胞中释放 IFN-γ 的效应 T 细胞数量，称之为细胞检测或结核感染 T 细胞检测。

（3）IGRAs 优缺点　IGRAs 不受卡介苗接种以及绝大多数非结核分枝杆菌感染的影响，因此，特异性高；且试验结果可在 24 小时内获得，耗时较短；同时，IGRAs 为体外免疫诊断试验，可避免机体免疫状态对检测结果造成的影响。

IGRAs 阳性结果仍不能区分活动性结核病与 LTBI，以及不能区分近期感染还是既往感染；同时，IGRAs 需要特殊的仪器并需在实验室进行，且价格昂贵，在基层进行大规模人群结核分枝杆菌感染筛查时可能会受到一些条件的限制。

（4）IGRAs 在 LTBI 筛查上的使用建议

①LTBI 的诊断：TST 和 IGRAs 均可用于 LTBI 的诊断，如果不能排除 TST 检测结果可能受卡介苗或非结核分枝杆菌的影响，可对 TST 阳性受试者进一步采用 IGRAs 确认；不建议采用 IGRAs 进行大范围人群 LTBI 筛查。

②在儿童结核分枝杆菌感染筛查中的应用：针对我国经济发展不平衡的情况，

TST 和 IGRAs 都推荐用于儿童 LTBI 的筛查，根据实际的临床情况选择 TST 或 IGRAs，或 TST 联合 IGRAs 提高筛查的准确性。在对儿童结核分枝杆菌感染的筛查研究中，IGRAs 和 TST 的一致性较差，建议筛查儿童结核分枝杆菌感染时，先采用 TST，对 TST 阳性者可再行 IGRAs。

③在 HIV 感染等免疫抑制或缺陷患者 LTBI 诊断中的应用：所有新确诊的 HIV 感染者均需进行 LTBI 筛查；对于反复或正暴露于活动性结核病的 HIV 感染者建议每年进行 LTBI 筛查。

三、分子生物学诊断

利用分子生物学检测方法来检测结核分枝杆菌特异性基因片段，从而为结核病的快速诊断提供依据。结核病分子生物学诊断技术主要包括实时荧光 PCR 技术、等温扩增技术、探针－反向杂交技术、探针－溶解曲线技术、基因测序技术等。

1. 聚合酶链反应（PCR） PCR 能快速扩增结核分枝杆菌 DNA，临床标本 PCR 扩增产物经检测出现特异性片段，即报告 PCR 检测结核分枝杆菌基因阳性，表示在临床标本中查到结核分枝杆菌基因，说明患者体内有该菌存在。PCR 检测结果具有辅助诊断的价值，临床医生应根据临床资料及其他检测结果综合判断。但 PCR 检测假阳性和假阴性问题是影响其应用的关键问题。对于存在的问题对策如下：扩增产物特异性鉴定－探针杂交，应用高质量试剂、规范化操作，实施质量控制。

2. 线性探针耐多药检测方法（HAIN） 是对利福平（$rpoB$ 基因）、异烟肼（Kat 基因、$inhA$ 基因）耐药的诊断，1 ~ 2 天出结果。优点是快速、操作简单、生物安全要求较低，仪器性价比高，但对环境洁净度要求较高，容易出现假阳性。

3. 利福平耐药的快速分子鉴定（GeneXpert） 针对 $rpoB$ 基因 81bp 利福平耐药核心区间（RRDR）设计引物、探针，检测其是否发生突变，进而用于诊断患者是否结核以及是否对利福平耐药（$rpoB$ 序列存在突变）。优点：可同时检测患者是否结核以及是否对利福平耐药；对涂阴培阳患者具有非常高的敏感性和特异性；2 小时即可得到检测结果，所用仪器设备简单。

4. Xpert MTB/RIF Ultra 简称 Xpert Ultra，即超敏结核分枝杆菌和利福平耐药基因检测技术。2017 年 3 月，WHO 推荐使用新一代检测方法 Xpert Ultra 替代 Xpert，用于提高 MTB 检测和利福平耐药性诊断的敏感度。与 Xpert 相比，Xpert Ultra 检测荷菌量少的标本（如 EPTB、AIDS 并发 TB、儿童结核病等）敏感度更高。

四、病理学诊断

病理学诊断是通过大体和镜下观察病变组织的病理形态学来获得诊断结果，具有针对性强，准确性高等优势，是结核病确诊的重要手段。

结核病是机体受结核分枝杆菌侵犯后引发的一种特殊性炎性疾病，其基本病理变化主要为渗出性病变、增生性病变和坏死性（变质性）病变。在结核病的发展过程中，由于结核分枝杆菌毒力的强弱、感染菌量的多少、机体自身免疫力不同等因素的影响，以上三种病例变化常混杂存在，在不同阶段，多以某种病理改变为主并互相转化。

结核性炎症与一般炎症不同，渗出的细胞常以单核细胞为主；增生引发结核结节，而变质则出现干酪坏死。结核病的免疫是细胞免疫，表现为由T淋巴细胞引发的迟发型超敏反应。参与免疫的细胞主要是淋巴细胞及其分泌的细胞因子。病理形态学上结核病的特异性改变是结核结节及结核性干酪坏死。

近年来，分子病理学检测技术发展迅速，基于基因检测的分子病理新技术具有简单、快速、特异、敏感、快速等优点，可有效提高组织标本中结核分枝杆菌的检出率，可帮助鉴别结核病与非结核分枝杆菌病，还可以帮助诊断耐药结核病，为结核病病理学精准诊断提供了更多的辅助手段。

五、影像学诊断

（一）X线电视透视

X线电视透视是胸部疾病检查中的一种基本检查方法，操作简便，可以及时发现胸部病变，结核旋转体位更有利于发现普通胸部摄片中被隐蔽部位的病变。

（二）胸部高电压摄影

胸部高电压摄影技术特点是X线波长较短，穿透力增强，组织吸收X线量减少，使不同组织的密度差减少，在影像上可以避免影像遮盖效应，增加影像信息量，因而提高了影像分辨能力。目前胸部X线检查仍然是临床诊断肺结核病首选的检查方法。

（三）电子计算机X线摄影

CR和DR所获得的影像信息量大，层次丰富，清晰度高，可进行影像资料的数字化管理，目前已作为一种新的影像技术广泛应用于临床。CR和DR可清楚显示纵隔旁、肋膈角及心影后处等普通胸片上所谓隐蔽部位的病变；显示气管、主支气管及叶支气管及其内腔的状况；有利于显示结核病灶的内部结构，如病灶内的钙化、溶解空洞等；可显示重点观察的影像信息，如病灶放大、对比观察等；可进行影像信息的数字化管理。

（四）胸部体层摄影

胸部体层摄影可以消除肺结构重叠，具有显示特定层面影像的优点，但随着CT尤其是螺旋CT检查技术的广泛应用，能够获得更加清晰的胸部断面影像，基本取代了传统的体层扫描。

（五）电子计算机体层摄影（CT）

1. CT扫描　是应用高度准直的X线束环绕人体按一定厚度的层面进行断层，而这些穿过人体被组织吸收产生不同程度的衰减的X线，由设置在X线管对侧的数百及数千个探测器所接受，探测器将衰减的X线转换成电信号（即模拟信号），此信号再经模拟数字转换器（A/D）转换成数字量再输入电子计算机，经电子计算机处理运算，最后由图像显示器将不同的数据用不同的灰度等级显示出来，即构成CT图像。

2. 螺旋CT扫描　速度快，一次屏气即可完成胸部的扫描，避免了小病灶在普通 CT 扫描时因呼吸运动所造成的扫描遗漏；螺旋 CT 扫描为容积扫描，真正做到了连续无间断扫描；影像清晰度高；螺旋 CT 扫描具有强大的后处理功能，如多层重建技术、仿真内镜重建技术等，可获得真正的三维立体影像。

3. CT 在肺结核诊断中的应用　避免了影像的重叠，有利于发现胸部隐蔽区的病变；可清楚显示各型肺结核不同时期的病变特点，如有无空洞、少量积液等；可更准确地显示肺门及纵隔淋巴结肿大及其强化状况，对确定原发性肺结核更为有利；可显示早期血行播散性粟粒结节影像；显示包裹性脓胸的脓腔及增厚的胸膜的状况；可显示结核性支气管狭窄、扩张；可用于评价肺结核损毁肺的功能状况；有助于胸部疾病的 CT 定位穿刺活体组织检查及定位引流等介入性诊疗技术的应用。

（六）磁共振成像（MRI）

MRI 成像原理是将人体置于均匀高强度磁场中，使氢原子核的质子磁化定向排列，并以一定的频率围绕磁场方向进动，在其基础上使用与质子进动频率相同的射频脉冲激发质子磁矩，使其偏转，即质子则离开磁场平面按某一频率自旋共振，当电磁波切断后，已呈共振状态的质子，核自旋逐渐恢复原来的低能热平衡状态（即弛豫）。此时自氢原子核放射出相同频率的电磁波称为共振电磁波，将此共振电磁波接受并通过电子计算机进行空间编码，以确定所测得原子核的空间分布，再用转换器重建成图像显示在监视器荧光屏上，即构成通常的 MRI 图像。

1. MRI 检查的优点　无侵袭，无创伤；可摄取人体的任意平面的三维图像；可更好地显示脑、脊髓、椎间盘等软组织图像；不需造影剂即可显示心腔、血管腔及血管壁的状况；通过 T_1、T_2 测量值有助于鉴别肿块的良、恶性；顺磁性造影剂的应用，有效改变病变局部组织的特征性参数，明显提高 MRI 的软组织分辨率。

2. MRI 在肺结核病变诊断中的应用　分析 T_1 与 T_2 值的变化，可用于鉴别肺结核球和肺癌（但其信息价值没有超过 CT 影像）；评价纵隔淋巴结肿大状况，且较 CT 优越；观察胸膜疾患及胸腔积液等病变；有助于脑部结核病变的检查等；鉴别肺结核球和肺部血管性肿瘤，在不注射造影剂情况下即可清楚显示。

（七）B 型超声波检查（B 超）

B 超是现代医学影像的重要组成部分，其根据不同组织及病变对超声透过和反射的不同而构成图像，能准确地显示脏器或病变的轮廓、范围和性质；其图像较直观，使组织及器官之间的关系清楚、层次分明；超声检查无创伤、无辐射效应，可动态观察，现已广泛应用于胸腹脏器疾病的诊断。但由于含气肺脏对超声波的强烈反射和胸壁组织的干扰，超声检查难以显示肺脏深部的微细结构。B 超对胸腔积液的诊断有重要的临床价值，诊断符合率达 98% 以上，B 超能确定胸腔积液的部位和测量积液量；鉴别肺部阴影的性质，如明确胸膜增厚、实性肿块、游离积液或包裹积液；有助于引导穿刺和引流，定位准确、安全。

（八）介入诊断

介入诊断主要包括支气管镜、纵隔镜、电视胸腔镜、经皮肺穿刺活检、经皮针刺胸膜活检术。

1. 支气管镜　支气管镜检查可肉眼观察支气管的情况，还可以在直视下活检、刷检、灌洗，取得病理、组织学和细菌学的诊断，另外还可进行支气管镜下治疗，包括给药、吸痰、堵瘘、切除、支架、消融、扩张等介入治疗。

（1）适应证　原因不明的长期咳嗽、气管阻塞；不明原因的血痰、咯血，需要明确诊断及确定出血部位；经胸部 X 线或 CT 证实肺内有占位性病变或弥漫性病变，或有肺不张，肺门、纵隔淋巴结肿大；经胸部 X 线或 CT 证实支气管腔内有占位病变或可疑病变者；肺叶切除，术前需检查了解病变位置。

（2）禁忌证　一般情况较差，体质衰弱，不能耐受检查者；有严重心脏病，心律失常，主动脉瘤及血压高于 160/100mmHg（21.3/13.3kPa）者；有严重呼吸功能不全，$PaO_2 < 50mmHg$（6.7kPa）者；有严重出血倾向及凝血机制障碍者；肺动脉高压，肺部病变疑为动 - 静脉瘘者。

（3）常见并发症　主要包括出血、麻醉药物过敏、喉痉挛、高血压危象、低血糖及"癔症"样发作等。

2. 纵隔镜　纵隔镜检查能够探查的范围是纵隔大血管后面上纵隔的位置。纵隔镜设备由硬质镜身、光源电缆、光源摄像系统、监视器和保存装置组成。

适应证：观察肺癌纵隔淋巴结转移情况，特别是癌灶对侧纵隔淋巴结情况，决定肺癌分期、手术适应证、放疗范围及疾病的预后，这是纵隔镜检查的最主要的适应证；明确气管周围肿物的性质；对无手术指征的纵隔及肺内病变，纵隔镜检查可获取组织学诊断，有助于制定正确的治疗方案；气管周围直径在 3cm 以下的孤立病变的切除；治疗性操作，如胸腺切除、纵隔囊肿摘除等。

3. 电视胸腔镜　电视胸腔镜可分为内科胸腔镜和外科胸腔镜。

（1）内科胸腔镜（medical thoracoscopy，pleuroscopy），局麻下在胸壁做 1～2 个 1cm 检查切口，主要用于经无创方法不能确诊的胸腔积液、胸膜疾病患者的诊治。能够在直视下观察胸膜腔的变化并可进行胸膜活检。

（2）外科胸腔镜（video - assisted thoracoscopic surgery，VATS），在双腔支气管插管全身麻醉下，于胸壁上做 2～3 个 1～1.5cm 的小切口完成胸部微创手术。主要用于胸膜活检、肺活检、纵隔淋巴结活检。VATS 最大的特点就是将胸腔内的结构通过摄像转换装置显示在电视屏幕上，操作者不是在直视下，而是观察屏幕进行操作。

4. 经皮肺穿刺活检术　随着各种影像设备的发展、穿刺针和穿刺技术的改进以及病理诊断水平的提高，肺穿刺活检的成功率和诊断准确率明显提高，并发症减少，已成为肺部疾病诊断的重要手段。

5. 经皮针刺胸膜活检术　使用特制的胸膜活检细针经皮穿刺进入胸膜，针吸或切割小块的胸膜组织送检查，为胸膜病变的性质提供病理学诊断依据。切割下的组织也可以进行细菌学培养及分枝生物学诊断。适用于具有胸膜病变且诊断不明确的患者。

（九）免疫学诊断

结核分枝杆菌素（结核分枝杆菌纯蛋白衍生物，PPD）皮肤试验：结核分枝杆菌素皮肤试验（TST）阳性常作为结核感染的指标，也常用于卡介苗接种后效果评价的指标，对儿童结核的诊断有一定的辅助意义。但我国城市人口结核病感染率高达80%，又是普种卡介苗的国家，因此，单纯结核分枝杆菌素皮肤试验阳性对成人结核诊断意义不大。

1. TST皮试方法及结果测量

（1）在左前臂掌侧前1/3中央皮内注射5 IU结核纯蛋白衍生物（PPD），以皮肤局部出现7~8mm大小的圆形橘皮样皮丘为宜。

（2）在PPD注射后48~72小时观察注射部位反应情况，以皮肤硬结为准，而不是以红晕为准，记录形式为横径×纵径，单位为毫米（mm）。

2. TST结果的确定 以硬结横径与纵径的平均直径进行确定。

阴性：硬结平均直径<5mm或无反应者为阴性。

阳性反应：硬结平均直径≥5mm者为阳性，硬结平均直径≥5mm，<10mm为一般阳性；硬结平均直径≥10mm，<15mm为中度阳性，硬结平均直径≥15mm或局部出现双圈、水疱、坏死及淋巴管炎者为强阳性。

3. TST用于判断结核分枝杆菌感染的标准

（1）一般情况下，在没有接种卡介苗以及非结核分枝杆菌干扰时，硬结平均直径≥5mm考虑为已受结核分枝杆菌感染。

（2）在卡介苗接种地区和（或）非结核分枝杆菌感染流行地区，以硬结直径≥10mm为结核分枝杆菌感染标准。

（3）在卡介苗接种地区和/或非结核分枝杆菌流行地区，对HIV阳性、接受免疫抑制剂>1个月，硬结直径≥5mm为结核分枝杆菌感染。

（4）直径≥15mm及以上或存在水疱、坏死、淋巴管炎等为结核分枝杆菌感染强反应。

（5）与涂片阳性肺结核有密切接触的5岁以下儿童，硬结≥5mm为结核分枝杆菌感染。

4. TST优缺点 TST优点：经济、简单、易行、技术成熟，适用于结核分枝杆菌感染的诊断、筛查以及流行病学调查，目前在临床广泛应用。

TST缺点：PPD抗原成分复杂，易受卡介苗接种和非结核分枝杆菌感染的影响；同时，在PPD注射48~72小时受试者需返回医院进行结果判读，读取结果易存在主观因素影响而产生误差；从结核分枝杆菌感染到产生免疫反应约需4~8周，在变态反应前期，TST可出现假阴性结果；同时，当机体免疫系统受干扰，如合并百日咳、麻疹、白喉等急性传染病，可使原有反应暂时受到抑制，TST呈阴性反应；对重症结核病或机体合并恶性肿瘤、HIV感染（艾滋病）等，结核分枝杆菌素皮试反应可降低或无反应，但随着病情好转，TST又可呈阳性反应。

第二节 结核病的治疗

结核病的治疗主要包括化学治疗、外科治疗、免疫治疗、介入治疗、中医治疗等，其中化学治疗是结核病治疗的关键。抗结核化学药物治疗对结核病的控制起着决定性的作用，合理的化疗可使病灶全部灭菌、痊愈。传统的休息和营养疗法都只起辅助作用。本节重点介绍结核病的化学治疗。

一、化疗原则

化疗的主要作用在于缩短结核病传染期、降低死亡率、感染率和患病率。对于每个患者，则为达到临床和生物治愈的主要措施。合理化疗是指对活动性结核坚持早期、联用、适量、规律和全程使用敏感药物的原则。

1. 早期　结核患者应早期给予抗结核化疗，早期治疗的理论依据主要有以下几个方面：①肺结核早期，肺泡内有炎性细胞浸润和渗出，肺泡壁充血，病灶内血液供应好，有利于药物的渗透、分布，促进病灶吸收；②病变早期巨噬细胞活跃，可吞噬大量的结核分枝杆菌与抗结核药物协同发挥作用，利于病灶消散和组织修复；③疾病早期存在大量繁殖旺盛、代谢活跃的结核分枝杆菌，对抗结核药物敏感，容易被抗结核药物所杀灭。

2. 联合　治疗结核病必须联合多种抗结核药物，其目的在于利于多种抗结核药物的交叉杀菌作用，提高杀菌、灭菌能力，防止耐药性的产生，提高疗效。

3. 规律　按照治疗方案，规律服用抗结核药物可保持相对稳定的血药浓度，以达到杀灭结核分枝杆菌的作用，保证治疗效果，防止耐药性的产生。

4. 适量　选择适当的药物剂量，既能发挥最大杀菌和抑菌作用又能降低药物毒副反应的发生，提高患者的依从性，保证治疗疗效。避免因药物剂量不足造成治疗失败和诱发耐药性的产生。

5. 全程　按照规定的疗程完成治疗是确保疗效的前提。只有坚持全程治疗才能最终杀灭非敏感菌、细胞内结核分枝杆菌及滞留菌等，降低结核病的复发率。

二、结核病化疗的生物学基础

结核病化疗的疗效与结核分枝杆菌的数量、毒力及其代谢状况、细菌所处的环境及机体免疫状态等方面有关。

（一）细菌数量和代谢状态对疗效的影响

结核病灶中不同病理性质的病变，即使是相同体积的病灶内所含的结核分枝杆菌的数量差异巨大，其中新发空洞及干酪病变中含菌量大，约为 $10^5 \sim 10^9$，而一般的结节性病灶含菌量只有 10^2。菌量多则繁殖量大，耐药突变必然增多，因此，容易因耐药菌株的繁殖而导致治疗失败。

Mitchison 提出结核病灶中存在四种不同代谢状态的结核分枝杆菌。A 菌群：为代谢旺盛，不断快速繁殖的菌群，多存在于空洞内、空洞壁和干酪病灶中。此菌群对多数抗结核药物敏感，异烟肼、利福平作用最强；B 菌群：为存在于巨噬细胞内酸性环境中生长缓慢的菌群，对吡嗪酰胺最敏感，异烟肼、利福平次之；C 菌群：为大部分时间属休眠状态，仅有短暂突发性旺盛生长的菌群，利福平对其的作用最佳；D 菌群：为休眠菌群，抗结核药物无效，须依靠机体的免疫力的增加而清除。B、C 菌群是结核病复发的根源。

（二）环境对结核分枝杆菌和抗结核药物的影响

1. 结核分枝杆菌所在部位的理化因素对抗结核作用的影响　寄生于巨噬细胞内的结核分枝杆菌由于受低氧和酸性环境的限制，生长、繁殖缓慢，而聚集在急剧进展病灶和空洞内的结核分枝杆菌能得到充足的氧气和其他必备的条件而生长、繁殖旺盛,易被抗结核药物杀灭。

2. 结核分枝杆菌所在组织部位与抗结核药物的抗菌作用 不同的抗结核药物分子量不同、理化性质不同,对不同组织、不同细胞生物膜穿透性有很大差异。如异烟肼的分子量较小,极易透过血-脑屏障,是治疗结核性脑膜炎的首选药物;而链霉素、乙胺丁醇、利福平、对氨基水杨酸钠仅在炎症状态下透过血-脑屏障。由于结核分枝杆菌生长状态不同,抗结核化疗方案必须采用作用机制不同的药物联合应用,才能对不同生长状态的结核分枝杆菌起到杀灭作用。

3. 抗结核药物对结核分枝杆菌的影响

(1)药物直接作用于结核分枝杆菌 抗结核药物通过不同的作用方式发挥杀菌、抑菌和灭菌的作用。如阻碍细胞壁的合成、阻碍结核分枝杆菌蛋白质的合成、阻碍核糖核酸的合成、干扰菌体代谢。

(2)抗结核药物的血药浓度对结核分枝杆菌作用的影响 判断药物是否有效是以治疗剂量药物的实际浓度与药物最低抑菌浓度(MIC)的比值为标准。细胞内外药物浓度均高于 MIC 的 10 倍为杀菌药,如异烟肼和利福平在细胞内外的浓度均高于 MIO 50~90 倍,故称为杀菌全效杀菌药物。血药浓度不足药物 MIC 10 倍的为抑菌药物。

(3)抗结核药物对结核分枝杆菌的延缓生长作用 某些抗结核药物在与结核分枝杆菌接触 6~24 小时后,结核分枝杆菌在无抗结核药物条件下仍能停止生长,这一期间称为延缓生长期。延缓生长期的长短与药物浓度和结核分枝杆菌与药物接触的时间成正比。因此延长用药间隔必须增加药物剂量。

三、结核病的化学治疗对象与治疗方式

对肺结核患者进行及时合理的抗结核治疗是有效治愈患者、消除传染性和阻断传播的关键措施。

(一)治疗对象

所有被诊断的活动性肺结核患者都是治疗的对象。

(二)治疗方式

治疗期间需严密观察并及时处理药物不良反应。根据肺结核病情和耐药情况采取不同的治疗方式,具体如下。

1. 利福平敏感肺结核 利福平敏感肺结核的治疗以门诊治疗为主。一些病情复杂的患者(包括存在较重合并症或并发症者)、出现较重不良反应需要住院进一步处理者、需要有创操作(如活检)或手术者、合并症诊断不明确需住院继续诊疗者和其他情况需要住院者,可采取住院治疗,出院后进行门诊治疗。对于耐药性未知的肺结核,治疗方式参照利福平敏感肺结核。

2. 利福平耐药肺结核 利福平耐药肺结核的治疗采取住院和门诊相结合的治疗方式,推荐在首次开展耐药结核病治疗或调整治疗方案时先住院治疗,住院时间一般为 2 个月,可根据病情进行适当调整,但不少于 2 周,出院后转入门诊治疗。

四、化学治疗药物和方案

(一) 利福平敏感治疗药物和方案

1. 抗结核药品种类及用药剂量 利福平敏感肺结核患者无特殊情况使用一线抗结核药物进行治疗。一线抗结核药物包括异烟肼 (INH 或 H)、利福平 (RFP 或 R)、利福喷丁 (RFT)、吡嗪酰胺 (PZA 或 Z)、乙胺丁醇 (EMB 或 E) 和链霉素 (SM 或 S)。推荐使用固定剂量复合剂 (FDC) 进行抗结核治疗 (表 1-2-3)。

表 1-2-3　常用抗结核药物剂量

药名	每日疗法		
	成人 (g)		儿童 (mg/kg)
	<50kg	≥50kg	
INH	0.30	0.30	10~15
RFP	0.45	0.60	10~20
RFT	—	—	—
PZA	1.50	1.50	30~40
EMB	0.75	1.0	15~25
SM	0.75	0.75	20~30

注: 利福喷丁, 成人 <50kg 推荐剂量为 0.45g, 成人 ≥50kg 推荐剂量为 0.6g, 每周 2 次用药, 主要用于肝功能轻度受损不能耐受利福平的患者。婴幼儿及无反应能力者因不能主诉及配合检查视力慎用乙胺丁醇。

2. 治疗方案 对于利福平敏感或耐药性未知的肺结核患者, 首选标准化治疗方案对患者进行治疗。方案选择要求见表 1-2-4。

表 1-2-4　利福平敏感治疗药物和方案

患者分类		治疗方案
利福平敏感	异烟肼敏感或耐药性未知	2HRZE/4HR: 强化期使用 HRZE 方案治疗 2 个月, 继续期使用 HR 方案治疗 4 个月
	异烟肼耐药	6~9RZELfx: 使用 RZELfx 方案治疗 6~9 个月
利福平耐药性未知		2HRZE/4HR: 强化期使用 HRZE 方案治疗 2 个月, 继续期使用 HR 方案治疗 4 个月
结核性胸膜炎	重症患者: 如结核性脓胸、包裹性胸腔积液, 以及合并其他部位结核等	2HRZE/7HRE: 强化期使用 HRZE 方案治疗 2 个月, 继续期使用 HRE 方案治疗 7 个月 重症患者: 继续期适当延长 3 月, 治疗方案为 2HRZE/10HRE
其他肺结核或合并疾病	肺结核合并糖尿病和硅沉着病等	2HRZE/10HRE: 强化期使用 HRZE 方案治疗 2 个月, 继续期使用 HRE 方案治疗 10 个月
肺结核合并肺外结核		强化期使用 HRZE 方案治疗 2 个月, 继续期使用 HRE 方案疗程以治疗肺外结核的最长疗程为准

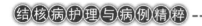

续表

患者分类		治疗方案
HIV 感染者和 AIDS 患者抗结核治疗		可以考虑选用利福布汀代替利福平与其他抗结核药品组成治疗方案抗结核治疗；避免使用利福喷丁，否则会增加利福霉素耐药风险

（二）利福平耐药治疗药物和方案

1. 抗结核药品种类及用药剂量 根据有效性与安全性，将利福平耐药治疗方案中使用的抗结核药物划分为 A、B、C 三组（表 1 - 2 - 5）。

表 1 - 2 - 5 利福平耐药治疗药物和方案

组别	药物（缩写）	剂量（体重分级）		
		<50kg（mg/d）	≥50kg（mg/d）	最大剂量（mg/d）
A 组	左氧氟沙星（LFX）/莫西沙星（MFX）	（400~750）/400	（500~1000）/400	1000/400
	贝达喹啉（BDQ）	前 2 周 400mg/d，之后 200mg/d，每周 3 次（周一、三、五），用 22 周		
	利奈唑胺（LZD）	300	300~600	600
B 组	氯法齐明（CFZ）	100	100	100
	环丝氨酸（CS）	500	750	750
C 组	乙胺丁醇（EMB）	750	1000	1500
	德拉马尼（DLM）	100mg，每日 2 次，用 24 周		
	吡嗪酰胺（PZA）	1500	1750	2000
	亚胺培南 - 西司他汀（Ipm/Cln）美罗培南（Mpm）	1000mg，每日 2 次		
	阿米卡星	400	400~600	800
	链霉素	750	750	750
	卷曲霉素	750	750	750
	丙硫异烟胺（Pto）	600	600~800	800
	对氨基水杨酸（PAS）	8000	10000	12000

2. 治疗方案 治疗方案分长程治疗方案和短程治疗方案，如患者适合短程治疗方案，优先选择短程治疗方案。

（1）长程治疗方案 长程治疗方案是指至少由 4 种有效抗结核药物组成的 18~20 个月治疗方案，分为标准化或个体化治疗方案。

（2）治疗方案制定原则 ①方案包括所有 A 组药物和至少一种 B 组药物；当 A 组药物只能选用 1~2 种时，则选择所有 B 组药物；当 A 组和 B 组药物不能组成方案时可以添加 C 组药物。②综合考虑患者的既往用药史和药敏试验结果。利福平、异烟肼、氟喹诺酮类以及二线注射剂药敏结果相对可靠，乙胺丁醇、链霉素和其他二线药物敏感性试验的可靠性相对不高，要根据患者的既往用药史、治疗效果等情况制定方案。③口服药物优先于注射剂。④考虑群体耐药性水平、药物耐受性以及潜在的药物间相互作用。⑤主动监测和合理处理药品不良反应，减少治疗中断的危险性。

（3）推荐标准化治疗方案　以下为推荐标准化治疗方案，如不能使用推荐的标准化治疗方案，可根据上述治疗方案原则，制定个体化治疗方案。

①氟喹诺酮类敏感：推荐标准化治疗方案：6Lfx（Mfx）Bdq Lzd Cfz Cs/12Lfx（Mfx）Lzd Cfz Cs 在不能获得 Bdq、Lzd 药物的情况下，且二线注射剂敏感，如果患者不接受短程治疗方案，可推荐标准化治疗方案：6Lfx（Mfx）Cfz Cs Am（Cm）Z（E，Pto）/ 14Lfx（Mfx）Cfz Cs Z（E，Pto）。

②氟喹诺酮类耐药：推荐标准化治疗方案：6 Bdq Lzd Cfz Cs/14 Lzd Cfz Cs。

备注：若不具备氟喹诺酮类快速药敏检测能力，采用固体或液体培养需要等待 2 个月左右时间，可以先按 2Lfx（Mfx）Bdq Lzd Cfz Cs 方案进行治疗。

2. 短程治疗方案　短程方案是固定组合的标准化方案。

（1）治疗方案　推荐治疗方案：4 ~ 6 Am Mfx Pto Cfz Z H（高剂量）E/5 Mfx Cfz Z E 治疗分强化期和继续期，如果治疗 4 个月末痰培养阳性，强化期可延长到 6 个月；如果治疗 6 个月末痰培养阳性，判定为失败，转入个体治疗方案进行治疗。

2020 年世界卫生组织指南中首次推荐全口服，不含注射剂的短程治疗方案；推荐治疗方案：4 ~ 6 Bdq Lfx/Mfx Cfz Z E H（高剂量）Pto /5 Lfx/Mfx Cfz Z E，并将其推荐为氟喹诺酮类药物敏感 MDR – TB/RR – TB 患者。

（2）适用人群　未接受或接受短程治疗方案中的二线药物不超过 1 个月，并且对氟喹诺酮类和二线注射剂敏感的利福平耐药患者，同时排除以下患者：①对短程方案中的任何药物不能耐受或存在药物毒性风险（如药物间的相互作用）。②妊娠。③血行播散型结核病、脑膜或中枢神经系统结核病，或合并 HIV 的肺外结核病。

五、治疗转归

（一）利福平敏感或耐药性未知肺结核患者治疗转归

当患者停止治疗，要进行治疗转归评价。以痰涂片或痰培养检查作为肺结核患者治疗转归判定的主要依据。

1. 治愈　病原学阳性患者完成规定的疗程，在治疗最后一个月末以及上一次的涂片或培养结果为阴性。

2. 完成治疗　病原学阴性患者完成规定的疗程，疗程末痰涂片或培养结果阴性或未痰检。病原学阳性患者完成规定的疗程，疗程结束时无痰检结果，但在最近一次痰涂片或培养结果为阴性。

成功治疗：包括治愈和完成治疗。

3. 治疗失败　痰涂片或培养在治疗的第 5 个月末或疗程结束时的结果为阳性。

4. 死亡　在开始治疗之前或在治疗过程中由于任何原因死亡。

5. 失访　没有开始治疗或治疗中断连续 2 个月或以上。

6. 其他　除去以上 5 类之外的转归。对于因"不良反应"而停止抗结核治疗的患者，其治疗转归要归为失访；对于因"诊断变更或转入利福平耐药治疗"而停止治疗的患者，则不进行治疗转归分析，要从转归队列中剔除，其中"转入利福平耐药治疗"的患者，要分析其耐药治疗转归。

（二）利福平耐药肺结核患者治疗转归

以痰培养检查作为利福平耐药肺结核患者治疗转归判定的主要依据。

1. 治愈 完成规定的疗程，并且无证据显示治疗失败，而且强化期后最少连续 3 次痰培养阴性，每次至少间隔 30 天。

2. 完成治疗 完成规定的疗程，并且无证据显示治疗失败，但强化期后没有达到连续 3 次痰培养阴性，每次至少间隔 30 天。

成功治疗：包括治愈和完成治疗。

3. 治疗失败 出现下列任一原因，治疗终止或治疗方案需要更换至少 2 种抗结核药物：

（1）强化期结束时未出现痰菌阴转。

（2）痰菌阴转后继续期阳转。

（3）对氟喹诺酮类药物或二线抗结核药物注射剂耐药。

（4）药物不良反应。

痰菌阴转：指两次连续痰培养结果为阴性（每次间隔至少 30 天），阴转日期为第一次阴性培养结果的痰标本采集日期。

痰菌阳转：指在最初痰菌阴转后，连续 2 次痰培养结果为阳性（每次间隔至少30 天），阳转日期为第一次阳性培养结果的痰标本采集日期。

4. 死亡 治疗过程中由于任何原因死亡。

5. 失访 治疗中断连续 2 个月或以上。

6. 未评估 未登记治疗转归。

六、结核病化疗疗效考核指标

痰菌检查指标是结核病确诊和考核的最确切、最重要的依据，但痰菌检查受设备、技术条件及各地医疗水平的限制，因此我国目前现阶段仍以细菌学和影像两者相结合的方式作为疗效判断指标。

1. 细菌学

（1）强化期痰菌阴转率 表示痰菌阴转速度。

（2）完成疗程时的痰菌阴转率 表示化疗成功的程度（即近期疗效）。

（3）细菌学复发率 表示化疗成功的远期结果（即远期疗效）。

2. 影像学

（1）病灶结果

显吸：病灶吸收 ≥1/2 原病灶。

吸收：病灶吸收 <1/2 原病灶。

不变：病灶无明显变化。

恶化：病灶扩大或播散。

（2）空洞

闭合：闭合或阻塞闭合。

缩小：空洞缩小≥原空洞直径 1/2。

不变：空洞缩小或增大 < 原空洞直径 1/2。

增大：空洞增大 > 原空洞直径 1/2。

七、预防性化学治疗对象

对结核分枝杆菌潜伏感染者进行预防性治疗能减少该人群发生结核病的机会，是结核病预防的重要措施之一。

（一）预防性治疗对象

1. 与病原学阳性肺结核患者密切接触的 5 岁以下儿童结核潜伏感染者。

2. 艾滋病病毒感染者及艾滋病患者中的结核潜伏感染者，或感染检测未检出阳性而临床医生认为确有必要进行治疗的个体。

3. 与活动性肺结核患者密切接触的学生等新近潜伏感染者。

4. 其他人群：需使用肿瘤坏死因子治疗、长期应用透析治疗、准备做器官移植或骨髓移植者、硅沉着病肺患者以及长期应用糖皮质激素或其他免疫抑制剂的结核潜伏感染者。

（二）结核分枝杆菌感染的检测与判定

1. 检测方法 目前常用检测方法有结核菌素皮肤试验或 γ - 干扰素释放试验（IGRAs）。

2. 结果判定原则

（1）无卡介苗接种史者、HIV 阳性、接受免疫抑制剂 > 1 个月和与病原学阳性肺结核患者有密切接触的 5 岁以下儿童，结核菌素皮肤反应硬结≥5mm 者视为结核分枝杆菌感染。

（2）有卡介苗接种史者，结核菌素皮肤反应硬结≥10mm 者视为结核分枝杆菌感染。

（3）γ - 干扰素释放试验检测结果阳性者视为结核分枝杆菌感染。

（三）预防性治疗方案

推荐使用的结核潜伏感染者的预防性治疗方案见表 1 - 2 - 6。

表 1 - 2 - 6　结核潜伏感染者的预防性治疗方案

治疗方案	药物	剂量				用法	疗程
		成人（mg/次）		儿童（mg/次）			
		<50kg	≥50kg	体重（kg）	最大剂量		
单用异烟肼方案	异烟肼	300	300	10	300	每日 1 次	6～9 个月
异烟肼、利福喷丁联合间歇方案	异烟肼	500	600	10～15	300	每周 2 次	3 个月
	利福喷丁	450	600	10（>5 岁）	450（>5 岁）		

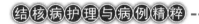

续表

治疗方案	药物	剂量				用法	疗程
		成人（mg/次）		儿童（mg/次）			
		<50kg	≥50kg	体重（kg）	最大剂量		
异烟肼、利福平联合方案	异烟肼	300	300	10	300	每日1次	3个月
	利福平	450	600	10	450		
单用利福平方案	利福平	450	600	10	450	每日1次	3个月

注：如果有明确传染源且传染源确诊为耐利福平或异烟肼患者，则治疗方案应由临床专家组根据传染源的耐药谱制定，并需做详细的风险评估和治疗方案论证。

（马丽萍）

第三章 结核病患者的护理

第一节 肺结核患者的护理

一、概述

结核病被列为我国重大传染病之一，是严重危害人民群众健康的呼吸道传染病。根据世界卫生组织的统计，我国是 30 个结核病高负担国家之一，《2022 年全球结核病报告》显示，30 个结核病高负担国家占全球所有病例的 87%，其中 8 个国家占全球总数的 2/3 以上：印度（28%）、印度尼西亚（9.2%）、中国（7.4%）、菲律宾（7.0%）、巴基斯坦（5.8%）、尼日利亚（4.4%）、孟加拉国（3.6%）和刚果民主共和国（2.9%），中国结核病估算发患者数列于印度和印度尼西亚之后，位居第三。2021 年我国估算结核病发病例数为 78 万，估算发病率为 55/100000，意味着每 40 秒有一人发病。我国结核病死亡病例数估算为 3 万，结核病死亡率为 2.1/100000，病死率 4%，意味着每 17 分钟有一名患者死亡。我国结核病疫情形势依然严峻，防治工作仍面临诸多挑战。

肺结核（pulmonary tuberculosis，TB）是由结核分枝杆菌引起的慢性呼吸道传染病，人类致病菌主要是人型，其次为牛型，具有抗酸染色的特性。结核分枝杆菌可侵犯全身各个脏器，但以肺结核最多见。肺结核的主要传染源是排菌的患者，主要通过呼吸道传播，健康人吸入带菌的飞沫后附着于肺泡上皮引起肺部感染。结核分枝杆菌的致病性、病变范围及发病时间取决于人体的免疫状态、机体的过敏反应和感染的菌量和毒力。

结核分枝杆菌对外界环境抵抗力较强，在阴暗潮湿的环境下可存活 5 个月以上，是以巨噬细胞为宿主的兼性寄生菌，生长缓慢，最快分裂增殖一代需 18 个小时。结核病灶中分布着数量、毒力不同的 4 种菌群，A 群为快速生长菌群，B 群为在炎症环境、酸性条件下生长受到抑制的菌群，C 群为代谢极为缓慢的菌群，D 群为完全休眠菌群。抗结核治疗后，A 菌群在短期内被杀灭，但杀灭 B 和 C 菌群则需较长时间，D 菌群则可能休眠在病灶中，不同代谢的菌群之间可以相互转化。快速生长的 A 菌群在抗结核治疗的最初 2 周内可大部分或全部被杀死，结核的传染性迅速降低，杀灭 B 和 C 菌群则需要 4~5 个月以上的时间，以减少结核病的复发，因此，即使是药物敏感的结核病的治疗也需要 6 个月以上，远长于其他感染性疾病的治疗时间。

二、护理评估

（一）健康史评估

1. 近期有无结核病接触史，尤其是与排菌肺结核患者密切接触史。

2. 近期有无咳嗽咳痰 2 周以上和（或）痰中带血。

3. 有无肺外结核、糖尿病、硅沉着病、麻疹、胃大部切除、感染艾滋病等病史。

4. 是否长期使用肾上腺皮质激素或免疫抑制剂等药物。

5. 近期内有无生活不规律、过度劳累、营养不良、妊娠、分娩等。

6. 儿童卡介苗接种史。

7. 评估结核分枝杆菌素试验结果：是否为 3 岁以内结核分枝杆菌素试验阳性、15 岁以内强阳性以及近期结核分枝杆菌素试验阳转者。

（二）身体状况评估

1. 评估呼吸系统症状

（1）评估咳嗽咳痰　咳嗽咳痰是肺结核最常见症状，患者多为干咳或只有少量黏液痰。空洞形成时，痰量增多；合并细菌感染时，痰呈脓性；合并厌氧菌感染时为脓臭痰；合并支气管结核时为刺激性咳嗽。

（2）评估咯血的性质和量　咯血是指喉以下气管、支气管和肺出血。肺结核患者咯血开始时大多为鲜红色，病情稳定后可转为黏稠暗红色，约 1/3 肺结核患者有不同程度咯血。结核病灶的炎症刺激使毛细血管通透性增高，导致痰中带血，如病变损伤血管则血量增加，若空洞壁的动脉瘤破裂则引起大咯血，硬结钙化的结核病灶可因血管损伤或因为结核导致支气管扩张而咯血。咯血易引起结核病灶播散，大咯血易造成失血性休克，血块阻塞大气道导致窒息。咯血按量分为 3 类：①小量咯血：一次或 24h 内咯血量在 100ml 以内者；②中量咯血：一次咯血量在 100 ～ 300ml 或 24h 内咯血 500ml 以内为中量咯血；③大咯血：来势凶猛，一次咯血 100ml 以上或 24h 咯血 500ml 以上。

（3）评估有无胸痛　当病变累及壁层胸膜时，相应的胸壁有固定性针刺样痛，随呼吸和咳嗽加重，患侧卧位症状减轻。

（4）评估有无呼吸困难　评估呼吸困难的类型、发作时间、诱发因素及缓解方式，是否伴有喘鸣等。重症肺结核患者呼吸功能受损，可出现渐进性呼吸困难，肺结核合并感染、发生气胸、大量胸腔积液时，也可出现呼吸困难。

2. 评估全身症状　肺结核的全身中毒症状表现为午后低热、乏力、食欲减退、体重减轻、盗汗等。有些女性患者还会伴有月经不调、易激怒、心悸、面颊潮红等表现。发热的特点多数为长期低热，于午后或傍晚开始，次晨降至正常，少数重症患者可有高热。

3. 评估体征　体征与病变性质、部位、范围、程度有关。早期多无明显体征，若病变范围较大，患侧肺部呼吸运动减弱，叩诊呈浊音，听诊时呼吸音降低。继发性肺结核好发于上叶尖后段，故肩胛间区闻及细湿啰音有很大诊断价值。慢性纤维空洞性肺结核的体征有患侧胸廓塌陷、气管和纵隔移位、叩诊浊音、听诊呼吸音降低或有湿啰音、对侧有肺气肿体征。

（三）辅助检查

1. 实验室检查

（1）痰结核分枝杆菌检查　是确诊肺结核、制定化学治疗方案和考核治疗效果的主要依据，分为涂片法、分离培养法。应连续多次送检，痰菌阳性说明病灶是开放性。

（2）其他检查　血液、尿液、分泌物、胸腔积液检查等。

2. 影像学检查　胸部 X 线、CT 检查是早期诊断肺结核的重要方法。结核病变在 X 线上的表现有浸润性病灶、干酪性病灶、空洞、纤维钙化的硬结灶、粟粒性病灶及胸腔积液等。

3. 结核分枝杆菌素试验　是判断机体是否感染过结核分枝杆菌的主要手段，结核分枝杆菌素强阳性反应提示机体处于结核超敏感状态。

4. 纤维支气管镜检查　可直接观察气管、支气管等解剖结构，还可通过支气管镜吸取支气管的分泌物、毛刷刷检、活检钳活检等方法，进行病理学、细菌学、细胞学、免疫学、生化学检查等。

5. 超声波检查　B 型超声（简称 B 超）是现代医学影像的重要组成部分，现已广泛应用于胸、腹脏器疾病的诊断。

6. 免疫学诊断和基因诊断　这种诊断技术具有敏感性高、特异性强、快速、不依赖培养、便于检出低活力菌等优点。

7. 胸膜、肺的活体组织检查　胸膜穿刺活检术、肺穿刺活检术取胸膜、肺组织的活体组织进行检查。

（四）心理 - 社会评估

肺结核患者由于病程长、具有传染性，生病后怕影响生活和工作，隔离治疗期间，家人和朋友不能与患者密切接触，加上疾病带来的痛苦，患者常感觉自卑、忧虑、孤独无助，因而会产生悲观厌世情绪，不愿意配合治疗。同时患者又强烈渴望与人进行交流，希望得到别人的支持与理解，因此护士应评估患者的心理情绪状态、家庭经济能力、社会支持状况以及疾病带来的变化，从而对患者采取有针对性的心理护理。

三、常见的护理诊断/问题

1. 清理呼吸道无效　与痰多，痰液黏稠、无力咳嗽有关。

2. 气体交换受损　与肺部病变引起呼吸面积减少有关。

3. 有窒息的危险　与大咯血阻塞气道有关。

4. 体温过高　与结核分枝杆菌引起肺部感染有关。

5. 疼痛 - 胸痛　与结核病变累及胸膜有关。

6. 营养失调　低于机体需要量与疾病消耗增加、摄入不足有关。

7. 焦虑/恐惧　与结核病程长及治疗预后不确定性有关。

8. 疲乏　与结核病毒性症状有关。

9. 知识缺乏　缺乏疾病发生、发展、治疗等相关知识。

四、计划与实施

化学药物治疗（简称化疗）是肺结核的主要治疗方法，主要作用是提高肺结核的治愈率，缩短传染期，降低死亡率。

（一）药物治疗与护理

1. 治疗原则　"早期、联合、适量、规律、全程"，是化疗成功的关键，否则非但不能完全治愈，还会出现继发性耐药，增加治疗的困难和经济负担。

（1）早期　活动性病灶内的结核分枝杆菌生长代谢旺盛，病灶局部血管丰富，如果此时用药局部药物浓度高，抗结核药物可以充分发挥其杀菌或抑菌作用，可使炎症成分吸收，空洞缩小或关闭，痰菌阴转。所以应早期治疗。

（2）联合　联合使用两种以上药物，以增强和确保疗效，同时通过交叉杀菌作用减少或防止耐药性的产生。

（3）适量　是指严格遵照适当的药物剂量用药。用药剂量过低不能达到有效血药浓度，影响疗效，易产生耐药性；剂量过大易发生药物不良反应。

（4）规律　即患者严格按照化学治疗方案规定的用药方法，按时服药，未经医生同意不可随意停药或自行更改方案，以免产生耐药性。

（5）全程　指患者必须按治疗方案，坚持完成规定疗程，是提高治愈率和减少复发率的重要措施。

2. 观察和识别抗结核药物的毒副反应及不良反应

（1）药物毒副反应　抗结核药对机体均有毒副反应，其毒副反应主要分为两大类：一类为毒性反应，如链霉素、卡那霉素等对听力、前庭功能及肾脏有一定毒性，异烟肼、利福平、吡嗪酰胺、对氨基水杨酸等对肝脏有一定毒性；另一类为过敏反应，如药物热、药物疹等，严重者可出现过敏性休克。

（2）药物不良反应　抗结核药物的不良反应也较多，口服利福平可使尿、便、汗液、眼泪和唾液变为红色或橘黄色，出现这些情况不要紧张，是药物正常代谢现象，利福平还可引起恶心、呕吐、腹泻和类流感症状；异烟肼的主要不良反应是外周神经炎，特别是糖尿病、慢性肾衰竭、营养不良和嗜酒者更为明显；吡嗪酰胺易出现关节痛，导致肝功能异常；乙胺丁醇和链霉素可导致视神经炎、视力障碍；链霉素可导致不可逆的听力损伤；喹诺酮类会引起失眠、头痛等。

（二）保持呼吸道通畅

1. 咳嗽、咳痰的护理　指导患者进行有效咳嗽、咳痰，即进行数次深而缓慢的腹式呼吸，深吸气末屏气，然后缩唇（噘嘴），缓慢呼气，再深吸一口气后屏气3～5秒，进行2～3次短促有力咳嗽，张口咳出痰液。痰液黏稠不易咳出者，嘱患者多饮水，以湿化气道。必要时可遵医嘱应用止咳药、祛痰药，以稀释痰液，促进痰液的排出。

2. 用药护理　遵医嘱应用止咳药、祛痰药，可采用雾化吸入，稀释痰液，促进痰液的排出。

（三）促进有效气体交换

1. 环境与休息

（1）保持室内空气清新，温、湿度适宜。病室环境安静、清洁、舒适。

（2）肺结核患者症状明显，如有高热、咯血症状或合并胸腔积液者，应卧床休息；恢复期患者可适当增加户外活动，如散步、打太极拳、做保健操等。

2. 体位指导 协助患者采取舒适体位，意识障碍患者给予侧卧位，以预防或减少分泌物吸入肺内。注意每 2 小时变换体位一次，以促进肺扩张，减少分泌物淤积在肺部而引起并发症。

3. 氧疗护理 氧疗是纠正缺氧、缓解呼吸困难的一种最有效的治疗手段，能提高动脉氧分压，减轻组织损伤，恢复脏器功能，提高机体活动的耐受力。根据肺结核患者病情和血气分析结果采取不同的给氧方式和给氧浓度。如严重缺氧无二氧化碳潴留，可用面罩给氧，伴有二氧化碳潴留者，可用鼻导管或鼻塞给氧，一般采取鼻导管持续低流量吸氧，氧流量 2 ~ 3L/min。注意观察患者呼吸频率、节律、深浅度的变化，观察皮肤色泽和意识状态有无改变，监测动脉血气分析值，如果病情恶化，准备气管插管和呼吸机辅助通气。

（四）维持机体正常体温

1. 体温监测 密切观察体温的变化，体温超过 37.5℃，应每 4 小时测体温一次，注意观察体温过高的早期症状和体征，体温突然升高或骤降时，应随时测量和记录，并及时报告医生。

2. 降温护理 体温大于 38.5℃时，应采取物理降温，如在额头上冷敷湿毛巾、温水擦浴、乙醇擦拭、冰水灌肠等。如应用药物降温，患者出汗后应及时更换衣服和被褥，保持皮肤的清洁和干燥，并注意保暖。

（五）咯血的护理

咯血是肺结核的常见症状，大量咯血可导致窒息或休克的发生，因此对咯血患者应严密观察病情变化。

1. 咯血特点 咯血和呕血不同，常因患者诉说不清或出血急剧，而不易鉴别，故应了解咯血的特点：咯血常混有痰液，泡沫状，色鲜红；咯血前常有喉部瘙痒，并有"呼呼"响声；除非有较多血液咽下，否则粪便潜血阴性。

2. 各类咯血的护理和大咯血的抢救

（1）小量咯血 患者应卧床安静休息，对频繁咳嗽者遵医嘱给予口服镇静止咳药，痰黏稠不易咳出者给予雾化吸入以稀释痰液。

（2）中量咯血 患者需绝对卧床，可肌内注射地西泮 10mg 或苯巴比妥 0.1 ~ 0.2g，予以镇静。剧咳者可口服或皮下注射可待因 0.03g，禁用吗啡。此阶段应积极治疗，防止发展为大咯血。

（3）大咯血 大咯血来势凶猛，随时危及生命，所以应就地紧急处理，不宜随意搬运，大咯血的抢救措施有：①绝对卧床，保持气道通畅，患侧卧位，以免血液在重力作用下进入健侧肺。②取俯卧头低脚高位，防止血液吸入气道造成窒息。窒息是咯血致死的主要原因，一旦发现患者有胸闷、憋气、唇甲发绀、面色苍白、冷汗淋漓、烦躁不安等窒息征象，应立即取头低脚高位，轻叩背部，迅速排除气道和口咽部的血块，必要时用吸引器进行电动吸引，并做好气管插管或气管切开的准备与配合工作，以解除呼吸道阻塞。③药物止血，抗休克治疗止血药物首选垂体后叶素，其药理作用是能直接兴奋平滑肌，使小动脉收缩，减少肺循环血量使肺血管收缩而达到止血目的。必要时建立两条静脉通路，补充血容量及抗感染治疗，输入新鲜的同型全血，以补充凝血因子。④咯血严重时应禁食，咯血停止后应进食高热量、富含维生素和易消化的温凉饮食，忌进刺激性食物。⑤保持大便通畅，防止排便用力，腹压增加，诱发咯血。

（六）胸痛的护理

1. 应用数字疼痛评估法对患者的疼痛进行评估。

2. 若仅仅是肺结核引起的较轻微的胸痛，除了抗结核治疗外不需要采取其他治疗措施。

3. 胸痛合并结核性胸膜炎或者气胸，除了抗结核治疗外，还需要进行胸腔闭式引流，引流出胸腔积液或者气体。

4. 胸膜炎引起的胸痛持续时间较长，甚至几年至几十年，偶尔隐痛，深呼吸、咳嗽、天气变化时出现或者加重，不需特殊处理。

5. 如发生胸壁结核性冷脓肿，还需酌情行脓肿切开引流术并给予局部换药；如发生胸椎结核或者肋骨结核，需在抗结核治疗一段时间后转骨科行手术治疗，通常在抗结核 2～3 个月后进行，因胸椎结核所致的胸痛可能较剧烈，因此需要根据疼痛的程度遵医嘱使用止痛药。

（七）营养支持

肺结核是一种慢性消耗性疾病，需要加强营养来增强机体抵抗力，促进疾病的康复。向患者解释加强营养的重要性，每周测体重一次并记录，观察患者营养状况的改善及进食情况。

1. 制定全面的饮食营养计划 进食高热量、高蛋白、富含维生素的食物，结核患者由于长期发热、盗汗等增加了能量的消耗，对能量的需要高于常人，因此患者应进食高热量饮食，每日总热量在 8368～12552kJ。结核分枝杆菌长期感染造成组织破坏、蛋白丢失，患者多消瘦体弱，需要进食高蛋白饮食，以 15～20g/（kg·d）为宜，其中优质蛋白最好达到 1/2。可以选择瘦肉、家禽、鱼类、蛋类、豆类，乳类及制品。不宜食用过多脂肪，因为过多的脂肪会增加消化系统的负担，尤其是肝脏，而且部分抗结核药物可造成肝损害，因此应注意保护肝脏的功能。

2. 调理饮食增进患者食欲 有些患者服用抗结核药物后，常会感到胃部不适、反酸、恶心、食欲减退、进食少，造成营养摄入不足。可嘱患者饭后服用对胃肠道有刺激的药物，进食色香味美、细软易消化的食物，以增进食欲。

（八）心理护理

患者对结核病往往缺乏正确认识，病后怕影响生活和工作，又因结核病是慢性传染病，需要住院隔离治疗，家人和朋友不能与患者密切接触，加上疾病带来的痛苦，常出现自卑、多虑、悲观等情绪。要做好耐心细致的解释工作，并告诉患者结核病是可以治愈的，向患者讲解疾病的治疗、护理知识，使患者树立信心。选择适合患者的娱乐方式，丰富患者的生活；同时做好与患者及家属的沟通，保证家属既能做到消毒隔离，又能关心爱护患者，给予患者精神和经济上的支持。

（九）健康指导

1. 生活指导 嘱患者戒烟、戒酒；告诉患者应加强营养，多吃蛋白质丰富的食物，多吃水果、蔬菜以补充维生素，以满足机体的营养需要。合理安排休息，养成规律的生活习惯，保证足够的睡眠。每日进行适量的户外活动，避免劳累，避免情绪波动及呼吸道感染，住处尽可能保持通风、干燥，以利于机体的康复。

2. 消毒隔离知识指导，预防医院内感染

（1）患者住院期间可以将痰液吐在双层卫生纸内放入黄色医疗垃圾袋统一焚烧处理，居家治疗期间痰液用含氯消毒液消毒后处理。

（2）不随地吐痰，咳嗽、打喷嚏时要用双层纸巾遮住口鼻，减少结核分枝杆菌的传播。

（3）排菌传染期患者不要互相串病房，与家人分室居住、分餐，不到公共场所，外出戴口罩。

（4）居室定时开窗通风换气，保持室内空气新鲜，减低室内空气中结核分枝杆菌的数量。

（5）被服衣物在阳光下暴晒 4～6 小时以上，可杀灭结核分枝杆菌。

（6）餐具煮沸消毒 15 分钟以上。

3. 用药指导　向患者及家属解释病情，坚持正确服药。介绍服药方法、药物的剂量和不良反应，详细说明坚持规律用药、全程用药的重要性，以取得患者及家属的主动配合。

4. 定期复查　治疗期间的复查对治疗效果的判定和是否需要调整治疗方案具有很重要的意义。每个月复查血常规、肝肾功能等了解有无药物不良反应，每 2～3 个月复查胸片或者胸部 CT，同时每个月复查痰菌转阴情况，以便观察病情是否好转。

五、护理评价

经过治疗和护理后，患者是否达到：

1. 能积极配合治疗和护理。

2. 能进行有效咳嗽，有效排出气道内分泌物，保持呼吸道通畅。

3. 呼吸功能得到改善。

4. 能识别咯血先兆，并及时就医。

5. 感染得到控制。

6. 疼痛减轻或消失。

7. 能保证充足的营养摄入。

8. 有良好的心理状态，正确面对疾病。

9. 能积极采取措施预防肺结核的传播。

第二节　耐药结核病患者的护理

一、概述

《2022 年全球结核病报告》显示，2020～2021 年，全球耐药结核病负担增加了

3%，2021 年全球有 45 万个耐利福平结核病新病例。这是多年来首次报告结核病患者数和耐药结核病患者数双增加，目前全球耐药结核病的治疗成功率为 60%，仍然很低。2021 年中国耐药结核病估算病例数为 3.3 万，报告病例数为 1.69 万，意味着仅 51% 患者得到诊断，而其中仅 77%（约 1.3 万）耐药结核病患者获得治疗，我国耐药结核病疫情形势严峻，无论是单一耐药、MDR – TB/RRTB，还是广泛耐药情况，都不容乐观，由于耐药结核病病程迁延不愈，治疗需要的疗程漫长，往往需要 18～24 个月的治疗，严重甚至需要 36 个月，且必须启用二线抗结核药物治疗，其治疗的不良反应往往更多更严重，患者不容易接受，容易造成患者依从性差、治疗不规律、失访等，随着治疗周期的延长耐药结核病的传染期必然延长，同时患者流动求医的现象也比比皆是，耐药菌传播机会增多，传播范围扩大，传播力度增强，导致耐药结核病波及人群更加广泛，对健康人群造成严重威胁，很有可能导致结核病再次成为"不治之症"。也给我们的护理工作带来了新的挑战。

2019 年根据 WHO 的定义，将耐药结核病（drug – resistant tuberculosis, DR – TB）分为以下几类：

（1）单耐药结核病（MR – TB）　结核病患者感染的结核分枝杆菌经体外 DST 证实仅对一种一线抗结核药物耐药。

（2）多耐药结核病（PDR – TB）　结核病患者感染的结核分枝杆菌经体外 DST 证实对一种以上一线抗结核药物耐药（但不包括同时对异烟肼和利福平耐药）。

（3）耐多药结核病（MDR – TB）　结核病患者感染的结核分枝杆菌体外 DST 证实至少同时对两种最重要的抗结核药物异烟肼和利福平耐药。

（4）准广泛耐药结核病（Pre – XDR TB）　结核病患者感染的结核分枝杆菌经体外 DST 证实至少在耐多药的基础上对一种氟喹诺酮类或一种二线注射类抗结核药物耐药。

（5）广泛耐药结核病（XDR – TB）结核病患者感染的结核分枝杆菌体外 DST 证实除对异烟肼和利福平耐药外，还对任何氟喹诺酮类药物以及 3 种二线注射类药物（卷曲霉素、卡那霉素和阿米卡星）中的至少一种耐药。

（6）利福平耐药结核病（RR – TB）　结核病患者感染的结核分枝杆菌体外 DST 证实对利福平耐药，包括利福平单耐药结核病（RMR – TB）、利福平多耐药结核病（RPR – TB）、MDR – TB 和 XDR – TB 等。

（7）异烟肼耐药结核病（HR – TB）　结核病患者感染的结核分枝杆菌体外 DST 证实对异烟肼耐药而对利福平敏感。

2020 年 10 月 27 至 29 日，WHO 组织了关于 XDR – TB 定义的专家线上研讨会。研讨会上，专家们根据目前的 MDR – TB 和 XDR – TB 流行病学数据、WHO 关于结核病诊疗的相关建议、基于患者个体数据库分析研究的结果，评估了在 WHO 最新指南更新的背景下，当前的 MDR – TB、XDR – TB 定义以及 Pre – XDR – TB 定义在区分疾病的不同严重程度、确定临床管理层级时，是否仍然适用。最终专家们就定义修订的原则达成一致，对 Pre – XDR – TB 及 XDR – TB 定义进行修订。

（1）Pre – XDR – TB　是在符合 MDR/RR – TB 定义基础上，同时对任意氟喹诺酮类药物耐药的结核分枝杆菌菌株引起的结核病。

（2）XDR-TB 是在符合 MDR/RR-TB 定义基础上，同时对任意氟喹诺酮类药物以及至少一种其他的 A 组二线抗结核药物（包括贝达喹啉、利奈唑胺）耐药的结核分枝杆菌菌株引起的结核病。

二、护理评估

（一）健康史评估

1. 有无结核病，是否应用过抗结核药物。

2. 结核病治疗史及病程，患者服用抗结核药的种类及用法。

3. 抗结核治疗期间服药的依从性、是否全程规律服药。

4. 是否合并其他疾病，如 HIV 感染是耐药结核产生与传播的加速剂。

5. 心理健康状况。

6. 社会支持水平，家庭经济状况及家庭关系是否和睦，能否得到良好照顾。

7. 营养状况。

（二）临床症状评估

1. 评估呼吸系统症状

（1）MDR-TB 患者临床症状多以咳嗽、胸闷气促、大咯血为主要表现，这是由于患者没有及时诊断和规律治疗，导致病程长、肺部病灶广泛、肺结构破坏严重，从而影响肺功能。

（2）耐药肺结核患者如果没有得到及时的治疗，会出现呼吸困难，甚至呼吸衰竭。文献报道 XDR-TB 并发呼吸衰竭，慢性肺源性心脏病者高达 39.5%，这与 XDR-TB 导致病情严重、病灶广泛、对肺部破坏明显，导致心肺功能负担加重有关。

2. 评估全身症状 评估患者有无低热、乏力、食欲减退、体重减轻、盗汗等。耐药肺结核患者通常夜间盗汗明显，合并肺部感染时多为高热。

3. 评估体征 患侧肺部呼吸运动减弱，叩诊呈浊音，听诊时呼吸音降低。耐药重症肺结核体征部分患者患侧胸廓塌陷，气管和纵隔移位，叩诊浊音，听诊呼吸音降低或有湿啰音，对侧有肺气肿体征。

（三）辅助检查

1. 细菌学 涂片、结核分枝杆菌培养及药物敏感试验等，检测标本类型包括痰、胸腔积液、脑脊液、尿等。

2. 基因诊断方法 线性探针测定法、Xpert MTB/RIF、基因芯片等，检测标本类型包括痰、胸腔积液、脑脊液、尿等。

3. 影像学检查 X线、CT 等，MDR-TB 的影像学特点为肺内病变广泛，发生空洞率高，并发明显毁肺，这是由于肺部组织破坏广泛、空洞多发，引起病灶局部缺乏良好的血液供给，抗结核药物不能有效地渗透到空洞内，导致空洞不闭合。

4. 纤维支气管镜检查。

5. 超声波检查。

（四）心理 - 社会评估

评估患者有无焦虑、抑郁、自卑等心理问题；评估患者的家庭状况，与家人及亲属关系是否和睦，是否能得到很好的照顾；患者的经济状况。

三、常见护理诊断/问题

1. 焦虑/恐惧 与病程长、药物不良反应产生的影响、担心疾病预后有关。

2. 社交隔离 与治疗性隔离有关。

3. 有传播感染的危险 与暴露于空气传播的结核分枝杆菌有关。

4. 营养失调 - 低于机体需要量 与耐药结核病消耗增加、摄入不足有关。

5. 清理呼吸道无效 与肺部炎症、痰液黏稠、无力咳嗽有关。

6. 气体交换受损 与肺部炎症、痰液黏稠等引起呼吸面积减少有关。

7. 知识缺乏 缺乏耐药结核病发生、发展、治疗等相关知识。

四、计划与实施

（一）心理护理

1. 耐药肺结核病治疗时间长及药物带来的不良反应都会增加患者忧郁、焦虑等不良情绪，而不良的精神心理因素，又影响疾病的治疗和康复，因此，应根据患者的性格特征进行有针对性的心理护理，使患者情绪稳定，远离悲观消极，保持乐观积极，增强战胜疾病的信心。告知家庭成员应关注患者的心理变化，为患者创造一个温馨轻松的家庭氛围，与患者一起多了解耐药肺结核的防治知识，使其感受到家庭的温暖与支持。

2. 耐药肺结核患者传染期需隔离治疗，患者会产生被遗弃及自卑心理。耐药肺结核的诊断无论对患者还是他们的家庭都是巨大的打击，会造成患者被歧视。给予患者提供情感上的支持可以避免患者自卑及被社会遗弃心理。发挥家庭的支持作用，经常关心安慰患者，对患者的需要及时给予满足，消除患者的顾虑。鼓励患者认识自己的能力和潜力，使患者积极配合治疗促进疾病的早日康复。

（二）保持呼吸道通畅

1. 观察痰液 颜色、性状、气味和量。

2. 咳嗽、咳痰的护理 鼓励和协助患者有效咳嗽咳痰，及时清除口腔和呼吸道内痰液、呕吐物。痰液黏稠不易咳出时，如患者病情允许时可扶患者坐起，给予拍背，协助咳痰，必要时电动吸痰，预防窒息。鼓励患者多饮水，每日 1 ~ 2L，以达到湿化气道的目的。遵医嘱应用止咳药、祛痰药，可采用雾化吸入，以稀释痰液，促进痰液的排出。

（三）氧疗护理

呼吸困难伴低氧血症者，遵医嘱给予氧疗。一般采取持续低流量吸氧，氧流量 2 ~ 3L/min，必要时给予面罩吸氧。注意观察患者呼吸频率、节律、深度的变化，监测动脉血气分析值，病情危重患者，备好抢救设备，呼吸衰竭者配合麻醉科医师行气管插管和呼吸机辅助通气。

（四）饮食护理

耐药肺结核患者疗程较长，不易治愈，治疗期间需要充足的营养以增强机体抵抗力，促进康复。耐药结核病患者应进食高热量、高蛋白、富含维生素、易消化食物（瘦肉、鸡蛋、牛奶、豆制品、新鲜蔬菜和水果等），还要及时补充人体所需的矿物质（如钙、铁、锌、铜、碘等）。耐药结核患者服药种类较多，在开始服药时，尽可能减少或避免进食海鲜类食物。

（五）健康教育

1. 增强患者战胜疾病的信心　告诉患者既然患了慢性病，就要有坚持打"持久战"的决心，指导患者保持良好、乐观、积极的情绪，对疾病的恢复起着重要作用，如看书、听音乐、唱歌等，自我调整良好的情绪，坚持、配合治疗增强战胜疾病的信心。

2. 用药指导　耐多药肺结核治疗时间长，服用药物种类多，药物不良反应大，治疗效果差，治愈率低导致患者的服药依从性进一步下降。据文献报道，MDR-TB 患者中既往有肺结核治疗史的患者占 54.7%，这些患者中不规律用药高达 51.4%，因此耐药肺结核患者的用药管理至关重要。护士需提前告知患者治疗方案中抗结核药物可能出现的不良反应及有效的预防措施，同时在治疗过程中与患者一起密切关注药物不良反应相关症状和体征变化，以便及时发现并进行有效处理。强调耐药结核病治疗中一样需要遵守抗结核治疗的"十字方针"，坚持早期、联合、适量、规律、全程的原则，尤其是要向患者讲解不规则治疗的危害性及对预后的影响，使患者在今后的治疗中能积极主动地接受治疗、配合治疗、规范治疗和完成治疗。嘱患者及家属切记服药要求和谨遵医嘱，做到按时按量，不自行改变药物剂量和种类，不能漏服。对年龄偏大或记忆力减退患者，家属或者是照护者需要全面了解所用药物的治疗作用及不良反应，做好监督服药工作。

3. 日常生活指导　嘱患者戒烟、戒酒；保证营养的充分，合理安排休息，避免劳累，避免情绪波动及呼吸道感染，居室尽可能保持通风，温、湿度适宜。

4. 消毒隔离指导　由于耐药肺结核患者病情较重，患者排菌量大，成为传染性极强的传染源。近年来随着耐药肺结核患者的增多，文献报道耐药患者中原发性耐药率也越来越高，特别是青年人已成为原发性耐药肺结核的高发人群，由于原发性耐药肺结核是由耐药结核分枝杆菌的直接传播引起，警示结核病医院及防治机构应加大力度控制传染源，阻断耐药结核分枝杆菌的传播。

（1）为防止耐药结核分枝杆菌在医院内的传播，尽量安排耐药患者单间居住，与其他患者分开治疗，给予患者解释取得患者的配合，并告知患者做到住院期间不互访病房。

（2）耐药肺结核患者住院期间减少探视，确需探视者探视人员需佩戴 N95 口罩，患者佩戴一次性外科口罩，并注意手卫生。

（3）住院期间患者将痰吐在双层卫生纸内放入黄色医疗垃圾袋统一焚烧处理。

（4）告知患者不能随地吐痰，咳嗽、打喷嚏时要用手帕或者肘部遮住口鼻，减少耐药结核分枝杆菌的传播。

（5）耐药肺结核患者要与家人分室居住，居室内定时开窗通风，以降低居室内结核分枝杆菌的浓度，居室保持适宜的温、湿度。

（6）家属要掌握消毒隔离方法，掌握痰液的处理方法和简便易行的消毒隔离措施，避免感染耐药结核分枝杆菌。

（7）耐药肺结核患者应尽量少去公共场所，外出自觉佩戴口罩。

（8）耐药肺结核患者被褥、衣物消毒，可采用阳光下暴晒，餐具煮沸消毒。

（9）医务人员应做好自身防护，进入病房佩戴帽子、N95 口罩等，做好手卫生。

五、护理评价

通过治疗和护理，患者是否达到：

1. 能保持良好的心理状态，正确面对疾病。

2. 能积极采取预防疾病传播的措施。

3. 能合理安排饮食，保证必要的营养摄入。

4. 能进行有效咳嗽，有效排出气道内分泌物，保持呼吸道通畅。

5. 能遵医嘱服药，服药依从性好。

6. 了解耐药、耐多药结核相关知识，并有一定的维持健康的能力。

第三节　老年肺结核患者的护理

一、概述

老年人的健康问题是老龄化社会中最突出的问题，《老年人衰弱预防中国专家共识（2022）》表明人口老龄化已成为一种全球现象，中国是老年人口最多的国家，截至 2020 年末，中国 60 岁及以上的人口为 2.64 亿，占总人口的 18.7%，其中，65 岁及以上人口为 1.91 亿，占总人口的 13.5%。预计至 2050 年，65 岁及以上老年人口占总人口的比例将达到 30%。我国第五次全国结核病患病率调查结果显示：肺结核患病率随年龄的增长有逐渐上升的趋势，20～25 岁有一个小高峰，75～80 岁达到高峰，为 1541/100000。老年人由于机体衰弱，常患多种慢性疾病如糖尿病、恶性肿瘤等，临床表现和胸部 X 线改变往往不典型，不仅易使潜伏感染复燃或重新感染，也增加老年结核的诊断和治疗难度。由于误诊率较高，抗结核治疗的效果不如年轻人满意，成为社会上重要的感染源，由此看来，我国老年群体中，结核病问题相当严重。因此掌握老年结核病患者的护理知识显得尤为重要。

二、护理评估

（一）健康史评估

1. 既往身体健康状况，有无肿瘤、糖尿病、硅沉着病、慢性阻塞性肺疾病、胃大部切除、合并 HIV 感染等。

2. 近期咳嗽咳痰 2 周以上和（或）痰中带血。

3. 既往饮食习惯，有无营养不良。

4. 家庭照顾情况，独居还是有其他家属照顾。

5. 文化程度及对疾病的认知。

6 是否初次罹患结核，近期有无结核病接触史，尤其是与排菌肺结核患者密切接触史。

7. 有无跌倒（坠床）的风险。

8. 皮肤情况，有无发生压力性损伤的风险。

（二）身体状况评估

老年结核病有以下特点：

1. 老年肺结核患者表现多不典型 无症状者高达26%，患有继发性肺结核和血行播散型肺结核患者数量明显增多。

2. 结核病中毒症状不明显 老年人免疫功能低下，全身症状大多不明显，出现最多和最早的症状是咳嗽。据文献统计，老年肺结核按频率高低依次出现的症状为：咳嗽、咯血、胸痛、气急和发热。老年人咳嗽持续2周以上者，应做胸部X线检查以鉴别是否为肺结核。

3. 老年结核性胸膜炎须与肺癌胸膜转移相区别 老年结核性胸膜炎多为继发性，80%合并肺结核，血性胸腔积液又占11.4%，当胸液检查结核分枝杆菌和癌细胞均为阴性时，应做胸膜活检，争取早期诊断。

4. 粟粒性肺结核和其他肺外结核 老年人比年轻人常见，且误诊率很高，肺外结核常症状隐匿，无特异性，如食欲不振、衰弱无力、倦怠等，常被认为是其他慢性病或衰老所致。

5. 老年人常伴发其他疾病 有文献报道，老年肺结核合并非结核性疾病者高达82.8%，明显多于中年组44.4%和青年组28.6%，其中以合并呼吸系统疾病最为多见，占45.0%，其次为心血管病14.4%，糖尿病8.5%。老年肺结核合并呼吸系统疾病或糖尿病时，因缺乏原发疾病的典型表现且多就诊于综合性医院，易造成老年肺结核延误诊断、漏诊、误诊。

6. 病变范围广泛，空洞性者多 有报道老年肺结核X线表现中，空洞者占53%。

7. 病程长、难治、复治病例多 老年人肺结核多由青年期患病迁延而来，或青年时期已治疗，老年时由于免疫功能低下而引起复发，病程长，治疗难度大。

（三）辅助检查

1. 痰结核分枝杆菌检查 是确诊肺结核的特异性方法，检查方法有涂片法、培养法，培养法更敏感，培养阳性者还能做药物敏感试验和菌型鉴定，可为治疗提供参考。

2. 影像学检查 X线、CT检查是肺结核诊断的必要手段，对于了解病变部位、范围、性质、发展情况，选择治疗方案和评价治疗效果具有重要的参考意义。

3. 结核分枝杆菌素试验 结核分枝杆菌素是在液体培养基中提炼出来的结核分枝杆菌的代谢产物，结核分枝杆菌的纯蛋白衍化物（PPD）为纯结核分枝杆菌素，PPD试验已取代了OT（结核菌素）试验。

4. 纤维支气管镜 可提高诊断的敏感性和特异性，对诊断困难病例具有重要价值。

5. 超声波检查 常用 B 超检查。

（四）心理 – 社会状况

老年肺结核患者基础病多、生活质量差，部分患者经济条件差，部分患者配偶离去，倍感孤单，肺结核又是一种慢性疾病，治疗周期长，因而患者特别渴求帮助，尤其是需要子女对自己的陪伴和照顾，当心理需要得不到满足时，会产生异常心理反应，向内投射的结果会产生抑郁、淡漠、丧失信心甚至自杀，向外投射可表现为烦躁、愤怒、无端反抗。

三、常见护理诊断/问题

1. 清理呼吸道低效 与痰多黏稠不易咳出有关。

2. 营养失调：低于机体需要量 与患者机体消耗过多及摄入不足有关。

3. 焦虑 与患者结核并发症、长期治疗导致经济负担增加有关。

4. 遵守治疗方案无效 与长期化疗及药物的不良反应有关。

5. 有受伤的危险 与环境陌生、患者行动不便有关。

6. 有皮肤完整性受损的危险 与患者长期卧床有关。

四、计划与实施

对老年结核患者的护理要做好病情观察，加强用药护理、安全护理、生活护理、心理护理、健康教育及对症护理。

（一）用药护理

1. 遵守个体化全疗程服药方案 老年患者的服药方案依据患者的病情、全身状况以及既往用药史来选择，治疗原则为安全、有效和合理用药，酌情放宽二线药品的使用范围，如氟喹诺酮类药品、利福喷丁等，但是慎用氨基糖苷类和多肽复合物抗结核药品如链霉素、阿米卡星和卷曲霉素等，以防耳毒性及肾毒性。向患者讲解治疗方案取得患者配合使患者完成全疗程服药。

2. 关注药物不良反应 老年人各脏器功能和代谢状况较差，对抗结核药物的利用和排泄能力均减低，易发生不良反应。这是由于老年患者胃肠蠕动减慢，药物对胃肠道刺激增加，胃肠道反应增加；老年患者体液减少，脂肪比例增加，脂溶性高的药物易在脂肪组织蓄积，容易引起肝损伤；老年患者肾小球滤过率逐年下降，药物清除延缓易致蓄积性中毒。60 岁以上的老年人对药品的不良反应发生率是年轻人的 2 倍，80 岁以上者约为 50 岁以下者的 2 倍，老年患者用药个体剂量差异也较大，同龄老年人的药品剂量可相差数倍之多，同样一种方案治疗，反应可明显不同，因此老年人的用药管理更为重要，患者用药期间需要增加监测频率，应每 2 ~ 4 周一次，出现不良反应时要随时就诊。

3. 重视并发症的治疗 在治疗结核病的同时，不能忽略各种并发症的治疗。对同时伴有肺部继发感染、肺源性心脏病、呼吸衰竭者应配合抗炎等对症治疗。对合并冠心病、高血压等均应进行相应的治疗，并注意药品间的相互作用。

4. 做到安全用药 老年人记忆力减退、对药物不了解或者一知半解会造成患者漏服、误服、忘服、多服和不按时间乱服,因此要仔细向患者讲解药物的名称及用药目的,讲解药物的作用及不良反应,讲解服药的时间及间隔的时间、用药方法、疗程及用药禁忌证等。以醒目的颜色标示用药注意事项,以达到安全用药的目的。

5. 训练自我服药能力 老年患者服药可使用形象标记法,在服药容器上利用不同的标记符号代表口服药的方法、次数、剂量等。也可使用服药标记法,利用不同的颜色,如红、黄、绿、蓝等颜色代表空腹及早中晚的服药,并用闹钟提醒服药。

(二)安全护理

1. 老年患者常见的安全问题有

(1)跌倒 老年人行动迟缓,思维能力减退,肢体平衡功能减退,大脑反应迟钝及环境因素等。

(2)坠床 其主要原因常为意识障碍的老人发生躁动而坠床。

(3)走失 患者认知障碍,表现为时间、人物、地点定向障碍等,有些老人常常表现为毫无目的地四处乱走,缺乏自我保护意识,经常迷失方向。

(4)误吸 由于老年人吞咽功能减退神经活动反射减退,导致吞咽障碍,在进食中意外发生。

(5)误食 还有些老人因为视力减退还会误食非食品类物质。

2. 护理措施

(1)做好安全因素的评估 对高危患者制定防范措施,严格执行。护士长督促检查措施执行情况,床头放置高危标志牌,并纳入交接班内容,认真做好交接班。

(2)改善生活环境 房间要光线明亮,地方宽敞,保持空气流通,物品放置妥当,根据情况给予床挡。卫生间要有扶手,地面要放置防滑垫,鞋选择软底鞋为好。

影响老年安全护理的因素还有很多,加强安全护理,提高老年人的生活质量,加强完善安全护理的管理是从事老年护理事业的护理人员的一项基本职责。为了老年人的健康需求,我们必须加强自身修养,要有护理老年患者的艺术和技巧,要做到勤巡视、严观察,防患未然,以达到帮助老年患者恢复和维持适当的健康功能,提高生活质量的目的。

(三)皮肤护理

1. 老年肺结核患者由于皮肤感知能力减退,末梢神经不敏感,在使用热水袋时,温度适宜,定期观察,避免使用电热宝等。

2. 老年肺结核患者皮肤组织萎缩弹性差,血液循环不良易导致压力性损伤的发生。住院患者要认真评估患者的皮肤情况,对高危患者要重点保护,严密观察,防患于未然,以防止压力性损伤的发生,卧床患者要勤翻身,每 2 小时 30°左右交替翻身,保持床单位清洁,做好晨、晚间护理,患者在出院之前要将患者皮肤评估的结果告诉患者及家属,避免在居家治疗期间发生压力性损伤。

（四）饮食指导

1. 老年患者饮食 应以清淡易消化、优质蛋白、低热量、少食多餐的原则，多饮水，除糖尿病患者要多吃水果，保持大便通畅，卧床患者进食体位要适合，抬高床头，半卧位，防止误吸。

2. 保证液体的摄入 肺结核患者正规用药后，仍然有午后发热，特别是老年患者发热容易引起体液丢失过多，如在夏季，应设法降低患者室内的温度，因为在高温环境下给患者降温，往往是事倍功半。所以，有条件者可使用空调，通过室温调节人体体温，室温一般控制在 25℃ 左右，采取这一措施，退热效果好，简便易行，患者也轻松。当无发热的时候，适量摄入蛋白质、碳水化合物等能量食物，多吃绿色蔬菜、瓜果，可做成各种营养粥：如用瘦肉（鱼）、蔬菜煮粥，百合、银杏、银耳、红枣、桂圆煮粥及各种豆子煮粥。在发热状况下，高蛋白质、高能量饮食只会使肺结核患者发热更猛或发热长期不退，所以应清淡饮食。

（五）生活护理

1. 嘱患者要密切注意气候与该病的关系，随着气候变化及时增、减衣裤以防感冒、咳嗽。

2. 患者病情稳定，体质较好者，可适当运动，夏季锻炼要在阴凉处散步、练太极拳、做健身操等，但不做剧烈运动或活动，以免刺激、损伤肺组织。体质过差者适合静养，听音乐、听广播、看电视等。

3. 生活要有规律，睡眠充足，合理安排生活。

4. 戒烟戒酒，注意清洁卫生。

（六）心理护理

国外心理学家指出，感情的全部表达包含 7% 言词 + 38% 声音 + 55% 体态语言。我们在护理老人过程中要不断学习，提高自身素质，尤其是良好的心理素质，通过自身的态度、语言、语速、行为、举止等有意或无意地去影响老年人的感受和认知，如：进行沟通时面带笑容，手握老人手；进行操作时耐心解释，动作轻柔；走路时步履轻捷、面带微笑等发挥非语言作用去改变老年人不良的心理状态和行为，从而度过一个愉快的住院过程。同时还要注意以下几点。

1. 调动患者的积极性激起他们康复的迫切愿望，解除患者对治疗康复的疑虑，端正患者的态度树立战胜疾病的信心。

2. 使患者认识到心理与疾病康复的关系，协助患者克服习惯依赖心理、急于求成心理、固执保守心理、悲观恐惧心理，预防轻治心理。

3. 鼓励患者家属（配偶及子女）多与患者沟通及陪伴，在关注患者生理健康状态的同时，密切关注患者的心理需求，营造和谐的家庭氛围，给予患者心理支持。

（七）健康教育

老年人的生理特点之一就是健忘、记忆力差，成立健康宣教组增加他们的健康知识和医疗信息，每天下午对患者进行评估，针对各人的特点，再进行宣教。同时健康宣教穿插在各个护理治疗活动中，明显提高了健康宣教效果，也使患者对战胜疾病的信心大增。

五、护理评价

通过治疗和护理，患者是否达到：

1. 痰液及时咳出，呼吸道通畅。
2. 营养摄入充足，体重增加。
3. 心情放松，积极乐观配合治疗，遵守治疗方案。
4. 住院期间未发生跌倒、坠床不良事件。
5. 卧床患者不发生压力性损伤。
6. 在家属的配合下，患者具备良好的自我照护能力。

第四节 肺结核合并糖尿病患者的护理

一、概述

近年来，随着世界各国社会经济的发展和居民生活水平的提高，糖尿病的发病率和患病率逐年提高，已成为威胁人类健康的重大问题之一，糖尿病患者出现肺结核的概率超过健康人群的 2~4 倍，结核病患者中糖尿病的患病率也较高。肺结核需经过长期药物治疗，高血糖会加重肺部结核感染，可改变肺结核的多种临床表现，增加患者肺结核病变范围，损害组织和脏器功能，使病情恶化。故提高肺结核和糖尿病患者的双向防病治病意识、加强结核病合并糖尿病患者的治疗管理迫在眉睫。在保证 DOT 的落实、确保抗结核治疗有效实施的同时，也要采取干预措施以保证糖尿病得到有效治疗，两种疾病联合治疗将有助于提高治疗效果。

二、护理评估

（一）健康史评估

1. 糖尿病患者有下列情况应考虑合并结核病

（1）糖尿病患者体重明显下降，不能用饮食和治疗不当或其他原因解释。

（2）不能用其他原因解释的长期发热、盗汗、食欲缺乏、倦怠或原因不明的头痛、嗜睡等。

（3）咳嗽、咳痰症状 2 周以上，经抗感染治疗无效者。

（4）近期 PPD 试验转阳者。

（5）肺部病变短期内变化不大或对正规抗生素治疗无效者。

2. 结核病患者有下列情况应考虑合并糖尿病

（1）用 INH、PZA、EMB 或 PAS 治疗期间出现尿糖或血糖波动者。

（2）结核病辅以肾上腺皮质激素治疗出现血糖波动者。

（3）经抗结核化疗、病灶经久不愈，甚至进展恶化或痰菌持续阳性者。

（二）身体状况评估

1. 糖尿病患者感染结核病的症状 以肺结核多见，表现为低热、咳嗽、咳痰、咯血、胸痛、呼吸困难等。

2. 结核病患者合并糖尿病的症状

（1）口渴多尿　患者的饮水量大量增多，排尿的次数和量也随之增多。

（2）疲乏无力　身体常常无原因地感到疲惫不堪、双腿乏力、双膝酸软。

（3）皮肤发痒　全身或局部皮肤发痒，肛门周围瘙痒，尤其女性顽固外阴部瘙痒。

（4）异常感觉　手足麻木、肢体发凉、疼痛、烧灼感、蚂蚁行走感、走路如踩棉花的感觉等。

（5）眼睛疲劳，视力下降　视物易疲劳、视力减退或出现视网膜出血、白内障视力调节障碍等，且发展很快。

（6）男性发生阳痿，女性发生阴道异常干燥。

（7）反复感染　如疖、痈、经久不愈的小腿和足部溃疡泌尿系感染。

（8）肺结核发展迅速，难以控制，且容易复发。

（三）辅助检查

1. 尿糖测定。

2. 血糖测定。

3. 葡萄糖耐量试验。

4. 影像学检查：X 线、CT 等。

5. 痰涂片或痰培养查结核分枝杆菌。

6. 纤维支气管镜检查。

7. 超声波检查。

（四）心理－社会状况

糖尿病为终身性疾病，肺结核为慢性消耗性疾病，两种疾病会相互影响，漫长的病程、严格控制饮食及多器官、多组织结构功能障碍易使患者治疗压力大，情绪浮躁、低落，产生焦虑、抑郁等心理反应，对治疗缺乏信心，不能有效应对，治疗的依从性较差并影响生活质量。

三、常见护理诊断/问题

1. 低效性呼吸型态　与痰多或咯血有关。

2. 营养失调：低于机体需要量或高于机体需要量　与胰岛素分泌或作用缺陷引起糖、蛋白质、脂肪代谢紊乱有关。

3. 焦虑　与糖尿病、结核并发症、长期治疗导致经济负担增加有关。

4. 遵守治疗方案无效　与长期化疗及药物的不良反应有关。

5. 潜在并发症　糖尿病足、低血糖、酮症酸中毒。

四、护理措施

合并糖尿病的结核病患者，治疗转归明显差于未合并糖尿病的结核病患者，并且糖尿病病情越严重或者血糖控制越差，治疗的效果也越差，因此控制血糖是两病同时治疗的关键。

（一）一般护理

1. 一般护理 糖尿病合并急性活动性肺结核的患者应卧床休息，呼吸道隔离，病室内阳光充足，空气流通，并保持适宜的温、湿度。

2. 皮肤护理 由于糖尿病的病理、生理改变，皮肤微循环障碍，使皮肤屏障防御能力下降，加上结核病慢性消耗，容易发生感染，做好皮肤护理至关重要。应保持皮肤清洁，床单、被褥整洁、干燥、平整、无渣屑，勤更换床单、被套、被芯、床褥应经常行日光暴晒；患者应穿着宽松、透气性能良好的衣物，内衣裤及袜子应着纯棉制品，鞋子的选择应以透气性能好、防潮及保暖为宜，尽量减少对皮肤的刺激；患者应特别注意口腔卫生，经常洗温水浴，每日用温水泡脚，以减少感染，促进全身皮肤及足部血液循环，改善机体营养状况；勤沐浴、更衣，保持皮肤清洁，禁止搔抓皮肤，防止皮肤破损引起感染。长期卧床患者应协助其翻身，防止发生压力性损伤。

3. 饮食护理 饮食治疗是糖尿病患者最基本的治疗措施，饮食治疗对控制糖尿病和促进结核病康复有重要意义。糖尿病为慢性代谢性疾病，治疗上需严格控制饮食；结核病为慢性消耗性疾病，往往表现为消瘦、贫血甚至低蛋白血症等营养不良症状，故单纯糖尿病与糖尿病合并肺结核两者之间存在着饮食要求上的差异，既要解决严格控制饮食与保证足量营养供给之间的矛盾，使之既能有效控制血糖，又要适当增加营养，以利于结核病康复，合理地控制饮食，可以减轻胰岛 B 细胞的负荷，有利于控制血糖水平。所以，针对肺结核合并糖尿病患者，要合理配制膳食，选择易消化吸收，富含足够的热量、蛋白质及维生素的营养物质，如优质蛋白以乳类、豆制品、鱼类和瘦肉为主，在控制饮食方面不必过于严格，总热量的摄取应较单纯糖尿病患者增加10%左右，才能既控制好血糖水平又有利于肺结核康复，糖尿病合并肺结核的患者应在医师的指导下采取正确的血糖控制措施，并密切监测血糖变化，为改善饮食和治疗提供依据。

（1）糖尿病合并肺结核的饮食原则

①当两病并存时应适当放宽饮食限制 食物成分所占比例为糖类50%～60%，蛋白质占20%～30%，脂肪占15%～20%。给予高蛋白、高维生素饮食，首选优质蛋白、含糖量低、高纤维素、高维生素的蔬果、粗粮及乳类食品；禁止使用或限制食用对肺结核合并糖尿病病情及治疗有负面影响的食物，如甜食、糖果、糖水、含糖糕点等；脂肪的摄入不宜过高，荤素搭配适当，不要过于油腻，以免影响消化。长期进食高糖、高脂饮食可诱发胰岛素抵抗；建议挑选下类饮食进行搭配，如粳米、大豆、豆腐、豆浆、排骨、鸡肉、鸭肉、鱼肉、猪肉、猪肝、兔肉、牛奶、酸奶、黄豆面、玉米、荞麦、燕麦、芹菜、紫薯、韭菜、山药、黄瓜、南瓜、胡萝卜、白萝卜、香菇、蘑菇、黑木耳、银耳、银杏、百合、莲子、枸杞，各色蔬菜及苹果、梨、桃、草莓、番茄等低糖水果，花生油、植物油；少选或不选用的食物有肥肉、无鳞鱼（如带鱼）、油炸食物、辛辣刺激食品、动物油等。

②两病并存时，饮食上应注意求同存异，合理调控胰岛素抵抗，过度消瘦又会因营养不良而加重代谢紊乱，导致并发症的发生和加重病情。因此，糖尿病营养治疗的原则之一是维持理想体重，避免消瘦和肥胖。当两病合并存在时，总热量的控

制应在糖尿病营养治疗原则的基础上，适当地供给优质蛋白质，可改善患者的营养状况。因蛋白质在体内转化为葡萄糖的速度慢，有利于预防低血糖的发生，故睡前加餐可食用牛奶、鸡蛋等蛋白质丰富的食品。

③补充膳食纤维　膳食纤维可有效控制餐后血糖上升幅度，并可控制脂类代谢紊乱。

④补充微量元素和维生素　微量元素和维生素对于缓解糖尿病和肺结核病情、增强患者抵抗力和免疫力都是非常重要的。

⑤饮食安排应注意　热量：轻体力劳动者，按 30 ~ 35kcal/（kg·d）供给。蛋白质摄入量占总热量的 15% ~ 20%，按 1 ~ 2g/（kg·d）蛋白质计算，并且优质蛋白质占 50% 以上。一般糖尿病患者每天摄入肉、蛋、鱼150g 左右，在合并肺结核时可增至 200 ~ 250g 动物蛋白。最好每天 500ml 牛奶，也可摄入一些钙元素补充剂。补充铁时可进食一些动物肝脏或铁剂。注意多吃新鲜绿叶蔬菜，血糖控制时可以补充水果。保证维生素 A、B 族维生素、维生素 C 以及维生素 D 的供给。避免刺激性食物，禁止饮酒。可采取多餐制，每日进食 5 ~ 6 餐，以兼顾两种疾病的饮食治疗。由于肺结核合并糖尿病的患者多采用胰岛素治疗，加餐的目的是维持血糖相对稳定，睡前加餐是防止夜间发生低血糖的行之有效的办法。加餐的食物也是在一日饮食计划之内的，并非额外多吃。

（2）糖尿病合并肺结核患者血糖控制标准

①理想控制　治疗后糖尿病症状消失，空腹血糖 < 7.2mmol/L，餐后 2h 血糖 < 9.9mmol/L。

②较好控制　治疗后糖尿病症状基本消失，空腹血糖 < 8.3mmol/L，餐后 2h 血糖 < 11.1mmol/L。

③控制不良　治疗后糖尿病症状仍然存在，空腹血糖 > 8.3mmol/L，餐后 2h 血糖 > 13.8mmol/L。

（二）对症护理

1. 低血糖反应的观察和护理

（1）密切观察注射胰岛素后患者有无软弱无力、心悸、头晕、出汗、昏迷、抽搐等低血糖反应。若出现以上反应，遵医嘱应立即给予口服或静脉注射 50% 高渗葡萄糖溶液，继续给予 10% 葡萄糖溶液静脉滴注，必要时给予吸氧。

（2）严密监测血糖变化，血糖值异常时应立即通知医师，以便给予及时处理。

（3）根据血糖情况，遵医嘱及时、准确注射胰岛素，合理安排胰岛素的注射时间和进餐时间。如果患者食欲下降明显，应及时报告医师，适当调整胰岛素剂量。

2. 入院后连续留取痰标本 3 次，查结核分枝杆菌　咳嗽剧烈者可用镇咳药；发热或咯血时给予对症处理。

3. 糖尿病合并痰结核分枝杆菌阳性的患者，进行呼吸道隔离　开放性结核应住单间，如条件有限，可将同一病种住在一起。

（三）用药护理

1. 按医嘱注射胰岛素　严格遵守时间，剂量准确，注射后 15 ~ 30min 进食，如出现低血糖反应，及时报告医师予相应处理，注射部位应经常更换，防止皮下脂肪萎缩和纤维增生。

2. 应用抗结核药物要了解患者服药情况 询问患者用药后的不良反应，发现异常及时与医师联系。

3. 抗结核病药物治疗的原则是早期、联合、适量、规律、全程 具体来说就是早发现、早用药、多药联合使用、量适中、规律用药、疗程足。抗结核病治疗方案是由结核病专科医师制定，患者在抗结核病治疗期间不可随意停药、加药、减药或改药，即使症状减轻或消失，也并不代表结核病灶已痊愈，须经复诊后确定病灶已经完全稳定，达到规定的抗结核病治疗疗程，方能停药。由于抗结核药有一定不良反应以及结核病和糖尿病的相互影响，故在抗结核病治疗期间应注意定期到结核病及糖尿病专科门诊随访，定期检查血常规、肝肾功能、X线胸片、痰菌、尿常规，自我检测血糖及尿糖变化。

4. 注意观察降糖药物反应 肺结核患者多对降糖药物较敏感，特别是在强化治疗时更要注意低血糖的出现，应及时监测血糖，根据血糖情况及时调整胰岛素用量。另外，在胰岛素治疗及口服降糖药后要及时就餐，以防低血糖的发生。低血糖是可以预防的，患者应随身携带糖果、饼干等食物，如出现心慌、出汗、乏力等症状时即刻进食，以防低血糖发生。

（四）心理护理

因肺结核是传染性疾病，虽能够治愈，但是糖尿病是终身疾病，需要终身用药，且糖尿病可使肺结核的好转率降低，其原因可能因糖尿病患者长期高血糖造成的酸性环境有利于结核分枝杆菌的生长，而结核病又促使糖尿病的症状加重，从而造成患者的思想负担过重，有些患者知道自己的疾病后，面对社会、家庭、生活感到无所适从，入院后需要给予隔离，容易产生焦虑、孤独、抑郁、悲观心理，这种不良的心理状态会使血糖增高，加重病情。家属应在医务人员的帮助下，尽量为患者创造一个良好的休养环境，做到空气清新、阳光充足，多与患者沟通、交流，经常鼓励、安慰、支持患者，可为患者提供一些糖尿病结核病相关知识的书籍，使其对疾病的发生、发展、治疗、日常护理及预后有一定的了解，使患者认识到全程治疗的重要性，明白糖尿病并发结核病并不可怕，正确掌握治疗原则和方法，及时与医生沟通，在医师的指导下合理治疗，接受治疗，就能取得很好的治疗效果。

（五）健康教育

1. 加强糖尿病及结核病患者的教育 使患者能够严格控制饮食，规律生活，适当运动锻炼，合理用药，以稳定的情绪和愉悦的心情正确对待疾病。

2. 饮食控制是糖尿病治疗的基本措施 应限制动物脂肪的摄入，食盐每日不超过6g，高血压者少于3g。多使用纤维素量较高的食物，可延缓食物的吸收，降低餐后血糖的高峰。

3. 应用抗结核与口服降糖药物的教育 注意有无过敏反应及不良反应，告知患者结核病合并糖尿病服抗结核药的时间比较长，在血糖控制不好的情况下，治疗效果不明显。

4. 加强患者的心理护理 主动向患者介绍环境，消除患者的陌生感和紧张感，保持环境安静，减少不良刺激。糖尿病患者中老年患者较多，护理患者时应保持冷静和耐心，说话速度要慢，尽量解答患者提出的问题，耐心向患者解释病情，使之能积极配合治疗，并得到充分休息。

5. 休息与运动 鼓励患者参加适当的文娱活动、体育锻炼，可促进糖的利用，减轻胰岛负担，可根据患者的病情选择合适的运动方式，如散步、做操、打太极拳等．运动可在饭后 1 小时进行，每天 30～60 分钟，每天 1 次或每周 4～5 次，但应避免可引起过度疲劳、神经紧张的体育活动，以免引起兴奋交感神经及胰岛 A 细胞等，引起糖原分解和糖异生，导致血糖升高。肺结核合并糖尿病患者，在肺结核急性阶段合理休息可减少体力消耗，同时也有利于延长药物在病变部位存留时间，有利于病灶组织的修复，促进疾病的愈合。在肺结核急性进展阶段，结核中毒症状明显或合并咯血等并发症时，应指导患者绝对卧床休息至缓解期，病情稳定后再适当活动，以散步为主。

6. 出院指导 嘱患者坚持饮食治疗，指导患者掌握自测尿糖的正确方法，以此作为临床调节降糖药物方案的依据，告知患者遵医嘱服用抗结核药物的重要性，定期检查血糖、尿糖、血常规、肝功能等，出现问题应及时与医护人员取得联系，及时处理异常。

五、护理评价

通过治疗和护理，患者是否达到：

1. 能进行有效咳嗽，有效咳痰，保证呼吸道通畅。

2. 患者多饮、多食、多尿症状得到控制，血糖控制理想或较好，无低血糖情况发生，营养摄入充足，体重恢复或接近正常。

3. 有良好的心理状态，能够正确面对疾病。

4. 能积极乐观配合治疗，遵守治疗方案。

5. 足部无破损、感染等发生，局部血液循环良好。

第五节　肺结核合并艾滋病患者的护理

一、概述

艾滋病（AIDS）是人类免疫缺陷病毒（HIV）感染引起，人体感染 HIV 后，机体免疫系统受破坏，免疫功能急剧降低，容易合并各种机会性感染，尤以结核分枝杆菌感染为主。肺结核是艾滋病最常见的机会性感染，也是引起患者死亡的重要原因。2022 年世界卫生组织（WHO）《全球结核病报告》中指出：2021 年结核病新发患者约 1060 万例，死于结核病的约 160 万例，其中艾滋病病毒（HIV）阳性者约 18.7 万例。肺结核加重了艾滋病病毒感染者的病程发展，缩短了他们的寿命，而艾滋病的流行又加速了肺结核的传播。结核病与艾滋病双重感染患者已经成为公共卫生领域面临的重要问题。此类患者免疫力差，病情复杂，易致体内结核病播散，抗结核效果不佳，病情迁延加重，且易产生耐药性，往往成为结核病甚至耐多药结核病的传染源，给结核病防治工作带来严重影响。

二、护理评估

（一）健康史评估

1. 有无与结核病患者及艾滋病患者的密切接触史、疫苗接种史。

2. 有无输血史、静脉吸毒史、家族史以及社交情况。

3. 遵循及早、全面、动态、慎重、咨询、保密的原则，从多方面探查 HIV 感染的可能线索，包括发病程度以及近期治疗情况。

（二）身体症状评估

1. 症状　不典型 AIDS 患者常易发生各种机会性感染，结核分枝杆菌是常见的病原体，其他细菌、病毒、真菌（如念珠菌）、寄生虫（如卡氏肺孢子虫）的感染也较常见，症状体征复杂多样，相互重叠，结核病的症状、体征失去了固有的特征。HIV 与结核病双重感染时，常有长期发热、体重减轻 >10%、慢性咳嗽、慢性腹泻、全身瘙痒性皮疹（皮炎）、全身淋巴结肿大、神经、精神等复杂多样的症状和体征。

2. 肺外结核及播散性结核多见　HIV 感染者细胞免疫功能削弱、缺陷，结核分枝杆菌大量繁殖，经血液循环向全身播散，引起多系统多器官结核病变。肺外结核以淋巴结罹患最多，其次为肝、脾、肾、心包、腹腔、胸腔、胸壁、颅内、骨关节、睾丸等。

（三）辅助检查

1. 实验室检查

（1）HIV 抗体检查阳性。

（2）免疫学检测 CD_4^+ 细胞计数减少、CD_4^+/CD_8^+ 比值下降等。

（3）PPD 试验阳性率低。

（4）痰结核分枝杆菌检查阳性率低。HIV 感染及 AIDS 并发肺结核的分枝杆菌检查阳性率低，可通过纤维支气管镜刷检、灌洗液图片和培养检查或纤支镜下肺活检可提高检出率。

（5）其他检查　血常规、红细胞沉降率、抗 – HCV – IgM 及 HCV – RNA、抗巨细胞病毒（CMV）– IgM、HBsAg 及抗 – HBC、痰培养及穿刺液检查等。

2. X 线检查　HIV（＋）/AIDS 并发肺结核胸部 X 线表现多不典型。

（1）HIV 感染早期并发的肺结核其 X 线表现与单纯肺结核相似。

（2）AIDS 并发的肺结核，常有以下特点。

①双肺弥漫性粟粒样病变多见。

②病变广泛，可侵及多个部位，有上肺野病变，但以下肺野更多见。

③空洞较少见。

④可伴有肺门纵隔淋巴结肿大。

⑤也可呈弥漫性间质浸润。

⑥常伴有胸、腹、心包腔积液。

3. CT 检查 CT 主要表现为肺段阴影、小叶融合阴影及腺泡样结节等多种病灶阴影共存，呈双肺随机分布，病灶中心浓密，周围浅淡而模糊。

（四）心理－社会状况

由于肺结核与艾滋病均有传染性，治疗期长，费用高，且艾滋病患者不仅要面对疾病的折磨、死亡的威胁，还要承受来自社会和家庭的压力和歧视，因此常常出现情绪异常，甚至有自杀倾向。

三、常见护理诊断/问题

1. 焦虑/抑郁/恐惧 与艾滋病预后不良、疾病折磨、担心受到歧视有关。

2. 有传播感染的危险 与血液及体液具有传染性有关。

3. 有皮肤完整性受损的危险 与腹泻以及慢性生殖器官的念珠菌或疱疹损害引起的会阴部和肛门的表皮剥脱有关。

4. 营养失调：低于机体需要量 与慢性腹泻、胃肠道吸收不良、厌食或口腔（食管）的损害有关。

5. 有感染的危险 与免疫功能受损有关。

6. 疲乏 与疾病、压力、慢性感染以及营养缺乏有关。

7. 社交隔离 与害怕被排斥或实际被排斥有关。

8. 气体交换功能受损 与肺内感染有关。

9. 知识缺乏 缺乏疾病、药物治疗、家庭护理、感染控制的知识。

10. 潜在并发症 机会性感染、败血症等。

四、计划与实施

（一）心理护理

患者感到受歧视，被社会抛弃，甚至被家庭抛弃，孤独厌世，不配合治疗。护理人员应提供心理支持，创造良好的治疗氛围，针对患者不同的心理、文化背景、社会状况以及不同的个性，提供不同层次的人性化的心理支持。

1. 鼓励患者说出自己的感觉和想法 给予解释和安慰，禁用不良的语言、歧视的态度及给患者悲观的评价加重患者的心理负担。

2. 帮助患者提高认知和应对能力 尽量掌握患者的详细病史和目前的病情、心理、家庭和社会背景，并保护患者的隐私。

3. 取得患者的信任和合作 是治疗成功的关键关心体贴患者，主动交流，热情为他们解决实际问题，最大限度地满足他们的心愿，取得患者的信任。

4. 巧妙运用同伴教育的方式 引导患者间的相互正向交流，使其寻找到可靠的精神寄托和精神支柱，让患者有信心配合治疗。

5. 培养患者稳定的情绪 鼓励患者调整情绪来应对无法改变的事实，提高自己的生活质量。

（二）症状护理

患者出现体重下降、乏力、发热、咳嗽、胸闷气促、腹泻等症状，并持续多日以上，严重影响了患者的生活质量和治疗信心。

1. 补充营养 指导患者进食高蛋白、高热量、高维生素、低脂肪饮食，注意少食多餐。每天进食适量的水果和蔬菜，提供多种维生素和矿物质，以增强身体的抵抗力，维持机体的正常功能。嘱患者进食适量的肉类、鱼、蛋、奶及豆制品等满足人体组织生长所需的物质。

2. 责任护士督促和指导患者 在不感到疲惫的基础上，通过增加肌肉力度的锻炼（如做操、仰卧起坐、走路等）来减少其乏力的感觉，同时注意运动后的肌肉放松。

3. 咳嗽、咳痰的护理 持续低流量吸氧以减轻患者呼吸困难及焦虑感，并指导患者进行呼吸锻炼，采取雾化吸入，促进有效的排痰。

4. 腹泻的护理 卧床休息以减少肠蠕动，减轻腹泻症状，减少能量消耗。

（1）观察患者肛门周围是否有表皮脱落或发炎。排便后，用温肥皂水清洗肛周皮肤，用软纱布轻轻拍干，防止皮肤破裂，并涂以凡士林保护。

（2）鼓励患者尽量饮用肉汤，水果汁等以补充丢失的水分和电解质。

（3）腹泻频繁者可遵医嘱给予止泻剂。

（三）用药护理

AIDS 感染了结核分枝杆菌，两病互相影响，互为因果。AIDS 患者合并结核的治疗原则和方法与 HIV 阴性患者相同，可以治愈，但复发率与病死率更高，抗结核治疗及抗 HIV 治疗可提高患者生活质量及延长生命。

1. 及早进行规则抗结核治疗 化疗应遵循早期、联合、适量、规则、全程的原则。

2. 告知患者应坚持规律用药 完成规定疗程，90% 以上的初治肺结核患者是可以治愈的，坚定患者治疗的信心。

3. 护士应注意做好用药指导 抗结核药和抗病毒药均有不良反应，患者常常因药物的毒副反应而中断治疗，用药过程中注意有无胃肠道反应、肝肾毒性、神经系统毒性等，出现反应及时报告医生，并配合处理。

（四）加强消毒隔离

患者抵抗力低下，易发生机会性感染。应严密隔离，特别注意血液、体液隔离。将患者安置在独立的病房进行保护性隔离。

（五）医源性感染的控制及个人防护

1. 医源性感染的控制是预防艾滋病传播的关键之一，主要包括防止体液和血液传播，防止患者用过的锐器如注射器误伤皮肤而造成感染。若皮肤被锐器损伤，处理方法有三种。

（1）应尽快将创口附近的血挤出来，然后用清水冲洗伤口。

（2）局部用75% 的乙醇或0.5% 的三氯甲烷擦拭消毒，并包扎伤口。

（3）药物预防 24 小时内注射丙种球蛋白。皮肤接触到患者的血液或体液，应立即用肥皂水和清水冲洗。若患者的血液、体液意外进入眼、口，应立即用清水或生理盐水冲洗。

2. 被血液、体液污染的被服经高压灭菌后与一般同类物品统一清洗。

3. 患者的痰液、呕吐物、排泄物用含氯消毒液浸泡 4 小时后进行处理。

4. 盛放标本的容器必须坚固，以防渗漏与破损，容器外不得污染并有特殊标记，标本用过经消毒处理后再弃掉，化验单要始终清洁，不与标本及容器直接接触，更不许把化验单缠在容器外送检。

5. 实施治疗护理时，需穿隔离衣，戴一次性手套，接触被 HIV 阳性污染的血液和体液这种高风险性操作需戴双层手套。

6. 尸体处理时戴口罩、手套、穿隔离衣，所有伤口、针孔应用含氯消毒剂消毒处理，再以防水敷料包好，用浸透含氯消毒剂的棉球将身体七孔填塞，用一次性尸单包裹尸体，在外面做好隔离标志。房间物品必须进行终末消毒。

（六）健康教育

1. 做好用药指导　详细讲解药物治疗的不良反应和应对方法，使患者密切配合治疗及护理。

2. 教给患者自我观察　了解感染的症状和体征，了解危急症状，学会必要时采取应急措施和恰当的护理。

3. 生活指导　注意个人卫生，尽量避免到公共场所，不要接触有传染性疾病的患者，颈部淋巴结肿大、有皮疹者，不要穿高领、紧身衣服及用手搔抓，以免擦破皮肤导致感染。教会家庭成员掌握自身防护的知识和方法，直接参与护理者应注意皮肤有破损时不能接触患者，孕妇、儿童应尽量避免接触。

4. 预防疾病传播指导　要控制 AIDS 传播，必须做好预防疾病传播的指导。根据患者受感染的途径，有针对性地帮助和指导他们戒除不良行为，如静脉吸毒患者尽量劝其戒毒，节制性生活，进行性生活时使用双层避孕套，包括双方均为 HIV 感染者，可防止其他致病菌交叉感染，注意避孕，禁止哺乳、献血、提供组织和器官，生活中发现皮肤、黏膜损伤要妥善包扎，防止血液污染物品；控制结核病传播，对 AIDS 合并肺结核患者，注意呼吸道隔离，防止结核病传播。

5. 心理指导　患者一经确诊多有否认、敌对、焦虑、悲观、绝望等心理反应。护理人员应平等待人，不歧视 AIDS 患者，做好家属的思想工作，实行保护性治疗。总之，要针对不同患者、不同发病时期出现的不同心理问题，根据不同文化背景、不同的社会境况及不同个性素质，因人而异地提供个性化心理护理，使患者的心理问题得到解决，配合治疗护理。

五、护理评价

经过治疗和护理，患者是否达到：

1. 保持良好的心理状态，树立战胜疾病的信心。

2. 能够积极配合治疗并主动预防疾病传播。

3. 腹泻患者不出现皮肤受损。

4. 营养摄入充足。

5. 免疫力增强，不发生感染。

6. 营养、睡眠充足，疲乏较前改善。

7. 正确认识疾病，保持健康心态，有一定社交活动。

8. 能进行有效咳嗽，保持呼吸道通畅。

9. 能够自我观察，了解感染的症状和体征，了解危急症状，学会必要时采取应急措施和恰当的护理。

10. 提高免疫力，尽量不发生感染。

第六节　肺结核合并硅沉着病患者的护理

一、概述

硅沉着病（旧称矽肺），是因长期吸入生产性粉尘并在肺内潴留而引起的以肺组织弥漫性纤维化为主的全身性疾病。硅沉着病患者是肺结核的高发人群，两病并存，多数是在硅沉着病的基础上并发结核病，由于受这两种疾病病理过程和结核分枝杆菌生物学特性的影响，二氧化硅和结核分枝杆菌互为佐剂，互相促进结核病和硅沉着病病变的发展，加速病情恶化。

二、护理评估

（一）健康史评估

1. 职业　是否长期接触粉尘。

2. 生活习惯　是否长期吸烟、酗酒。

3. 既往健康状况　是否易患感冒和呼吸道感染。

4. 有无与结核病患者的密切接触史

（二）身体状况评估

1. 症状

（1）咳嗽、咳痰　咳嗽是硅沉着病患者最常见的症状，早期患者可无咳嗽、咳痰，仅有胸闷或胸痛。长时间咳灰黑色脓性痰，提示肺结核合并硅沉着病患者病情进展，由于肺结核合并硅沉着病患者存在不同程度的粉尘性支气管炎，纤毛上皮细胞被破坏，故亦可表现为干咳或有痰不易咳出。

（2）呼吸困难　当合并感染、肺源性心脏病、气胸等时，呼吸困难可突然加剧，甚至危及患者生命。

（3）发热　肺结核合并硅沉着病患者无其他细菌感染时，热型与肺结核热型一致，表现为午后低热，体温不超过38℃。如同时合并普通细菌感染，可表现为高热，热型不定。

（4）胸痛　肺结核合并硅沉着病患者胸痛症状突出，由胸膜增厚粘连所致，大多数为钝痛，持续时间长，深呼吸和咳嗽时加重。

（5）咯血　是肺结核合并硅沉着病患者病情恶化的症状之一。

（6）结核中毒症状　可有盗汗、乏力、食欲不振等结核中毒症状。

2. 体征 轻症患者临床上可无阳性体征，重症患者肺部可闻及湿啰音，出现并发症，如气胸、纵隔气肿、肺大疱等，可出现相应的体征。

（三）辅助检查

1. 实验室检查 痰涂片、痰培养阳性是确诊肺结核合并硅沉着病的可靠依据。

2. 影像学检查

（1）X线检查特点

①硅沉着病与肺结核好发部位相似，一般多发于两肺上叶尖后段。基本影像表现也与肺结核一样，主要以结节状、斑片状、纤维条索状、大小不等空洞为基本形态。

②肺结核合并硅沉着病时，结节影略大于单纯硅沉着病结节和结核点状结节，直径约5mm，因结节与结核干酪物融合，周边境界模糊其内可有小空腔。

③肺结核合并硅沉着病呈大块融合病灶时，表现为密度较高但不均匀的实变影，由于病灶增大和发生不同程度干酪化，可迅速出现空洞，周边可有卫星灶。

④多见大空洞，也可为大小空洞相互交错穿通所致，故空洞壁厚薄不均，内壁不规则。

（2）CT检查 可弥补X线胸片的一些不足，尤其对一些诊断比较困难的病例，可以作为一种补充的手段。

（3）纤维支气管镜检查 广泛应用于菌阴肺结核合并硅沉着病的诊断。

（4）超声波检查。

（四）心理－社会状况

硅沉着病属于慢性病，病程长，有时治疗效果不明显，再加上合并肺结核，患者长期受疾病的折磨，容易出现焦虑、烦躁、恐惧心理。

三、常见护理诊断

1. 气体交换受损 与结核病、硅沉着病有关。

2. 清理呼吸道无效 与肺部炎症、痰液黏稠、无力咳嗽有关。

3. 活动无耐力 与患者肺部疾病有关。

4. 焦虑 与结核病程长及治疗预后不确定性有关。

5. 有传播感染的危险 与暴露于空气传播的结核分枝杆菌有关。

6. 知识缺乏 缺乏疾病发生、发展、治疗等相关知识。

7. 潜在并发症 感染、肺源性心脏病、气胸等。

四、计划与实施

硅沉着病合并肺结核的患者，往往病情重、病程长、复治患者多、并发症多，早期诊断，规范治疗，精心护理，完成全程治疗对患者预后至关重要。

（一）一般护理

1. 合理休息与锻炼 在结核中毒症状明显如低热、乏力、食欲减退、盗汗疲劳的情况下，鼓励患者练呼吸操、打太极拳、散步等，调节身心，以增强体质，提高机体免疫力。

2. 科学饮食　肺结核是慢性消耗性疾病，饮食和药物同样重要，营养的供给与消耗应保持平衡，才能维持良好的健康状况。鼓励少量多餐，进食高热量、高蛋白、高维生素、易消化饮食，如牛奶、豆浆、鸡蛋、鱼肉、新鲜蔬菜、水果等。

（二）预防重复感染

1. 加强病区管理　减少陪护及探视人员，避免互访病房，以免引起交叉感染。

2. 注意环境清洁　定时开门窗通风，紫外线消毒病室 1～2 次/日，物体表面、地面用有效消毒剂擦拭。

3. 吸氧装置定期更换　使用一次性吸氧管，每周更换湿化瓶。

4. 不随地吐痰　患者的痰液、分泌物、餐具严格消毒。

（三）病情观察及护理

硅沉着病合并肺结核患者胸闷、气喘明显，有时难以平卧；胸痛咳嗽的患者夜间不能入睡；咯血的患者会产生焦虑、恐惧心理，有时会有窒息的危险，需及时巡视病房，观察病情变化，若发现问题，及时处理，避免意外发生。

1. 注意观察体温、脉搏、呼吸变化　硅沉着病合并肺结核患者常有午后低热，体温在 37～38℃之间，如出现高热，咳嗽加剧，应注意是否有结核病灶播散。

2. 注意观察咳嗽、咳痰情况　痰液量、色、性状变化提示病情转归，如咳大量脓痰表示有金黄色葡萄球菌感染；咳黄绿痰表示铜绿假单胞菌感染；而痰中带血或咯血，提示感染严重或结核空洞的存在，侵蚀了毛细血管及大血管，须报告医生及时处理。

3. 氧疗护理　给予低流量吸氧 1～2L/min，呼吸困难时，可给予短时间高流量吸氧。向患者或家属讲清吸氧的目的及注意事项。夜间吸氧时，因夜间迷走神经兴奋性增高，呼吸运动减弱，二氧化碳排出量减少，易加重高碳酸血症，应密切观察患者病情变化，及时监测血气分析指标。

4. 注意观察药物的不良反应　硅沉着病合并肺结核患者需长期服用药物，要注意药物的不良反应，给患者介绍服药过程中可能发生的不良反应，使他们有思想准备。用异烟肼后可引起肝脏的损害及外周神经炎，可以通过观察及定期复查，及时发现、采取相应措施，避免给患者带来不必要的痛苦。

（四）心理护理

硅沉着病属于慢性病，病程长，有时治疗效果不明显，再加上合并肺结核，患者长期受疾病的折磨，容易出现焦虑、烦躁、恐惧心理。护理上要帮助他们认识病情，介绍治疗方法及治疗效果，增强患者的信心，减轻患者的焦虑及恐惧心理。经常与患者交谈，生活上多关心，多使用鼓励性、安慰性、解释性、指导性语言。

五、护理评价

通过治疗和护理，患者是否达到：

1. 呼吸功能得到改善。

2. 能进行有效咳嗽，有效排出气道内分泌物，保持呼吸道通畅。

3. 能适当进行锻炼，活动耐力逐步提高。

4. 有良好的心理状态，正确面对疾病。

5. 能积极采取预防疾病传播的措施。

6. 了解结核病和硅沉着病的相关知识，并有一定维持健康的能力。

7. 主动配合治疗和护理，遵医嘱服药以减少发生并发症的概率。

第七节 肺结核合并肺癌患者的护理

一、概述

原发性支气管肺癌简称肺癌（lung cancer），是指原发于支气管黏膜和肺泡的恶性肿瘤。肺癌是当今世界上最常见的恶性肿瘤之一，也是对人类健康与生命危害最大的恶性肿瘤。近年来，肺结核及肺癌患病率均呈上升趋势，两病并存也日见增多，肺结核患者的肺癌发病率是非肺结核人群的 2～4 倍。两者在临床表现及 X 线片上均有许多相似之处，给诊断带来一定困难，常造成漏诊、误诊。随着两病并存发病率的增加，两病之间发病有无因果关系也引起了人们的警惕。

肺结核与肺癌并存之间的关系，学术界有三种不同的观点。

1. 肺结核与肺癌的发生有关论 持该种观点者多，很多国内外学者报告，结核性瘢痕易患肺腺癌。

2. 肺结核与肺癌无关论 此观点认为二者并存增多，是由于抗结核新药的不断出现，致结核患者的病程及寿命延长，加之中老年人抵抗力下降，肺癌和肺结核的发病率均增高，两者并存是一种机遇或巧合。

3. 肺结核与肺癌具有对抗性 认为结核灶破坏或阻塞血管交通与淋巴引流，限制癌的发生与扩散，肺结核并发肺癌多在静止期或治愈时才发生癌变。

二、护理评估

（一）健康史评估

1. 职业及有无长期致癌物质接触史。

2. 工作环境、居住地空气污染情况。

3. 有无吸烟史、被动吸烟史。

4. 饮食情况。

5. 家族史。

（二）身体状况评估

1. 症状 肺结核合并肺癌主要临床症状如下。

（1）咳嗽、咳痰、低热、盗汗、乏力、气喘、消瘦、痰中带血或咯血、声嘶、胸痛等，咳嗽常为刺激性干咳；咯血时血液往往与痰混合在一起，呈间歇或断续出现，不易控制。

（2）胸痛 常与呼吸、胸腔积液量、抗结核治疗有关，而合并肺癌后，侵犯胸膜的胸痛，表现为与呼吸无关的局限性、剧烈持续性胸痛。

（3）呼吸困难明显。

（4）癌痛　包括治疗引起的疼痛、肿瘤导致的疼痛及与肿瘤无关的疼痛，严重影响患者的生活质量。

2. 体征　取决于病变性质、部位、范围、程度。早期多无明显体征，若病变范围较大，患侧肺部呼吸运动减弱，叩诊呈浊音，听诊时呼吸音降低。晚期患者肿瘤压迫附近脏器时可产生相应的体征，如患侧肺不张、胸腔积液、上腔静脉压迫综合征、颈交感神经麻痹综合征或骨转移等。浅表淋巴结以颈部、锁骨上和腋窝淋巴结肿大最为常见。体重下降，呈现恶病质。

（三）辅助检查

1. 影像学检查　若肺结核患者在病变过程中 X 线检查出现以下情况，应引起足够重视。

（1）在高效抗结核治疗下，病灶增大或增多。

（2）在抗结核药物治疗过程中出现纵隔阴影增宽，肺叶或全肺不张。

（3）单侧肺门区或肺叶内出现直径 >3cm 孤立块状或球形阴影，典型者边缘呈短毛刺或脐状凹陷或分叶征。

（4）除肺结核病变外，并有不规则偏中心的厚壁空洞，内壁不规则或有岛屿样突起，痰菌反复检查均呈阴性。

（5）在抗结核药物治疗下，出现胸腔积液征，反复抽水处理，症状未见好转，胸腔积液增长迅速，经 X 线检查在大量胸腔积液中或能见到浓密块状阴影，纵隔无明显向对侧移位。

（6）病变在抗结核药物治疗下未见吸收，或大部分病变已有吸收而某一阴影反而增大，或出现新病灶。

2. 实验室检查

（1）痰液检查　应进行痰抗酸菌及癌细胞检查。

（2）胸腔积液检查

①在胸腔积液中查找癌细胞和抗酸杆菌。

②胸腔积液腺苷脱氨酶（ADA）和癌胚抗原（CEA）的测定：ADA 主要存在于 T 细胞中，当 ADA 水平 >50U/L，胸腔积液 ADA 与血清 ADA 比值 >1，有利于结核性胸腔积液的诊断；如 ADA 水平 <50U/L，胸腔积液 ADA 与血清 ADA 比值 <1，则提示恶性肿瘤或其他非结核性疾病。CEA 值在腺癌性癌性胸液中明显增高，有作者提出胸腔积液中 CEA 含量 >10 ~ 15ng/ml 可作为诊断癌性胸腔积液的标准。若胸腔积液中 CEA 增高的同时，血清 CEA 也相应增高，诊断意义更大。

③其他生物学检查：如溶菌酶（LZM）、乳酸脱氢酶（LDH）、血管紧张素转换酶（ACE）。

④染色体检查：在癌性胸腔积液中可发现非二倍体细胞，并可有明显的染色体异常，有助于癌性胸腔积液的诊断。

⑤PPD 试验：可疑肺结核或可疑肺癌病例做 PPD 皮肤试验，对两病的鉴别诊断有一定意义。

3. 纤维支气管镜检查　对有肺不张、阻塞性肺炎、支气管结核、弥漫性阴影的肺癌、肺结核或血行播散型肺结核等病例，经纤维支气管镜刷检常可确诊。病因诊断可高达95.4%。

4. 经胸壁肺穿刺活检 对肺野孤立性阴影，外围型肺癌患者，经痰菌或细胞学检验仍未确诊时，可进行胸壁肺穿刺活检辅助诊断。病变部位难确定，可在X线、B超或CT引导下进行活检。

5. 胸腔镜检查 胸腔积液诊断困难时，可做胸腔镜检查进行胸膜活检以明确组织学诊断，诊断率可达93%~96%。胸腔镜检查的特点：

（1）取活检标本的部位准确。

（2）取检物大，创伤小。

（3）合并气胸机会小。

（4）未能明确病因的胸腔诊断的病例，经胸腔镜检查大部分可以确诊。

6. 正电子发射计算机体层扫描（PET）检查 在肺癌诊疗中具有重要作用。可用于肺癌的诊断、鉴别诊断、分期和远处转移的发现，用于治疗后判断复发或癌残留，用于判断预后。

（四）心理-社会状况

患者刚得知自己患病后会有震惊、不知所措、极度忧虑、恐惧等焦躁情绪，又因病情严重、迁延不愈、疗效不佳而产生悲观、抑郁、多疑、难以与人沟通等心理，甚至会有自杀倾向。此外，还应了解患者家庭经济状况和社会支持情况以及患者所能得到的社区保健和服务情况等。

三、常见护理诊断/问题

1. 气体交换受损 与气道梗阻、感染有关。

2. 清理呼吸道低效/无效 与肿瘤阻塞及支气管分泌物增多，咳嗽无效或不能、不敢咳嗽有关。

3. 疼痛 与肿瘤压迫周围结构及组织浸润有关。

4. 焦虑 与缺乏肺癌、结核病治疗及预后相关知识有关。

5. 营养失调：低于机体需要量 与疾病导致机体消耗增加有关。

6. 知识缺乏 缺乏疾病的发生、发展、治疗等的知识。

四、计划与实施

（一）促进有效气体交换

1. 环境与休息 保持室内空气清新，温、湿度适宜。病室环境安静、清洁、舒适。保持患者足够的休息。

2. 体位指导或协助患者采取合适体位 可取半卧位，增加肺通气量，或侧卧位，以预防或减少分泌物吸入肺内。

3. 氧疗护理 患者憋气或呼吸困难，动脉血气分析氧分压偏低，给予氧气吸入，氧流量一般为2~3L/min，以提高血氧饱和度，减轻缺氧症状，增加患者舒适度。注意观察患者呼吸频率、节律、深度的变化，有无皮肤色泽和意识状态改变，监测动脉血气分析值，如果病情恶化，准备气管插管和呼吸机辅助通气。

（二）保持呼吸道通畅

1. 痰液观察 观察痰液颜色、性状、气味和量。

2. 咳嗽、咳痰的护理 刺激性干咳的患者，要鼓励患者饮水，当咳嗽影响休息时可以遵医嘱给予止咳平喘药；患者痰液黏稠不易咳出者，应鼓励患者多饮水，协调患者有效咳嗽咳痰，如拍背、排痰等；及时清除口腔和呼吸道内痰液、呕吐物；遵医嘱应用祛痰药，如口服药、超声雾化吸入等，稀释痰液，促进痰液的排出；必要时给予电动吸痰器吸痰，预防窒息。

3. 消毒隔离 注意预防医院内感染，严格执行消毒隔离制度。患者痰液用含消毒液的容器盛装或卫生纸收集放入黄色塑料袋统一处理。

（三）化疗用药护理

非活动性肺结核患者，以治疗肺癌为主，并及时观察化疗药物不良反应：监测心率、心律、血常规等，注意骨髓抑制程度，预防感染；加强口腔、皮肤护理；注意保护血管。

活动性肺结核或排菌患者则应进行抗结核治疗，可按初始、复治化疗方案给予治疗，以改善患者机体抵抗力，有利于治疗肺癌各项措施的落实，减轻患者痛苦，提高疗效及生活质量，延长生存期。

（四）疼痛的护理

1. 疼痛会对患者的睡眠、进食、活动等日常生活受到影响，护士及时评估疼痛的程度。

2. 与患者共同寻找减轻疼痛的方法，给予舒适的体位：如患侧卧位，避免剧烈咳嗽，有意识地控制呼吸，提供安静的环境，保证患者得到充足的休息。

3. 评估和记录患者疼痛的水平，需要时遵医嘱给予止疼剂，使用后观察可能出现的呼吸窘迫症状，记录患者对于疼痛治疗的效果，根据需要适当调整。疼痛时使用止痛剂，遵循三阶梯止痛治疗原则，轻度疼痛首选第一阶梯：非阿片止痛药物（阿司匹林、芬必得等）；如果达不到止痛效果，或疼痛继续加剧为中度疼痛，则选用第二阶梯：弱阿片类止痛药物（可待因、曲马多等）；对于重度疼痛的患者选用第三阶梯：强阿片类止痛药物（美施康定、奥施康定等）。

（五）心理护理

有效的心理护理可消除或减轻癌症患者的心理障碍，提高患者的生存质量。

1. 消除患者的恐惧心理 应了解患者的需求，富有同情心，善于发现其内心活动，给予热情关怀和疏导，建立良好的护患关系，为患者创造一个安全舒适、清洁的环境，使患者感到温暖。消除焦虑、恐惧心理，积极配合治疗。

2. 消除患者的绝望心理 针对患者特点与需求采取内容，形式更丰富的健康宣教方式，解决患者的认识问题，使之认识到心理作用的重要性，教导他们转变观念，坚定战胜病魔的信心，珍惜生活中的每一天，重新认识自我，适应新的生活模式，积极应对，通过帮助患者建立健康信念模式，以健康教育、干预、促进为主要手段。鼓励患者振奋起来，消除悲观、绝望心理，使患者主动配合治疗，早日康复。

3. 消除患者的依赖心理　让患者正确认识治疗的目的性，不要盲目服药，不要擅自加大药物剂量，尊重医生的治疗方案，多考虑一些综合治疗的方法，同时鼓励患者说出自己的想法，积极主动进行医患沟通，同时注意自己生活应该努力自理，做自己力所能及之事，进行必要的锻炼，努力营造一个和谐，乐观的气氛。

4. 消除患者的抑郁心理　到了疾病的晚期阶段，护士应具有高度的责任感、理解和亲情感，为患者提供人道主义服务，语言亲切，态度温和，也可以采取非语言性的交流：真诚的眼神，亲切的握手等，也可提供独处的机会，使他们的情绪得到合理的宣泄，对忧郁过重的患者密切观察，精心护理，防止其出现绝望、无望甚至自杀的问题。指导家属做好患者的心理安抚，不要在患者面前过度悲伤。

5. 其他护理疗法

（1）暗示治疗　正面暗示可使患者处于幻想的希望中，培养患者的乐观情绪及积极的生活态度，使其乐于配合治疗，提高自身生活质量。

（2）音乐疗法音乐能影响大脑半球，并使垂体分泌具有止痛作用的内啡肽，使儿茶酚胺水平降低，从而导致血压和心率下降。

（3）认知行为治疗　现代医学多主张对癌症患者进行综合治疗，让患者掌握一些病理和护理知识，可提高其自我护理能力，有助于控制某些不良反应。

（4）家属心理指导　现代护理学的服务对象已经从单纯的人转变为患者家属模式，因此，护理人员应该给家属及患者提供个性化的专业护理服务，有利于癌症患者的身心及社会功能的恢复。

（六）饮食指导

大量临床资料证实肿瘤患者癌细胞增长较快，代谢增高，再加上放、化疗因素影响，恶性肿瘤患者营养不良发生率在 40% ～75% 之间，是患者恶病质的重要原因之一。肺结核亦为慢性消耗性疾病，两者并存，消耗加剧，更应该通过饮食指导，来改善患者营养状况，增强免疫力。鼓励患者进食高营养、高蛋白、高维生素饮食；化疗期间可选择患者喜欢的食物或少食多餐，增加每天的总摄入量，需要化疗时，应在患者进食前用药，以减轻患者恶心、呕吐等胃肠道反应，必要时按医嘱给予甲氧氯普胺，预防胃肠道反应；对不良反应严重、长期营养摄入障碍的患者可考虑用胃肠外营养支持来改善患者的营养状况。

（七）健康教育

1. 向患者介绍肺结核和肺癌的治疗、护理和康复相关知识。

2. 向患者介绍用药相关知识，如抗结核药物和抗肿瘤药物的作用、不良反应及注意事项。

3. 嘱患者保持心理健康，保持乐观的情绪，提高患者的生存质量。

4. 饮食指导，鼓励患者进食高营养、高蛋白、高维生素饮食等，以加强营养。

5. 戒烟、戒酒，避免被动吸烟。

6. 生活指导　保持良好的心态，提倡健康的生活方式。保持室内空气新鲜，定时开窗通风，避免接触煤烟、油烟污染，避免易产生致癌因素的环境及食物。合理地安排休息及活动，适当进行体育运动，以增强机体抵抗力，注意预防呼吸道感染。

7. 运动与休息 指导结核病合并肺癌患者由于疾病本身、化疗、心理因素、营养失调等原因，更容易感到疲劳。而运动有减轻疲劳和抑郁的作用，在保证充足休息及病情许可的情况下，可做一些自己喜欢的活动或运动，散步、打太极拳等。

五、护理评价

通过治疗和护理，患者是否达到：

1. 能进行有效咳嗽，有效排出气道内分泌物，保持呼吸道通畅。

2. 主诉舒适感增加，疼痛减轻或缓解。

3. 有良好的心理状态，正确面对疾病。

4. 能积极配合，增进饮食，保证必要的营养摄入。

5. 主动配合治疗和护理，按照化疗原则遵医嘱服药。

第八节 结核病合并病毒性肝炎患者的护理

一、概述

病毒性肝炎（简称肝炎）是由多种肝炎病毒引起的以肝脏病变为主的全身性疾病。临床上以食欲减退、恶心、上腹部不适、肝区痛、乏力为主要表现。部分患者可有黄疸、发热和肝大，伴有肝功能损害。目前确定的肝炎病毒有甲型、乙型、丙型、丁型和戊型肝炎病毒。患有肝脏疾病时，药物清除率下降，生物半衰期延长，游离药物浓度增加，从而增加了药效和毒性，而结核病的治疗需较长时间使用抗结核药物，大多数抗结核药物对肝脏有明显损害作用，可加速肝炎患者的肝脏损害，使之发展为重症肝炎，甚至可导致急性药物性肝衰竭，危及患者生命。不少慢性肝炎患者因此反复停药或中途换药，造成不规则治疗，这也是引起结核分枝杆菌的耐药性，甚至耐多药的重要因素之一。因此对于伴有慢性肝炎，尤其是肝功能异常的结核病患者，如何对此类患者进行观察和护理极为重要，涉及结核病及肝炎的治疗效果及预后，应尽量做到既不损害肝脏，又不影响抗结核疗效，以最小的损失换取最大的利益。

二、护理评估

（一）健康史评估

1. 有无与肺结核患者和病毒性肝炎患者的密切接触史、疫苗接种史以及既往结核病、肝炎病史。

2. 近期有无进食过污染的水和食物（如水生贝类）。

3. 近期有无血液和血制品应用史、血液透析、有创性检查治疗等，有无静脉药物依赖、意外针刺伤、不安全性接触等。

4. 是否长期饮酒、长期反复接触化学毒物，如四氯化碳、砷等。

5. 有无长期服用对肝脏有损害的药物，如利福平等抗结核药物。

6. 了解患者生活环境、居住条件和家庭经济状况。

（二）身体状况评估

除结核病相对应的临床表现外，还具有以下临床特征：

1. 症状 甲型和戊型肝炎主要表现为急性肝炎，乙型、丙型和丁型肝炎以慢性肝炎更常见。

（1）急性肝炎 分为急性黄疸性肝炎和急性无黄疸性肝炎。

①急性黄疸性肝炎 典型的表现分为三期。a. 黄疸前期：甲、戊型肝炎起病较急，乙、丙、丁型肝炎起病较缓慢，表现为畏寒、发热、疲乏、全身不适等病毒血症和食欲减退、厌油、恶心、呕吐、腹胀、腹痛、腹泻等消化系统症状，本期未出现尿黄。b. 黄疸期：黄疸前期的症状逐渐好转，但尿色加深如浓茶样，巩膜和皮肤黄染，约 2 周达到高峰。部分患者伴有粪便颜色变浅，皮肤瘙痒、心动过缓等肝内阻塞性黄疸的表现。c. 恢复期：症状逐渐消失，黄疸逐渐减退，肝脾回缩，肝功能逐渐恢复正常。

②急性无黄疸性肝炎 主要表现为消化道症状，常不易被发现而成为重要的传染源。

（2）慢性肝炎 即病程超过半年者，见于乙型、丙型和丁型肝炎。部分患者发病日期不确定或无急性肝炎病史，但临床有慢性肝炎表现，即反复出现疲乏、厌食、恶心、肝区不适等症状，晚期可出现肝硬化和肝外器官损害的表现。

（3）重型肝炎 是肝炎中最严重的一种类型。各型肝炎均可引起，常可因劳累、感染、饮酒、服用肝损药物、妊娠等诱发，预后差，病死率高。

①急性重型肝炎 又称暴发性肝炎。起病急，初期表现似急性黄疸性肝炎，10天内疾病迅速进展，出现肝衰竭，主要表现为黄疸迅速加深、肝脏进行性缩小、肝臭、出血倾向、腹水、中毒性鼓肠、肝性脑病和肝肾综合征。病程一般不超过 3周，常因肝性脑病、继发感染、出血、肝肾综合征等并发症而死亡。

②亚急性重型肝炎 又称亚急性肝坏死。发病 10 天后出现上述表现，易转化为肝硬化。病程多为 3 周至数月。出现肝肾综合征者，提示预后不良。

③慢性重型肝炎 在慢性肝炎或肝硬化的基础上发生的重型肝炎，同时具有慢性肝病和重型肝炎的表现，预后差，病死率高。

（4）淤疸型肝炎 是以肝内胆汁淤积为主要表现的一种特殊类型的肝炎，又称为毛细胆管型肝炎。临床表现类似急性黄疸性肝炎，黄疸深、消化道症状轻，同时伴全身皮肤瘙痒、粪便颜色变浅等"梗阻性"特征。

（5）肝炎后肝硬化 在肝炎基础上发展为肝硬化，表现为肝功能异常及门静脉高压征。

2. 体征

（1）急性肝炎 黄疸，肝大、质地软、轻度压痛和叩击痛，部分患者有轻度脾大。

（2）慢性肝炎 肝病面容，肝大、质地中等，伴有蜘蛛痣、肝掌、毛细血管扩张和进行性脾大。

（3）重型肝炎 肝脏缩小、肝臭、腹腔积液。

（三）辅助检查

1. 血常规检查 有无红细胞减少或全血细胞减少。

2. 肝功能检查

（1）血清酶检测 谷氨酸氨基转移酶（ALT）是判定肝细胞损害的重要标志。急性黄疸性肝炎常明显升高，慢性肝炎可持续或反复升高；重型肝炎时因大量肝细胞坏死，ALT 随黄疸加深反而迅速下降，称为胆-酶分离。部分肝炎患者天门冬氨酸氨基转移酶（AST）、碱性磷酸酶（ALP）、谷氨酰转肽酶（γ-GT）也升高。

（2）血清蛋白检测 慢性肝病可出现清蛋白下降，球蛋白升高和清/球比值下降。

（3）血清和尿胆红素检测 黄疸性肝炎时，血清直接和间接胆红素均升高，尿胆原和胆红素明显增加；淤疸型肝炎时，血清直接胆红素升高，尿胆红素增加，尿胆原减少或阴性。

（4）凝血酶原活动度（PTA）检查 PTA 与肝损害程度成反比，重型肝炎 PTA 常 <40%，PTA 愈低，预后愈差。

3. 肝炎病毒病原学（标志物）检测

（1）甲型肝炎 血清抗-HAV IgM 阳性提示近期有 HAV 感染，是确诊甲型肝炎最主要的标志物；血清抗-HAV IgG 是保护性抗体，见于甲型肝炎疫苗接种后或既往感染 HAV 的患者。

（2）乙型肝炎 HBsAg 阳性提示为 HBV 感染者；抗-HBs 为保护性抗体，其阳性表示对 HBV 有免疫力；HBeAg 阳性提示 HBV 复制活跃，表明乙型肝炎处于活动期，传染性强；抗-HBe 阳性提示 HBV 大部分被消除，复制减少，传染性减低；抗-HBc IgG 阳性提示过去感染或近期低水平感染，抗-HBc IgM 阳性提示目前有活动性复制。

（3）丙型肝炎 HCV-RNA 阳性提示有 HCV 病毒感染。抗-HCV 为非保护性抗体，其阳性是 HCV 感染的标志，抗-HCV IgM 阳性提示丙型肝炎急性期，高效价的抗-HCV IgG 常提示 HCV 的现症感染，而低效价的抗-HCV IgG 提示丙型肝炎恢复期。

（4）丁型肝炎 血清或肝组织中的 HDV Ag 和 HDV RNA 阳性有确诊意义，抗-HDV IgG 是现症感染的标志，效价增高提示丁型肝炎慢性化。

（5）戊型肝炎 抗-HEV IgM 和抗-HEV IgG 阳性可作为近期 HEV 感染的标志。

4. 腹水检查 腹水的性质是漏出液抑或渗出液，有无找到病原菌或恶性肿瘤细胞。

（四）心理-社会状况

由于结核病与病毒性肝炎均属于传染病，治疗期长，需要隔离治疗，亲朋好友来探视受到限制，与他人交流沟通不易，患者感到受到冷落，产生孤独感，常表现为感情脆弱、消沉、抑郁。如果疾病反复、久治不愈或病情进展、面临死亡，在增加治疗费用的同时，患者认为自己成为家庭的累赘，给家庭、经济及工作带来不良影响，进而产生悲观、恐惧、绝望甚至厌世情绪。

三、常见护理诊断/问题

1. 气体交换受损 与肺部病变有关。

2. 活动无耐力 与肝功能受损、疾病导致能量消耗增加有关。

3. 营养失调：低于机体需要量 与食欲下降、消化和吸收功能障碍、机体消耗增加有关。

4. 有传播感染的危险 与暴露于空气的结核分枝杆菌及病毒肝炎有关。

5. 焦虑 与隔离治疗、病情反复、担心预后等有关。

6. 知识缺乏 缺乏结核病和病毒性肝炎预防、治疗、护理及消毒隔离的相关知识。

7. 有皮肤完整性受损的危险 与营养不良及长期卧床有关。

8. 潜在并发症 肝硬化、肝性脑病、出血、电解质紊乱、肝肾综合征、感染等。

四、计划与实施

尽管国内外的文献报道不一，但有肝病的患者仍可应用抗结核药物是无可争议的事实。结核病合并病毒性肝炎的患者治疗仍需遵循结核病化疗原则，但更强调早期和适量。选用何种抗结核药物应根据肝炎和结核病的病情而定。发生肝功能损害的时间大部分在用药后 1~2 个月内，有少数发生于治疗后 5~12 个月。肝功能损害程度与发生时间无关。在合理选用抗结核药物的同时进行积极护肝、抗病毒和营养支持治疗。

通过治疗和护理，患者将能够：缓解心慌气短的症状；增加对活动的耐受能力；改善营养状况；正确对待疾病，保持乐观情绪；掌握疾病的相关知识。

（一）一般护理

1. 休息与卧床 由于结核病合并病毒性肝炎患者肝脏代谢能力差，患者常有疲乏、失眠等表现，因此，要保持病房舒适安静，严格探视制度，保证患者得到充分休息，有利于受损肝的修复。急性肝炎、慢性肝炎活动期、重型肝炎患者应卧床休息。护士经常巡视病房，严密观察病情，有病情变化及时报告医师。待症状好转、黄疸减轻、肝功能改善后，逐渐增加活动量，以不感到疲劳为度。

2. 皮肤护理 注意皮肤的清洁及舒适，每日用温水擦身。注意保暖，瘙痒严重时可涂止痒药，严防抓伤而引起皮肤感染。保持床铺及内衣的干燥平整，穿着柔软的棉质内衣，并注意勤更换。

3. 生活护理 鼓励患者咳嗽，多饮水，以防尿路感染。对昏迷患者应做好口腔护理，定时用生理盐水或漱口液清洁口腔，防止口腔溃疡及口臭。对便秘患者应及时用甘油灌肠或遵医嘱使用缓泻药，帮助排便，保持排便通畅。

4. 隔离 对于痰菌阳性肺结核患者需住院治疗，进行呼吸道隔离。甲、戊型肝炎自发病之日起实行消化道隔离 3 周，急性乙型肝炎实行血液（体液）隔离至 HBsAg 转阴，慢性乙型和丙型肝炎按病原携带者管理。

（二）病情观察

1. 抗结核治疗期间的观察 在治疗期间应注意患者生命体征和意识状态的变化；注意结核病症状如咳嗽、发热、咯血等有无改善；注意有无出现呼吸衰竭、气胸、窒息等严重并发症，一旦发生应立即报告医生并协助处理。由于抗结核药物主要通过肝代谢，一般结核病患者经抗结核治疗后肝功能损害的比率较高，因此要严密监测患者肝功能，根据肝功能情况及时调整药物剂量和种类。此外，要观察患者对药物的敏感性，如果对治疗不敏感应及时换药，以达到治疗效果。

2. 观察黄疸的变化 患者黄疸的深浅变化，是病情好转或恶化的标志。通过患者的巩膜、皮肤和小便颜色的深浅变化，可以观察到黄疸的增长与消退情况，从而预测病情的发展趋势。

3. 观察肝肾综合征的发生 肝肾综合征是继发于肝功能不全的肾功能不全，临床上主要表现为患者少尿（24h 尿量 < 400ml）、无尿（24h 尿量 < 100ml）和氮质血症等，所以记录患者的 24h 尿量极为重要。

4. 观察腹水情况 腹水是重症肝炎的表现之一。一般少量腹水不易被发现，腹水量增多时，表现为腹部膨隆，大量腹水时，可见脐外凸，腹壁静脉曲张，可伴有全身水肿，尿量减少。护理腹水患者，每日要定时测量体重、腹围，准确记录出入量，以便调整利尿药剂量。

（三）对症护理

1. 发热的护理 发热的高低与病情呈正相关。如午后低热是结核病的毒性症状之一，当肺部病灶急剧进展播散时，可出现高热。肝损伤后，患者仍持续低热，提示有持续肝细胞坏死。此外发热也往往提示有感染的存在。嘱患者多卧床休息，每 30 分钟至 2 小时测量一次体温并做好记录，及时给予物理降温，必要时给予药物降温，降温过程中要注意防止出汗过多引起虚脱，出汗较多者及时更换衣服和床单，避免受凉，鼓励患者多饮水并适当补液。

2. 腹痛、腹泻的护理 观察腹痛的程度、规律及伴随症状；腹泻者注意观察排便的次数、性状及颜色，准确记录排便量，监测便常规、电解质，寻找腹泻的原因，做好饮食宣教。腹泻严重者适当禁食，准确记录 24 小时出入量。此外，要做好肛周的护理，对肛周皮肤潮红的患者，每次排便后用温水清洗干净再涂爽身粉，穿柔软舒适的衣裤。

3. 肝性脑病的护理 肝性脑病主要表现为性格和行为改变，如烦躁不安、嗜睡、扑翼样震颤、肝臭等表现。一旦发现肝性脑病前驱症状，应及时报告医生处理。对昏迷患者，要取仰卧位，头偏向一侧，痰多者予以吸痰，保持呼吸道通畅，以防吸入性肺炎和窒息。加强安全措施，躁动患者可予以约束和床档保护患者，必要时用镇静药，加强巡视。

（四）用药护理

1. 根据患者的个体差异采取不同的用药指导，向患者详细介绍所用药物的名称、剂量、给药时间和方法，教会其观察药物疗效和不良反应。

2. 临床常用抗结核药物大多对肝功能有一定的损害，其中以利福平引起的肝损害最常见，尤其是过敏性肝损害最为严重，需引起高度重视；其次为吡嗪酰胺、对氨基水杨酸钠、乙（丙）硫异烟胺、氨硫脲和异烟肼。因此，结核病合并病毒性肝炎患者在用药过程中要定期监测肝功能和血常规。

3. 注意有无消化道症状、发热、皮疹、神经精神症状等不良反应，一般遵医嘱给予对症处理，严重者应停药。

4. 避免滥用药物及长期大量用药，选择药物时，尽量选用对肝脏损害小的药物。

5. 对有肝肾疾病、营养不良、老年人、儿童、药物过敏或过敏性体质患者，在药物的选择及剂量上应慎重考虑。

6. 对有药物性肝损害病史的患者，应避免再度给予相同的药物。

（五）饮食护理

1. 饮食一般以适应结核病患者饮食为主　指导患者增加营养，进食鸡、鱼、瘦肉、蛋、奶、豆制品和新鲜蔬菜、水果，优质的动物蛋白食品占进食蛋白量的50%。肝炎急性期宜进食清淡、易消化、富含维生素的流质饮食，保证足够热量，碳水化合物 $250 \sim 400g/d$，适量蛋白质（动物蛋白为主）$1.0 \sim 1.5g/(kg \cdot d)$，适当限制脂肪的摄入。慢性肝炎宜进食高蛋白、高热量、高维生素易消化的食物，蛋白质（优质蛋白为主）$1.5 \sim 2.0g/(kg \cdot d)$，但避免长期摄入高糖、高热量饮食和饮酒。重型肝炎患者宜进食高维生素、高热量、低脂、低盐饮食，有肝性脑病倾向者应限制或禁止蛋白质摄入。合理的饮食既能保证结核患者康复的需要，又可避免因营养物质的过量摄入，增加肝脏负担。

2. 少食多餐，经常更换食物品种；注意食物色、香、味，可通过添加调味品的方法来增加患者食欲。进食量少或不能进食的患者遵医嘱给予静脉补充适量白蛋白、氨基酸、葡萄糖和维生素。

（六）心理护理

1. 结核病合并病毒性肝炎的患者，在治疗过程中抗结核药物极易加重肝损害。患者往往会恐惧、紧张，尤其易自卑、绝望、丧失治疗的信心，严重者甚至会厌世轻生。所以对待患者要热情耐心，生活上多关心照顾，精神上多予以安慰，言行上尊重患者。

2. 耐心向患者解释病情，讲解结核病和病毒性肝炎的一般知识，如病因、症状、治疗、预后及消毒隔离措施等，使患者对自己的疾病有较全面正确的认识，理解隔离措施的重要性，消除思想顾虑，保持心境平稳，树立信心，积极配合各项治疗、护理，取得更好的治疗效果，缩短住院日，节省费用。

3. 护理人员在与患者的交往中必须态度热情，言行谨慎，对患者过激的语言和行为要给予充分的理解，尊重患者的心理感受，维护患者的自尊心，给予患者精神上的安慰和鼓励，使患者重新认识自身存在的价值，鼓励患者投入家庭和社会，做力所能及的事情，满足其受尊重及自我实现的需要。

4. 重视患者用药心理，提高患者用药依从性。由于经济困难或种种原因而中断复查和治疗者，尽可能用疗效好、不良反应少、廉价的药物进行治疗。并让患者了解只有坚持服药，完成预定疗程，按时复查，才能彻底治愈。若中途停止治疗易使病情恶化，使治疗较前更加困难，甚至给自己及家属在身体上、精神上、经济上带来更大的痛苦。

5. 针对不同的心理特点进行护理。焦虑恐惧型患者，医护人员要开导他们，使其增强战胜疾病的信心，要耐心倾听患者的各种主诉，及时处理患者的各种不适，尽量满足患者的要求。针对悲观忧郁型患者，需要家庭的情感支持，嘱家属多关心患者，要帮助患者树立战胜疾病的信心，学会自我调节控制情绪，积极配合治疗。针对孤单寂寞型患者，应该主动接近他们，温和热情的开导，关心他们的饮食起居，帮助他们解决生活上的实际困难，让他们得到心理上的安慰和寄托。

（七）健康教育

1. 向患者、家属、探视者讲解结核病和病毒性肝炎的家庭护理和自我保健知识。对结核病痰菌阳性患者，如到室外走动应戴口罩，痰液吐到专用有盖杯或纸巾上，收集于专用污物袋中焚烧；与他人说话时应保持 1 米距离，咳嗽时不可面对他人，应用纸巾捂口，以防止带菌唾沫传播结核分枝杆菌。保持居室通风，勤翻晒床上用品，适度运动，做力所能及的工作。鉴于病毒性肝炎的传播途径，患者的食具、用具、洗漱用品、美容美发用品、剃须刀等应专用，患者的排泄物、分泌物用 3% 漂白粉消毒后弃去，防止污染环境。家中密切接触者应进行预防接种。

2. 保证休息，由于安静卧位时可使肝血流量增加 30%，利于肝细胞的恢复，因此，休息是治疗结核病和病毒性肝炎的一项重要措施，应当根据肝损害的不同程度指导患者休息。重度受损者，必须严格卧床休息，以减轻肝脏负担；肝功能轻中度损害者，可适当活动，以患者不感到疲乏为度。

3. 戒烟禁酒，吸烟伤肺，饮酒伤肝。吸烟、酗酒导致营养不良、空气污染、抵抗力下降是结核病家庭传染的重要因素，并且是抗结核药物损害肝脏的高危因素。耐心教育患者不吸烟、不饮酒，讲解其危害性，使他们能自愿戒烟禁酒，积极配合治疗。

4. 康复过程中注意按时服药，定期复查。如出现乏力、食欲减退、呕吐、巩膜黄染应及时就诊，在医师的指导下完成全程抗结核治疗。如无特殊，每月到医院复查肝功能、肾功能、血常规、X 线胸片等，完成全疗程后遵医嘱停药。

五、护理评价

通过治疗和护理，患者是否达到：

1. 心慌气短的症状有所缓解。

2. 生活规律，劳逸结合，恢复期可进行散步、体操等轻体力运动。

3. 通过饮食调整，营养状况有所改善。

4. 能够正确对待疾病，保持乐观情绪。

5. 掌握疾病的治疗和消毒隔离知识。

第九节　肺结核合并心力衰竭患者的护理

一、概述

肺结核作为一种慢性传染性疾病，在我国人群中发病率处于较高水平，患者由于长期肺实质、肺血管或胸廓畸形等病变，以及肺泡内分泌物增加引起继发感染或破坏肺组织，致使肺血管阻力增高，产生肺动脉高压，增加肺循环阻力和右心室负担，引起右心结构或（和）功能改变。早期右心室代偿性肥厚，后期失代偿则发展为右心功能不全进而发展为慢性心力衰竭（chronic heart failure，CHF）。肺结核合并肺源性心脏病患者临床有 20.0%～40.5% 患者并发心力衰竭。

心力衰竭（heart failure）简称心衰，是各种心脏结构和（或）功能性疾病导致心室充盈和（或）射血能力受损，心排血量不能满足机体代谢需要的一组复杂临床综合征，以肺循环和（或）体循环淤血，器官组织血液灌注不足为临床表现，主要表现为呼吸困难，体力活动受限和体液潴留。按心力衰竭发生时间、速度可分为急性和慢性两种，多数急性心衰经治疗后症状部分好转，而转入慢性心衰；慢性心衰患者常因各种诱因而急性加重需住院治疗，按心力衰竭发生部位可分为左心衰竭、右心衰竭和全心衰竭。

肺结核患者机体处于氮代谢的负平衡状态，同时心力衰竭又制约了患者的用药，从而导致病情迁延不愈，给患者带来了极大的生理和心理痛苦。

二、护理评估

（一）健康史评估

1. 了解患者既往是否患有肺结核、是否规律治疗、有无结核病接触史。

2. 评估患者年龄，既往有无冠心病、高血压、风湿性心脏病、先天性心脏病等基础疾病。

3. 评估患者有无呼吸道感染、心律失常、血容量增加、过度劳累和情绪激动等诱发因素。

4. 询问患者有无吸烟、生活不规律等不良生活习惯。

（二）身体状况评估

肺结核患者疾病发展到心力衰竭过程缓慢，临床上有长期反复发作的原发疾病的表现，并随着病程的发展而出现呼吸和循环系统功能不全症状。按其功能代偿情况可分为代偿期和失代偿期。

1. 代偿期（缓解期）　此期心功能一般代偿较好，肺功能处于部分代偿阶段。

（1）症状　主要表现为咳嗽、咳痰、心悸、气短，活动后加重。如发生急性感染可使上述症状有不同程度的加重。

（2）体征　缓解期多无明显体征，一般情况下可出现：

①在发生急性感染时可有不同程度的体温升高（亦可不高），此时不能只根据体温来判断有无感染存在。

②可因病情加重在口唇、鼻尖、指甲出现发绀。

③肺部可闻及干、湿啰音和肺气肿体征：心音遥远，$P_2 > A_2$。需要注意的是在急性感染发作，病情加重时，两肺啰音可突然消失（它并不代表感染控制、病情好转），此种情况是因支气管内分泌物阻塞或支气管高度痉挛所致，提示病情恶化。此期心界一般不大或轻度增大。肺动脉瓣第二音亢进提示肺动脉高压。三尖瓣收缩期杂音和剑突下收缩期搏动，提示右心室肥厚。部分患者因肺气肿使胸膜腔内压增高，阻碍腔静脉回流，可出现颈静脉充盈。肺气肿使膈肌下降而致肺-肝界下移。

2. 失代偿期（急性加重期） 此期任何加重呼吸道阻塞的原因都可诱发呼吸衰竭和（或）心力衰竭。

（1）**呼吸衰竭** 是因各种不同原因引起的肺通气和（或）换气功能障碍而导致的缺氧伴或不伴二氧化碳潴留及所引起的病理、生理变化。

①症状：呼吸困难加重，夜间为甚，常伴有头痛、失眠、食欲下降，但白天嗜睡，甚至出现表情淡漠、意识恍惚、谵妄等肺性脑病的表现。

②体征：明显发绀、球结膜充血、水肿，严重时可有视网膜血管扩张、视乳头水肿等颅内压升高的表现。腱反射减弱或消失，出现病理反射。因高碳酸血症可出现周围血管扩张的表现，如皮肤潮红、多汗。

（2）**右心衰竭** 呼吸衰竭常与心力衰竭合并存在。

①症状：气促更明显，心悸、食欲缺乏、腹胀、恶心等可较前进一步加重。

②体征：发绀更明显，颈静脉怒张，心率增快，可出现心律失常。剑突下可闻及收缩期杂音，甚至出现舒张期杂音。肝大且有压痛，肝颈静脉回流征阳性，下肢水肿，重者可出现腹水。少数患者可出现肺水肿及全心衰竭的体征。

（三）心功能分级

1. 纽约心脏病协会（NYHA）分级方案 根据患者临床表现及自觉活动能力将心功能分为四级（表1-3-1）。

表1-3-1 纽约心脏病协会（NYHA）分级方案

分级	症状
Ⅰ级	日常活动不受限制。平时一般活动不引起疲乏、心悸、呼吸困难等心力衰竭症状
Ⅱ级	体力活动轻度受限。休息时无自觉症状，日常活动时出现心力衰竭症状
Ⅲ级	体力活动明显受限。低于平常一般日常活动即出现心力衰竭症状
Ⅳ级	不能从事任何体力活动。休息状态下也可存在心力衰竭症状，活动后加重

2. 6min步行试验 用于评估患者的运动耐力。若6min步行距离<150m为重度心力衰竭；150~425m为中度心力衰竭；426~550m为轻度心力衰竭。

（四）辅助检查

1. 胸部X线检查 心影的大小及外形为心脏病的病因诊断提供重要依据。

2. 超声心动图检查 超声心动图是诊断心力衰竭最主要的检查，能显示心腔大小变化以及心脏瓣膜结构情况。

3. 心电图检查 其特征性变化多表现为右心房、右心室增大，电轴右偏及右束支传导阻滞。

4. 肝、肾功能检查 因缺氧、肝淤血、肾淤血出现肝肾功能异常。

5. 动脉血气分析 此项检查是诊断呼吸衰竭的重要依据，也是观察治疗效果的重要指标。

6. 血电解质检查 心、肺功能不全时可引起各种电解质紊乱。

7. 心衰标志物检查 诊断心衰的客观指标为 B 型利钠肽（BNP）和 N 末端 B 型利钠肽原（NT－proBNP）的浓度增高。

8. 心肌坏死标志物检测 心肌受损的特异性和敏感性均较高的标志物是心肌肌钙蛋白 T 或 I（CTnT 或 CTnI）。

9. 病原学检查 病原学诊断是控制感染的关键。

（五）心理－社会状况

肺结核合并心力衰竭患者需要长期抗结核治疗和改善心脏功能的治疗，由于疾病病程长、病情不稳定、反复发作，使患者陷于焦虑、紧张、恐惧、绝望、悲观的心理状态。焦虑、紧张等不良心理活动对心血管系统和机体的免疫功能影响很大，使心率增快，心脏负荷加重。恐惧和焦虑，也会使患者呼吸困难进一步加重，并发急性心力衰竭护理人员在抢救时必须保持镇静、神态自如、操作熟练、忙而不乱，使患者产生安全感和信任感。医护人员尽可能守护在患者身边，安慰患者。良好的心理疏导能减轻患者的焦虑情绪，利于机体康复。必要时遵医嘱给予小剂量镇静剂，使患者能有效地缓解紧张、焦虑情绪。

三、常见护理诊断/问题

1. 气体交换受损 与肺结核合并左心衰竭致肺淤血呼吸面积减少有关。

2. 体液过多 与结核合并右心衰竭致体循环淤血有关。

3. 活动无耐力 与心排血量下降有关。

4. 有皮肤完整性受损的危险 与心力衰竭引起水肿有关。

5. 潜在并发症 洋地黄中毒、咯血。

6. 恐惧 与病情重、呼吸困难导致濒死感、预后差有关。

7. 营养失调：低于机体需要量 与结核病消耗增加、摄入不足有关。

8. 便秘 与肠道淤血、食欲减退、长期卧床、抗结核药物不良反应等因素有关。

四、计划与实施

（一）一般护理

1. 休息与活动 肺结核合并心力衰竭患者需提供舒适安静的睡眠环境，病室内阳光充足，空气流通，并保持适宜的温、湿度。患者休息时尽量保持坐位或半坐卧位，能够有效减少机体耗氧量，减轻呼吸困难和心肺负担。给予患者行呼吸道隔离。按照心功能分级鼓励患者适当运动，注意运动强度，以运动中呼吸顺畅、不感疲劳为宜，需绝对卧床休息。患者日常活动由他人协助。病情好转后可下床站立或室内缓慢行走，在他人协助下活动量逐渐增加，以不出现症状加重为限。卧床期间进行四肢主动和被动活动，协助变换体位，鼓励深呼吸和咳嗽，预防下肢静脉血栓形成、压力性损伤、肺部感染、肌肉萎缩等并发症。

2. 营养支持 肺结核合并心力衰竭除常规抗炎、抗结核、止咳、祛痰外，加强营养支持治疗也是重要一环。给予高蛋白、高维生素、低盐、清淡、易消化食物；少量多餐，不宜过饱，减轻心脏负担；避免进食豆类等产气食物。水肿患者限制钠盐摄入，轻度水肿患者钠盐摄入量每天 5g 以下，中度水肿患者摄入量每天 3g 以下，重度水肿患者控制在每天 1g 以下，同时限制含钠高的食品，如发酵面食、腌制品、罐头等。肺结核合并心力衰竭患者因胃肠淤血，进食减少及强心利尿剂的使用，临床多见患者电解质紊乱。及时了解电解质动态变化，特别是老年患者不宜过度限盐，尤其在使用利尿剂后，以防低钠血症发生。

3. 排便护理 肺结核合并心力衰竭患者，由于肠道淤血，食欲减退，长期卧床，抗结核药物不良反应等因素影响，容易出现便秘，用力排便可增加心脏负荷，加重心力衰竭。因此，患者应保持大便通畅。卧床期间经常变换体位，顺时针按摩腹部，训练患者床上排便。在病情允许的情况下尽可能帮助患者使用床边便椅排便。注意观察患者排便后反应，增加粗纤维食物摄入，必要时遵医嘱给予缓泻剂。注意禁止大剂量液体灌肠以避免在灌肠过程中部分液体被肠道吸收，导致血容量的增加使心脏负担加重。

（二）病情观察

肺结核患者合并心力衰竭会引起呼吸困难、咳嗽、发绀等，部分患者会出现间歇脉，多汗、颈静脉怒张、肝大、食欲不振、恶心、呕吐、腹泻症状，严重患者会出现头痛、精神失常、嗜睡、上消化道出血等症状。临床上应注意观察患者生命体征变化，观察呼吸困难和发绀的程度及肺部啰音变化，监测血气分析结果。观察患者水肿出现的时间、部位、性质、程度及变化；每天测量体重和腹围，准确记录24 小时出入液量，观察水肿局部皮肤有无感染及压力性损伤发生。

（三）对症护理

1. 呼吸困难护理 根据呼吸困难的类型和程度采取适当体位，轻者取高枕卧位，重者取半卧位或坐位，双腿下垂，减少回心血量，减轻肺淤血，缓解呼吸困难。有明显缺氧的患者，通过纠正低氧血症，使肺血管痉挛缓解，缺氧及发绀减轻，心率下降，缓解呼吸困难。必要时给予呼吸机辅助通气。

2. 容量管理 肺结核合并心力衰竭患者严格控制输液速度，输液速度一般不超过 30 滴/分。《2018 年心力衰竭指南》指出慢性心衰患者按照体质量设置液体入量，体质量 <85kg 患者每日摄入量为 30ml/kg，体质量 >85kg 患者每日摄入量为 35ml/kg。急性心衰患者一般每天液体摄入量在 1500ml 内，不超过 2000ml，保持每天液体出入负平衡量约 500ml，严重病例负平衡量为每天每 1000～2000ml，以减少钠水潴留，缓解症状。待肺淤血、水肿明显消退，即减少水的负平衡量，逐步过渡到出入量平衡。

3. 水肿护理

（1）水肿监测 观察水肿情况。测量体重（每天同一时间、穿同类衣服、用同一体重计）观察并记录24 小时出入液量，如果患者有腹腔积液则需每天测量腹围。

（2）体位护理　胸腔积液或腹腔积液患者取半卧位，下肢水肿患者如果没有明显呼吸困难，可抬高肢体，增加回心血量，从而增加肾血流量，提高肾小球滤过率，促进水钠排出。

（3）限制水钠控制液体入量　严重心力衰竭患者每天入液量限制在 1500～2000ml。

（4）遵医嘱给药　遵医嘱给予利尿剂，观察尿量、体重、腹围变化，以判断药物疗效，动态监测电解质变化以防发生电解质紊乱。

4. 皮肤护理　保持皮肤清洁干燥，衣服柔软、宽松，床铺柔软、清洁、平整、干燥，水肿严重患者使用气垫床；经常更换体位，避免皮肤长时间受压；膝部、踝部、足跟等受压部位垫软枕以减轻压力；使用便盆动作轻巧，避免推、拉、拖动作；勿用力摩擦或搓洗水肿皮肤，以防皮肤损伤。

（四）药物的观察与护理

1. 抗结核药物护理　做好用药指导，指导患者遵循早期、联合、适量、规律、全程的治疗原则，避免耐药结核的发生。在应用抗结核药物期间，警惕慎用有心脏毒性抗结核药物，如贝达喹啉、莫西沙星等。肺结核合并右心衰患者肝淤血肿大，肝静脉压升高，肝窦扩张，压迫周围肝细胞使其缺氧。严重缺氧可造成肝小叶中心肝细胞变性、坏死，肝功能异常。右心衰还可使静脉回流受阻，肾脏呈阻塞性充血，导致肾灌注不良，肾血流量降低，从而使药物排泄速度减慢。药物在体内滞留蓄积。肝脏淤血使肝细胞微粒体药物代谢酶活性降低，药物或药物代谢产物对肝细胞毒性增加。在肺结核合并心衰伴肝脏淤血肿大时，应先纠正心衰所致肝脏肿大，使肝脏淤血减轻，并使缺氧状态改善，肾血流恢复正常，再抗结核治疗。如因病情严重需要同时治疗者，应尽可能选用肝脏毒性较小药物或适当减少剂量。并注意复查肝肾功能。

2. 洋地黄类药物护理

（1）洋地黄类药物治疗量与中毒量接近，严格遵医嘱给药，不得随意更改用药时间和剂量。洋地黄中毒的临床表现首要表现为心律失常，多为二联律或三联律。此外，还会有胃肠道反应，如呕吐、食欲下降；中枢神经系统症状如头痛、倦怠、视物模糊、黄视绿视等。

（2）洋地黄中毒的处理　发现中毒立即停药，低钾者口服或静脉补充氯化钾，停用排钾利尿剂，纠正心律失常。快速心律失常首选苯妥英钠或利多卡因，缓慢性心律失常给予静脉注射阿托品，完全性房室传导阻滞出现心源晕厥时，宜安置临时心脏起搏器。

3. 利尿剂药物护理　用药注意事项：除非在紧急情况下，利尿剂尽可能白天给药，以免患者因排尿频繁而影响睡眠和受凉；严格记录 24 小时出入液量。观察尿量与水肿消退情况，监测体重、腹围，以判断利尿效果；注意监测电解质变化和其他不良反应，使用排钾利尿剂时应多食含钾丰富的食物，如番茄、橘子、红枣、新鲜橙汁。长期应用保钾利尿药可产生高钾血症，肾功能减退时，少尿或无尿者慎用。大剂量强效利尿剂可致尿量过多、血容量骤减、血压下降，故应监测血压。观察有无体液不足的表现，若有异常，及时告知医师，遵医嘱处理。

4. 血管紧张素转换酶抑制剂　包括血管紧张素转换酶抑制剂（ACEI）、血管紧张素Ⅱ受体拮抗剂（ARB）和血管紧张素受体/脑啡肽酶抑制剂（ARNI），是心衰治疗的基石，如卡托普利、氯沙坦等从小剂量开始，终身用药；遵守个体化原则；主要不良反应有低血压，肾功能一过性恶化、高钾血症及干咳，用药过程中注意监测血压、血钾和肾功能情况；如果患者出现血管神性水肿或不能耐受的咳嗽应停药。

5. β受体阻滞剂　如酒石酸美托洛尔、比索洛尔等药物早期使用，遵循个体化原则，小剂量开始。主要不良反应有体液潴留（可表现为体重增加）、心力衰竭恶化、低血压、心动过缓等，用药过程中注意观察血压、心率、体重、当患者心率低于50次/分或低血压时停药并报告医师；支气管痉挛性疾病、心动过缓、二度及二度以上房室传导阻滞为禁忌证，严重心力衰竭患者亦禁用。

五、护理评价

通过治疗和护理，患者是否达到：

1. 肺部感染得到控制、经治疗后呼吸困难缓解。

2. 全身水肿减轻。

3. 随着心功能改善，活动后喘憋较前缓解。

4. 皮肤无压红。

5. 遵医嘱服药，注意自我监测。

6. 有良好的心理状态，能够正确面对疾病。

7. 能积极配合治疗和护理，保证充足的营养摄入。

8. 便秘及时得到缓解。

第十节　重症肺结核患者的护理

一、概述

结核病是一种慢性传染病，可侵及全身各系统、各脏器，其中肺结核为最常见的类型，约占结核病的85%。由于营养不良、抵抗力低下、反复发作等原因，病情进展为重症肺结核。重症肺结核是指各型血行播散型肺结核、3个肺野以上的浸润型肺结核及慢性纤维空洞性肺结核。重症肺结核患者排菌量大，病损广泛，机体免疫力低下，随着干酪坏死空洞的形成，肺纤维化、肺气肿和损毁肺等不可逆性病变的增多，即可合并肺感染、咯血、自发性气胸等，极易发生呼吸衰竭，其死亡率较非重症患者高20%~70%。流行病学研究发现，约1%~3%的肺结核患者需要进入重症加强护理病房（ICU）进行治疗和护理。随着医学的不断发展，先进仪器、设备的使用，大大提高了重症肺结核患者的抢救成功率。

重症肺结核，病情变化迅速，护士应熟练掌握相关的监测技术，使用方法、指标及临床意义，并动态观察病情变化，根据结果对患者进行及时、完整、准确的评估，主动积极采取护理措施，使患者得到有效救治。现介绍重症肺结核病 ICU 监测技术及相关概念。

（一）呼吸频率和模式监测

1. 临床观察法 用肉眼观察患者呼吸频率、模式、节律等。

重症肺结核患者常伴随肺部呼吸面积减损，而出现程度不同的呼吸困难，望诊可见胸廓不对称，患侧呼吸运动减弱，胸廓塌陷，触诊气管向患侧移位。结核合并下列症状时可引起不同程度呼吸困难，如肺不张、胸腔积液、气胸、广泛的胸膜增厚、损毁肺等。重症结核患者常见的异常呼吸模式如下。

（1）潮式呼吸（Cheyne – Stokes 呼吸）呼吸由浅慢逐渐变为深快，然后再由深快逐渐变为浅慢，之后经过约 20 秒呼吸暂停，再开始重复如上过程，即呼吸呈周期性"浅慢—深快—浅慢—暂停"；呼吸过程中呼吸暂停时间可变，呼吸周期为 30 秒至 2 分钟。常见于结核性脑膜炎导致的中枢神经损害、结核病合并糖尿病发生昏迷、结核病并发充血性心力衰竭时。

（2）间断呼吸（Biot 呼吸）为不规则的间歇呼吸，一段时间加强呼吸，以后呼吸突然停止后又突然开始呈周期性"深呼吸—呼吸停止"。见于结核性脑膜炎以及结核病并发尿毒症时。

（3）深度呼吸（Kussmal 呼吸）快速规律的深呼吸，呼吸频率超过 20 次/分。见于结核病合并糖尿病酮症酸中毒及出现呼吸性酸中毒时。

2. 多功能心电监护仪监测法 根据呼吸时胸廓大小的改变引起两电极间电阻抗的变化来监测呼吸频率和呼吸模式。

3. 测温法 通过置于鼻孔或口处的热敏组件，连续测量呼吸气流的温度来监测呼吸频率和模式。

（二）体温监测

发热是肺结核常见症状之一，表示病灶处于活动或恶化进展阶段。加强体温监测不仅能及时了解病情变化，也可根据情况采取相应的治疗护理措施。

常用玻璃管汞体温计和电子测温仪两种监测方法。

1. 玻璃管汞体温计测温 此方法操作方便、易于消毒，但无连续性、易碎且重症肺结核患者多消瘦，易导致测量不准确。

2. 电子测温仪 主要有热敏电阻测温器或热电偶测温器，带测温头的导线状温度传感器可以按需要置入不同位置的部位和深度，亦可根据特殊要求将测温头放置于某些导管内，常用于 ICU 不规则发热的患者。

（三）胸部 X 线检查

每日床旁 X 线检查，有利于观察病情变化，还可清楚地观察气管插管、气管切开套管、胃管、胸腔引流管、动脉或静脉插管等的准确位置，为诊断、治疗和护理提供可靠的依据。

（四）脉搏血氧饱和度（SpO_2）监测

重症肺结核患者发生呼吸衰竭和 ARDS 时，监测 SpO_2 不仅能精确调节最低吸入氧浓度，减少氧中毒，并且能确定患者行机械通气的时机，选择合适的通气方式，为呼吸机撤离和拔除气管导管提供参考。

1. 检测方法和原理 脉搏监测氧饱和度是一种无创性连续监测 SaO_2 的方法，将传感器放置于患者的手指、脚趾、耳垂或前额处，传感器根据氧合血红蛋白和解氧血红蛋白在红光和红外光场下有不同的吸收光谱的特性，获取血氧饱和度数值。

2. 指标判读 一般情况下，SpO_2 的数值与动脉血氧分压值相关，正常值 > 95%。SpO_2 监测可用于评估患者对呼吸机治疗、吸痰和撤呼吸机等的反应。

3. SpO_2 监测 具有无创、连续、方便、快捷等优点，但监测时应注意避免影响因素，尽可能获得准确的临床信息。

（五）动脉血气分析监测

动脉血气监测有着非常重要的临床意义，根据血气分析结果能帮助判断患者有无呼吸功能障碍和酸碱平衡紊乱，为及时采取有效治疗护理措施提供重要依据。

1. 动脉血氧分压（PaO_2） 指物理溶解于动脉血液中的氧产生的张力，正常值为 80 ~ 100mmHg，随年龄增长而降低。动脉血氧分压低于 80mmHg 称为低氧血症，低于 60mmHg 为呼吸衰竭的诊断依据，低于 40mmHg 提示细胞代谢缺氧，严重威胁生命。

2. 动脉血二氧化碳分压（$PaCO_2$） 指物理溶解于动脉血液中的二氧化碳产生的张力，正常值为 35 ~ 45mmHg。动脉血二氧化碳分压由肺调节，通气不足时动脉二氧化碳分压升高，出现呼吸性酸中毒；通气过度时动脉血二氧化碳分压降低，出现呼吸性碱中毒。

3. 酸碱值（pH） pH 为血液中氢离子浓度的负对数，正常值为 7.35 ~ 7.45。

4. 动脉血氧含量（CaO_2） 指 100ml 动脉血氧中所含氧的毫升数，正常值为 19 ~ 21ml/dl。

5. 动脉血氧饱和度（SaO_2） 指单位血红蛋白含氧百分数或与氧结合的血红蛋白百分数，正常值为 93% ~ 99%。

6. 碳酸氢根（HCO_3^-） HCO_3^- 反映血液中的重碳酸氢盐浓度，代表碱性，由肾调节，正常值为 22 ~ 28mmol/L。

7. 剩余碱（BE） BE 反映缓冲碱的变化情况，正常值为 ± 3mmol/L。BE 为正值提示代谢性碱中毒，BE 为负值提示代谢性酸中毒。

二、护理评估

（一）健康史评估

1. 慢性肺疾病或与肺疾病相关的治疗史。

2. 呼吸困难发作频率，每次发作与体力劳动、体位、季节、气候的关系。

3. 基础疾病，如心脏病、糖尿病及肾脏疾病等。

4. 放射性治疗及胸腹腔手术治疗史。

5. 刺激性气味和粉尘吸入史，过敏史。

（二）身体状况评估

1. 评估患者发病缓急 患者的临床表现，如呼吸困难程度，是否发绀，有无精神－神经症状，是否有心动过速、心律失常，是否有消化道出血等。

2. 评估有无异常呼吸　观察呼吸的频率、节律和深度，有无呼吸型态的改变，有无胸廓畸形及异常运动、鼻翼扇动、"三凹征"等，有无皮肤苍白或发绀。

3. 伴随身心状况及症状　轻度呼吸困难患者常有疲乏、情绪紧张、失眠等现象；重症者由于缺氧、二氧化碳潴留，出现烦躁不安、意识模糊、嗜睡甚至昏迷。同时了解有无发热、胸痛、咳嗽咳痰、粉红色泡沫痰、心悸、发绀、面色苍白、四肢厥冷等伴随症状。

（三）辅助检查

1. 实验室检查　检查血常规、动脉血血气分析、血清电解质以了解有无贫血、电解质和酸碱平衡紊乱；还可根据病情进行血糖及酮体、血尿素氮和肌酐等检查。

2. 影像学检查　X线检查，因心肺疾患引起的呼吸困难多有明显的X线征象，不同疾病可有其相应的变化。

3. 支气管镜检查　可直接观察支气管的病变，并可采取细胞或组织进行生化、免疫、细菌等检查。

4. 肺功能检查　了解慢性呼吸困难患者肺功能损害的性质与程度。

5. 心脏检查　怀疑由心脏疾病引起的呼吸困难患者应做心电图、超声心动图、心向量图等检查。

（四）心理－社会状况

评估患者的心理－社会状况，呼吸衰竭患者常因呼吸困难产生焦虑或恐惧。由于治疗的需要，患者可能需要接受气管插管或气管切开，进行机械通气治疗，因此加重焦虑情绪。各种监测及治疗仪器也可能加重患者的心理负担。因此应了解患者及其家属对治疗的信心和对疾病的认知程度。

三、常见护理诊断/问题

1. 清理呼吸道无效　与咳痰无力不能排出呼吸道分泌物有关。

2. 气体交换受损　与疾病致肺换气功能障碍、严重缺氧有关。

3. 营养失调：低于机体需要量　与慢性疾病消耗有关。

4. 焦虑　与担心预后有关。

5. 语言沟通障碍　与留置气管插管（气管切开）有关。

6. 有感染的危险　与机体抵抗力低、留置管路有关。

7. 有皮肤完整性受损的危险　与患者长期卧床、营养不良有关。

四、计划与实施

（一）病情观察

观察患者的意识状态、呼吸、血压、脉搏、尿量、胸部体征、体温、皮肤、血气、痰等的变化。

1. 意识状态　观察患者是处于清醒、浅昏迷或深昏迷状态。

2. 呼吸　机械通气过程中要密切监测患者自主呼吸的频率、节律与呼吸机是否同步。

3. 胸部体征 机械通气时，注意观察两侧胸廓动度、呼吸音是否对称，否则提示气管插管进入一侧气管或有肺不张、气胸等情况。

4. 脉搏 机械通气时气道内压力增高、回心血量减少，可引起血压下降、心率反射性增快。

5. 体温 体温升高是感染的一种表现，也意味着氧耗量及二氧化碳产量的增多；体温下降伴皮肤苍白湿冷，则是休克的表现，应找出原因，采取相应措施。

6. 尿量 由于心排血量减少和血压下降，可引起肾血流灌注减低，血中抗利尿激素、肾素和醛固酮水平升高，使尿液的生成与排出减少。

7. 皮肤 皮肤潮红、多汗和表浅静脉充盈，提示有二氧化碳潴留；肤色苍白、四肢末梢湿冷，提示有低血压、休克或酸中毒的表现。在机械通气过程中，如出现表浅静脉充盈怒张，提示周围静脉压增高，循环阻力增加，应及时通知医生，对呼吸机参数进行调整。

8. 痰液的观察 根据痰液量、颜色及性状的改变，正确判断病情变化并采取相应的治疗措施。

（二）维持安全及有效的通气治疗

1. 机械通气时最重要的是维持连续性及紧密性，以确保患者获得足够的供氧和通气。

2. 为确保体弱患者在发生意外时及早得到抢救，呼吸机报警系统要保持启动。

3. 护士要在床旁监测，以防发生意外；观察患者是否因病情恶化或机械障碍引起呼吸窘迫和呼吸衰竭。

4. 床旁要有简易呼吸器，吸痰装置及其他急救用品，以便急救使用。

5. 躁动的患者，必要时要遵医嘱给予实施保护性约束，预防非计划拔管的发生。

（三）维持足够的供氧

1. 按医嘱设定呼吸机参数，随时检查保证呼吸机参数未被随意改动。

2. 留置胃管，及时引流胃内过多的空气和液体，以减轻胃胀，增进肺部扩张。

3. 使用加湿器，以防因气道分泌物过多而产生气道阻塞，配合胸部物理治疗促进患者气道内分泌物排出。

4. 机械通气期间，遵医嘱使用镇静剂和止痛剂，以减少不适及焦虑。必要时，应放入防咬牙垫或防咬器于患者口中。

5. 根据病情定时为患者变换体位，它不仅可以防止压力性损伤的发生，而且可以促进肺内气体的分布，减低肺内痰液的潴留。

（四）人工气道的护理

1. 环境管理

（1）条件允许时，可将患者置于单间负压病房，便于管理和抢救治疗。

（2）每日用500～1000mg/L含氯消毒液擦拭房间地面4次。

（3）保持室内温度24℃±1.5℃，湿度60%～70%。

（4）严格执行消毒隔离制度，定期做空气培养。

2. 人员管理

（1）限制探视与工作人员，进入室内者应戴好帽子，口罩，进出病房时严格执行洗手制度。

（2）谢绝上呼吸道感染者入内。

3. 套管的固定

（1）插管后应拍胸片，调节插管位置使之位于左、右支气管分叉隆突上 1～2cm。

（2）记录插管外露长度　经口插管者应从门齿测量，经鼻插管者应从外鼻孔测量。

（3）固定好插管位置后，每班测量 1～2 次并记录。

（4）用通透性良好的水胶型皮肤贴膜将导管固定于口腔周围。

（5）气管切开伤口不宜过大，否则易脱出。

（6）对意识不清，躁动不安的患者应给予适当的肢体约束，必要时应用镇静剂，尽量减少患者头部的活动或强调头颈部一致转动。

（7）寸带的松紧以容纳一根手指为宜。

4. 气囊的管理　气囊充气后，压迫在气管壁上，达到密闭固定的目的，保证潮气量的供给，预防口腔和胃内容物的误吸。但充气量过大，压迫气管黏膜过久，会影响该处的血液循环，导致气管黏膜损伤甚至坏死。最理想的气囊压力 25～30cmH_2O。推荐使用专业气囊测压表进行压力监测，掌握气囊充气量。

5. 人工气道的湿化　建立人工气道后，使患者失去鼻腔等上呼吸道对吸入气体的加湿加热作用，气体直接进入气道，并且机械通气时被送入流速，容量较大的气体，使呼吸道失水，痰液变黏稠，损伤黏膜纤毛运动系统的功能，使痰液不易排出，甚至阻塞人工气道。根据患者痰液的情况进行气道湿化，最佳的湿化效果是使吸入的气体达到气管隆嵴时，温度能达到37℃，饱和湿度为100%，绝对湿度为44mg/L。若在32℃以下，气温不足，达不到湿化的目的；若温度在40℃以上，会造成气道损伤。

6. 吸痰护理　建立人工气道后的患者，因会厌失去作用，咳嗽反射减低，使咳痰能力丧失，因此吸痰至关重要。

（1）吸痰前给予纯氧吸入 3～5min。

（2）吸痰管插入过程中不能带负压，以避免过度抽吸致肺萎陷。在吸痰管逐渐退出的过程中打开负压，抽吸时旋转吸痰管，并间断使用负压，不仅能增强吸引效果，还能减少黏膜的损伤。

（3）吸痰动作要轻快，每次吸痰时间不宜超过 15 秒，每次吸痰间期应吸入纯氧。

（4）吸痰过程中密切监测心电、血压和脉搏氧饱和度。一旦发生异常，立即停止抽吸，并吸入纯氧。

（5）在整个吸痰过程中应严格遵守无菌操作。

（6）按需吸痰，患者有分泌物潴留的表现时再进行吸引。过多吸痰会刺激气管黏膜，反而使分泌物增加。

（7）吸痰管的外径以能顺利插入的最大外径为妥，一般应略小于人工气道内径的1/2。

（8）吸引时负压不得＞50.7mmHg，以免损伤气道黏膜。尤其对支气管哮喘患者，应避免吸引时的刺激，以免诱发支气管痉挛。

7. 人工气道常见并发症

（1）气道黏膜溃疡、感染、出血及气道狭窄。

（2）气管食管瘘。

（3）人工气道堵塞。

（4）气管导管脱出。

（5）感染。

（五）维持足够的心脏排血量及组织灌注

1. 间歇正压通气能够令胸腔内的压力增大，导致心脏受压，心脏的回流、输出以至组织灌流因而减少。

2. 观察患者的血压、脉搏、心电活动、尿量及外围组织灌流，及早发现病情变化。

（六）维持正常的胃肠道及提供足够的营养

1. 尽早留置鼻胃管。

2. 应用胃黏膜保护剂。

3. 护士应该确保患者能够摄取足够的营养，协助患者肢体锻炼，轻度活动促进胃肠蠕动。

4. 如不能采用鼻胃管鼻饲者，尽早全肠外营养。

（七）预防感染

1. 护士应该勤洗手，减少院内感染。

2. 严格执行无菌操作技术。

3. 减少不必要拆卸呼吸机管道，以防管路内的细菌播散到病房中。

4. 监测感染。

（八）维持基本的生理照护

1. 口腔护理 可减少口腔溃疡及口腔定植菌的误吸。

2. 皮肤护理 保持患者的皮肤清洁干燥，经常变化体位，按摩皮肤受压部位，必要时使用皮肤保护剂或泡棉敷料保护皮肤，以防发生压力性损伤。

3. 排泄护理 观察患者排泄功能是否正常，找出原因，对症处理。尿失禁患者，及早留置尿管，晨晚间护理时给予会阴冲洗，便失禁患者及时给予肛周护理。

4. 肢体护理 长期卧床患者，应定时给患者进行肢体活动，帮患者穿上抗栓塞长袜以免发生下肢静脉栓塞。

（九）心理护理

了解患者的心理状况，与患者及家属积极保持沟通，不能说话患者给纸和笔或利用眼神及肢体语言交流。患者焦虑时，护士应给予适当的心理安慰和支持。

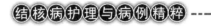

五、护理评价

通过治疗和护理，患者是否达到：

1. 能有效咳嗽，保持呼吸道通畅。

2. 营养状况得到改善。

3. 能保持稳定的情绪、良好的心态。

4. 气管插管期间能与医护人员进行有效的沟通。

5. 未发生导管相关性血流感染。

6. 未发生压力性损伤。

（聂菲菲　矫晓克　张杰文　赵　越　韩　静　王秀军）

第四章 常见肺外结核患者的护理

第一节 淋巴结结核患者的护理

一、概述

淋巴结结核已有三千多年的历史，是淋巴结受到结核分枝杆菌感染后出现的一系列疾病的总称。它既可以是全身结核病的一个局部表现，也可以是局部感染的结果，其病原菌是人型或牛型结核分枝杆菌。

淋巴结分布于全身，包括体表和深部淋巴结结核，是肺外结核的好发部位，目前统计淋巴结结核居肺外结核的首位，儿童和青少年发病多见，女性多于男性。体表淋巴结结核多以颈部淋巴结最多（占68%～90%），腋窝淋巴结结核次之（占10%～15%）。深部淋巴结结核包括胸腔、腹腔和盆腔淋巴结结核。

二、发病机制及病理

（一）颈部淋巴结结核发病机制和病理

1. 发病机制

（1）淋巴结感染　多来自头颈部器官，口、咽、喉等部位结核病原发灶内结核分枝杆菌沿淋巴管到达颈部淋巴结，多引起颈上淋巴结结核，一般在颈部淋巴结被累及时，原发病可能已愈合而不留任何痕迹。结核分枝杆菌来自纵隔可以向上蔓延累及颈部淋巴结以及锁骨上、颈深部的下群淋巴结，往往同时有胸腔内结核病变和纵隔、支气管淋巴结结核。

（2）血行感染　结核分枝杆菌通过血行播散至颈部的淋巴结结核，是全身结核的一个局部表现，常为双侧淋巴结病变，这是一种慢性、局限于淋巴结的粟粒性结核病。病变的特征是其范围不大，不易与周围组织粘连，干酪样坏死及形成瘘管的趋势也不多。

（3）淋巴结结核的再燃　既往被感染的淋巴结结核在遭到新的非结核性感染或免疫功能低下时引起的再燃，易发生于病毒感染后。

2. 病理　结核性淋巴结炎的病理改变可分为4阶段：①淋巴组织增生，形成结节或肉芽肿；②淋巴结内干酪样坏死、液化；③淋巴结包膜破坏，互相融合，合并淋巴结周围炎；④干酪样物质穿破至周围软组织，形成冷脓肿或窦道。一般淋巴结结核病理分为四型：干酪型结核、增殖型结核、混合型结核、无反应型结核。

（二）腹内淋巴结结核发病机制与病理

1. 发病机制　尽管该病常为全身结核的一部分，但单独发病亦非少见，年老体弱、糖尿病、艾滋病等机体免疫力下降患者易感染。感染途径有血行播散和非血行播散（即肠道感染，结核分枝杆菌通过小肠直接侵及引起），后者常见，主要是通过淋巴道播散，直接侵犯邻近器官。腹内淋巴结结核多见于青年。

2. 病理　腹内淋巴结结核，由于其受累的范围及分布情况，与邻近器官的相互影响等，致其病理改变与多种并发症关联。临床所见常为多种病理改变同时存在，其基本组织病理学改变为：①结核性肉芽肿性淋巴结炎；②结核性淋巴结干酪样坏死；③结核性淋巴结脓肿；④结核性淋巴结钙化。

三、护理评估

（一）健康史评估

1. 有无结核病接触史，疫苗接种史。

2. 有无结核病患病史，患病时间、是否规律服药。

3. 体表淋巴结大小、红肿情况，是否破溃及内容物特点。

（二）身体状况评估

1. 症状

（1）颈部淋巴结结核　全身症状轻者一般可无任何症状，较重者可出现慢性结核中毒症状，如低热、盗汗、乏力、纳差等。局部有肿胀感、疼痛和压痛等。

（2）腹内淋巴结结核　临床主要特点有发热、腹痛及轻压痛，少数有腹部肿块、腹水等，消化道并发症有肠梗阻、肠瘘、消化道出血等。

2. 体征　颈淋巴结结核以右颈、双颈上部多见，局部有肿胀感、疼痛和压痛等。有明显淋巴结周围炎，常融合成团，与周围组织和皮肤粘连，移动受限，自觉痛和压痛，可触及高度肿大淋巴结。

浸润型淋巴结常先由中心部位软化，以后逐渐或突然增大，有波动感，形成皮下寒性脓肿。若有继发感染，局部出现红、肿、热、痛等急性炎症表现。波动变浅，极易破溃，流出稀薄的干酪样脓液，形成经久不愈的窦道。

（三）辅助检查

1. 结核分枝杆菌素皮肤试验　结核分枝杆菌素试验呈强阳性对诊断有重要意义。

2. X线检查　发现淋巴结钙化，肺部或其他部位的结核病变，如腹部平片显示弥漫斑点状和斑块钙化灶或局限性斑点状钙化灶及肠梗阻表现，空回肠有多个阶梯样液平面。

3. CT检查　颈部淋巴结结核影像特点为：病变数目多，常融合成团，侵犯区域常多种病理改变同时出现。腹内淋巴结结核CT检查可明确淋巴结受累范围及分布情况，明确淋巴结周边情况和融合情况，可发现钙化淋巴结等。

4. B超检查　可检查颈部淋巴结结核、腹内淋巴结结核，B超表现多个淋巴结融合粘连，显示不同时期的结核病理共存特征。

5. 实验室检查

（1）淋巴结穿刺脓液中找到抗酸杆菌（涂片阳性30%左右，培养阳性率25% ~ 75%）。

（2）淋巴结摘除或针吸组织活检，阳性率可高达90%以上。

（3）血常规、肝肾功能检查。

（四）社会－心理状况

患者对疾病的心理反应、认识程度。家属对患者的关心程度及家庭经济承受能力。

四、常见护理诊断/问题

1. 体温过高 与感染淋巴结结核有关。

2. 有皮肤完整性受损的危险 与颈部淋巴结结核有关。

3. 营养失调：低于机体需要量 与机体消耗增加、摄入减少有关。

4. 知识缺乏 缺乏淋巴结结核的相关知识。

5. 焦虑/抑郁 与担心疾病的预后有关。

五、计划与实施

（一）一般护理

1. 饮食护理

（1）提供足够的营养淋巴结结核同样是慢性消耗性疾病，因此要制订全面的饮食营养计划。为患者提供高蛋白、高热量、富含维生素的饮食。蛋白质不仅能提供热量，还可增加机体的抗病能力及机体修复能力，多食鱼、瘦肉、蛋、牛奶、豆制品等富含蛋白质的食物，成人每日蛋白质摄入量应为 $1.5 \sim 2.0 g/kg$，同时应摄入一定量的新鲜蔬菜和水果。

（2）增进食欲 增加饮食的品种，采用患者喜欢的烹调方法。患者进食时应心情愉快、细嚼慢咽，促进食物的消化吸收。

（3）监测体重 每周测 1 次体重并记录，判断患者营养是否改善。

2. 休息与运动

（1）淋巴结结核患者症状明显，伴有咯血、高热等严重症状时，应卧床休息。

（2）恢复期患者可适当增加户外活动，如散步、打太极拳、做保健操等，加强体质锻炼，充分调动人体内在的自身康复能力，增强机体免疫力功能，提高机体的抗病能力。

（3）轻症患者在坚持化学治疗的同时可进行正常工作，但应避免劳累和重体力劳动，保证充足的睡眠，做到劳逸结合。

（二）用药护理

1. 全身化疗

（1）向患者及家属逐步介绍有关抗结核药物的知识，如借助科普读物及文字知识帮助患者及家属理解。

（2）相对于其他结核病，淋巴结结核化疗时间长，强调早期、联合、适量、规律、全程的治疗原则。使患者树立治愈疾病的信心，积极配合治疗。督促患者按时服药，建立按时服药的习惯。

（3）观察药物的不良反应，鼓励坚持全程化学治疗，不要自行停药，防止治疗失败而产生耐药结核病，增加治疗困难和经济负担。

2. 局部治疗 局部治疗是全身化疗过程中的一种有效的辅助治疗手段，可局部用药与局部手术治疗。

（三）心理护理

1. 淋巴结结核同样属于慢性消耗性疾病，病程长，病情有时反复，需要长期服药，患者知道自己的疾病后，需要一个心理接受的过程。

2. 患者可表现出悲观失望，怕周围的人嫌弃自己而产生自卑感甚至厌世情绪，焦虑、抑郁、孤独情绪等对病情恢复不利。

3. 护理人员要认真去倾听患者的倾诉，并耐心解释，使他们正确对待疾病。给予患者心理上支持，来减轻患者精神和心理上的压力。使患者愉快地接受治疗，坚定信心，早日康复。

（四）健康教育

1. 向患者及家属进行知识宣教，讲解结核病的预防措施。指导患者坚持规律、全程化疗，注意药物的不良反应，一旦出现异常应及时就诊，听从医生的安排。

2. 室内保持良好的通风，患者外出时最好戴口罩。衣服、被褥、书籍在烈日下暴晒 6 小时以上，进行消毒处理。

3. 指导患者戒烟、戒酒，加强营养，合理膳食，忌服辛燥食物。

4. 指导患者合理安排休息，避免劳累，避免情绪波动及呼吸道感染，适当地进行户外锻炼，增加抗病能力，锻炼以不感觉累为宜。

5. 指导患者保持情绪安定，心情舒畅，积极配合治疗。

6. 嘱患者病情发生变化随时就诊，定期复查。

六、护理评价

通过治疗和护理，患者是否达到：

1. 体温降至正常。

2. 能够保持皮肤完好，有预防措施。

3. 能够保持营养均衡，满足机体需要量。

4. 患者及家属对淋巴结结核知识了解。

5. 有良好的心态，能够积极配合治疗。

第二节　骨关节结核患者的护理

Ⅰ. 脊柱结核护理

一、概述

脊柱结核（tuberculorsis of the spine）是结核分枝杆菌侵犯脊柱的一种继发性病变。骨结核是较常见的肺外结核，其中脊柱结核发病率居首位，占全身骨关节结核的 50% 左右，以胸腰椎发病较高，颈椎、骶尾椎较少，且大多数发生在椎体。

二、病因及发病机制

骨关节结核致病菌为结核分枝杆菌。结核分枝杆菌分为四型，即人型、牛型、鸟型和鼠型，其中人型和牛型是人类结核病的主要致病菌。人体感染结核分枝杆菌的途径主要是呼吸道（空气传播），其次为消化道（痰液、牛奶）和破损的皮肤。脊柱结核是一种继发病变，多继发于肺结核，此外，邻近脏器的病灶也可以直接扩散到脊柱。脊柱结核也可通过静脉或淋巴传播导致发病。当机体抵抗力较强时，病菌被控制或消灭；机体抵抗力降低时，可繁殖形成病灶，并出现临床症状。

三、病理分型

根据病变的部位不同，将脊椎结核分为四型（图1-4-1）。

1. 骨骺型（边缘型） 最常见，往往相邻椎体骺部同时受累，X线摄片显示椎间盘狭窄。

2. 骨膜下型 常见于胸椎椎体前缘，脓肿在前纵韧带和骨膜下，纵向广泛剥离，多椎体前缘被破坏，这类型应与胸主动脉瘤侵蚀椎体相鉴别。

3. 中心型 病变起于椎体中心骨松质，椎体破坏后塌陷呈楔形。

4. 附件型 指病变原发于棘突、横突、椎板或上下关节等致密骨处。本型中25%并发不同程度脊髓功能损害，应与椎体附件肿瘤特别是脊椎转移瘤相鉴别。

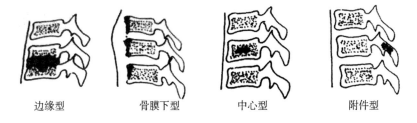

边缘型　　　　骨膜下型　　　　中心型　　　　附件型

图1-4-1　脊柱结核分型

四、护理评估

（一）健康史评估

1. 了解患者有无肺结核或其他结核病史，了解结核病的发病时间、药物治疗情况及痰结核分枝杆菌培养结果。

2. 了解患者有无食物药物过敏史。

3. 了解患者肝、肾、心、肺功能及对手术的耐受力。

（二）身体状况评估

评估患者全身症状、局部症状及体征等。

1. 全身症状 起病隐匿，发病日期不明确。患者有倦怠乏力，食欲减退、午后低热、盗汗和消瘦等全身中毒症状。偶见少数病情恶化急性发作体温39℃左右，多误诊重感冒或其他急性感染。相反，有病例无上述低热等全身症状，仅感患部钝痛或放射痛也易误诊为其他疾病。

2. 局部症状与体征

（1）症状　局部疼痛，多为轻微钝痛。劳累、咳嗽、打喷嚏或持重物时可加重。

（2）体征

①放射性疼痛　多为椎体压缩或病变累及神经根，疼痛可沿脊神经放射，上颈椎放射到后枕部、下颈椎放射到肩或臂，胸椎沿肋间神经放射至上、下腹部，常误诊为胆囊炎、胰腺炎、阑尾炎等。下段胸椎 T_{11} ~ T_{12} 可沿臀下神经放射到下腰或臀部。腰椎病变沿腰神经丛多放射到大腿的前方，偶牵涉腿后侧，易误诊为腰椎间盘突出症。

②活动受限　病变周围软组织受到炎症刺激，发生疼痛、保护性挛缩，影响脊柱活动。颈椎与腰椎活动度大，容易查出，胸椎活动度较小，不易查出。脊柱主要有屈伸、侧弯和旋转三个方向活动。如患者无特殊固定体位，让患者主动屈曲、伸展、侧弯，观察活动是否受限。

③异常姿势　患者常有特定姿势异常，部位不同，姿势各异。颈椎结核患者常有斜颈、头前倾、颈短缩和双手托着下颌体位。胸腰椎、腰椎及腰骶椎结核患者站立或行走时呈挺胸凸腹的姿势，坐时喜用手扶椅，以减轻体重对受累椎体的压力。正常人可弯腰拾物，因病不能弯腰而是屈髋屈膝，一手扶膝另一手去拾地上的东西，称之拾物试验阳性。

④脊椎畸形　主要为结核分枝杆菌侵袭破坏造成椎体间形态结构改变所致，颈椎和腰椎可有生理曲度消失，胸椎、胸腰段椎体多以后凸畸形多见，多为角型后凸，用手触摸，一触即知。脊椎侧弯不常见，也不严重。脊椎后凸畸形，弯腰受限为脊柱结核的特征表现。

⑤压痛及叩击痛　早期病变较深且较局限，故局部压痛可不明显，可采用纵向叩击法检查：患者坐直，医生一手扶住患者胸前，一手握拳纵向叩击患者头顶，此时患者常有病损椎隐痛。当局部畸形出现后，用手按压后凸棘突，即能引起明显疼痛。

⑥寒性脓肿和窦道形成　常为患者就诊的最早体征，就诊时部分脊柱结核并发有寒性脓肿（图1－4－2），常有将脓肿误认为肿瘤。位于深处的脊椎椎旁脓肿通过 X 线摄片、CT 或 MRI 可显示出。寰枢椎病变可有咽后壁脓肿引起吞咽困难或呼吸障碍；中、下颈椎脓肿出现在颈前或颈

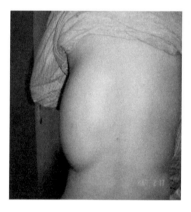

图1－4－2　腰椎结核并发腰大肌脓肿

后三角；胸椎结核椎体侧方呈现张力性梭形或柱状脓肿，可沿肋间神经血管束流注至胸背部，偶可穿入肺脏、胸腔、罕见的穿破食管和胸主动脉；胸椎、腰椎的脓肿可沿一侧或两侧髂腰肌筋膜或其实质间向下流注于腹膜后，向下直至髂窝、腹股沟、臀部或腿部；骶椎脓液常汇集在骶骨前方或沿梨状肌经坐骨大孔到股骨大转子附近，脓肿可沿肌肉筋膜间隙或神经血管束流注至体表。经治疗可自行吸收，或自

行破溃形成窦道。

⑦脊髓受压 结核性炎症蔓延到椎管或椎体畸形压迫脊髓，可出现脊髓受损症状，脊柱结核特别是颈胸椎结核圆锥以上患者应注意有无脊髓压迫征以及四肢神经功能障碍，以便早期发现脊髓压迫并发症。若炎症控制不理想，直接累及蛛网膜下隙，可引起结核性脑膜炎，预后极为不良。脊柱结核合并脊髓损伤是预后最差的一种类型。

（三）辅助检查

1. X 线检查 简单易行，应用广泛，是诊断脊柱结核常用的检查方法和首选方法，可直接观察椎体破坏程度，能够直观清晰显示脊柱后凸畸形、侧凸畸形及椎间隙的狭窄程度，有时还能显示周围软组织肿胀。

2. CT 片 可清晰显示椎体病灶部位，有无空洞和死骨；早期发现细微的骨骼改变以及脓肿的范围，还可以显示椎间盘、椎管的情况。对常规 X 线摄片不易获得满意影像的部位更有价值。结合临床资料综合分析，如椎旁扩大阴影中，有钙化灶或小骨碎片时，有助于脊柱结核的诊断，但 CT 有时还是无法鉴别脊柱结核和脊椎肿瘤。

3. MRI 片 可早期诊断（临床症状出现 3 个月后，X 线片、CT 片均不明显时），可以多平面、多参数成像清晰地观察椎体、椎间盘及脊髓的病理改变和病变范围。轴位及冠状位成像可早期发现神经根、椎旁软组织及椎管内改变，矢状位有助于观察椎间隙的变窄或消失及病变向椎管内侵犯的情况。

4. B 超 是寒性脓肿最简便的检查确诊方法，能确定脓肿的有无，脓肿大小、位置、数目和脓肿的性质，对脊柱结核的诊断、治疗方案的确立、手术指征的选择，手术切口和手术方式的确定都有重要的参考价值。

5. 实验室检查

（1）血常规 改变不明显，可有淋巴细胞增高。如有合并感染，白细胞总数和中性粒细胞增高，病程长者，红细胞和血红蛋白均可降低。

（2）血沉 血沉在活动期升高，多在 30 ~ 50mm/h，如明显升高，提示病情活动或有大量积脓。静止及治愈期逐渐下降至正常，如再次升高说明有复发的可能，无特异性。

（3）结核分枝杆菌培养 一般取脓液、死骨、结核肉芽组织进行培养，阳性率约为 50%，具有定性诊断价值。但培养时间长，阳性率不高。

（4）T – spot 也称结核感染 T 细胞斑点试验，是借助酶联免疫吸附法的各项原理，由单细胞水平对细胞因子进行检测的细胞免疫学技术之一。其操作十分简易，且具有较高的敏感度，能够十分迅速地对结核病进行诊断。

6. 结核菌素试验（PPD 试验） PPD 阳性反应是一种结核特异性变态反应，它对结核分枝杆菌感染有肯定的诊断价值，PPD 主要用于少年和儿童结核病诊断，对成人结核病诊断只有参考价值，它的阳性反应仅表示有结核感染，并不一定患病，若试验呈强阳性者，常提示人体内有活动性结核。

7. 分子生物学检查

（1）聚合酶链反应（PCR）测序 是分枝杆菌菌种鉴定的金标准，能够确定分枝杆菌的菌种，但容易发生交叉污染，假阳性率较高。

（2）GeneXpert MTB/RIF　在痰标本中检测结核分枝杆菌及利福平耐药性的敏感度、特异度高。

8. 病理学检查　病理标本可通过穿刺活检、手术等方法取得，标本量的多少、取材部位、切片和染色制作工艺等均可影响病理学检查的准确性。

（四）心理－社会状况

由于脊柱结核为消耗性疾病，病程较长，症状重，住院期间患者心情复杂，一方面希望尽快手术治疗，另一方面对治疗信心不足，担心治疗效果。因此我们需要针对不同患者的不同心理反应进行心理疏导，使患者安心接受治疗。

五、常见护理诊断/问题

1. 恐惧/焦虑　与手术及对疾病预后担忧有关。

2. 疼痛　与脊柱结核和手术有关。

3. 低效型呼吸形态　与颈椎结核及咽后壁寒性脓肿有关。

4. 清理呼吸道无效　与患者长期卧床有痰不易咳出有关。

5. 营养失调：低于机体需要量　与脊柱结核疾病及食欲不振摄入不足有关。

6. 有皮肤完整性受损的危险　与活动受限、机体营养状况不良等有关。

7. 部分生活自理能力缺陷　与脊髓损伤、截瘫不能活动有关。

8. 知识缺乏　与患者缺乏脊柱结核相关知识有关。

六、计划与实施

脊柱结核治疗必须遵循局部与系统兼顾的综合治疗原则，包括保持充足的睡眠、加强营养、局部制动、药物化疗及外科治疗等。抗结核药物治疗是脊柱结核的根本治疗方法，应贯穿整个治疗过程，合理、规律、系统、长期抗结核化疗仍是脊柱结核手术成功的前提和术后疗效的重要保障。

（一）抗结核药物治疗

遵循"早期、联合、适量、规律、全程"治疗肺结核的原则，注意观察药物毒副反应。

（二）脊柱制动

1. 枕－颌带牵引　用于颈椎结核，可用于 $T_1 \sim T_3$ 结核，简单易行，易于脱卸，根据需要可以调节牵引的重量 $2 \sim 3kg$，调节牵引的重量切勿超重。

2. 颈围或颈托　由前后两片构成筒式颈围，适用于颈椎结核的制动。

3. 脊柱支架　用塑料或铝合金支架组成与身体躯干曲线相适应的支架，固定脊柱结核患者的节段，达到制动辅助治疗的作用。脊柱支架固定的范围简述如下：

（1） $C_1 \sim C_7$ 结核，支具由前后各2根铝条制成的支具。

（2） $T_1 \sim T_3$ 结核，可用颈胸段支具，亦可采用枕颌带牵引。

（3） $T_4 \sim L_2$ 结核，支具上起 T_7 下至骶椎（图1-4-3、图1-4-4）

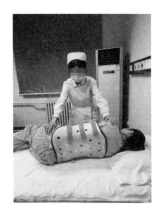

图1-4-3　为患者佩戴支具后片

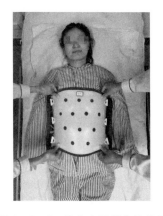

图1-4-4　为患者佩戴支具前片

（三）寒性脓肿和窦道处理

体表有较大的寒性脓肿可穿刺抽液，减轻疼痛，缓解全身中毒症状，必要时可重复进行。穿刺要注意通过一段正常皮肤和软组织进针，以免穿刺后针孔流脓形成窦道。如脓腔大并有大量干酪坏死物不易抽取或表面潮红有继发感染、破溃不可避免时，在无菌技术下可置硅胶管行闭式引流。窦道继发感染的患者，根据细菌药敏试验，给予抗生素治疗，局部置硅胶管引流，而不采取局部抗生素冲洗，以免表层细菌带入深部，引起深部感染。

（四）截瘫的护理

1. 压力性损伤预防护理

（1）要做到勤翻身、勤擦洗、勤整理、勤更换、勤检查、勤交代　可实行床边翻身卡，标明患者翻身时间、皮肤完整性，实行压力性损伤报告制度。保持皮肤清洁并适当保湿，大小便失禁后立即清洁皮肤，避免使用碱性肥皂和清洁剂，可使用隔离产品保护皮肤。

（2）防止局部组织长期受压　每隔1~2小时给患者翻身一次，患者变换体位时，护士除掌握翻身技巧外，还要根据力学原理，减轻局部的压力。患者侧卧时，使人体与床成30°角，以减轻局部所承受的压力。

（3）注意保护患者的骨隆突及支撑区　使用软枕、棉垫、泡沫敷料等将压力性损伤容易发生的位置和支撑区隔开，身体空隙加软枕支托，以加大支撑面，避免某个部位的压强过大。亦可使用海绵式压力性损伤垫、脉冲式充气床垫、明胶床垫、交替压力床垫等。避免使用环状器材（如圈状垫），因为它可使压力分布在圈状物衬垫的皮肤组织上，导致单位面积上组织压力增大，使发生压力性损伤的部位及周围组织血液循环不足、营养缺乏而延误压力性损伤部位的修复，并易发生新的压力性损伤。

（4）避免出现剪切力　保持患者床头尽可能平放。必须抬高床头时，临床指导患者半坐卧位时床头抬高不应超过30°，并注意不超过30分钟。

（5）避免对局部发红皮肤进行按摩　软组织变红是正常保护性反应，因氧气供应不足引起，连续仰卧1小时受压部位变红，更换后一般可以在30~40分钟内褪色，不会使软组织受损，所以无须按摩。如果持续发红则表明已受损，此时按摩可能刺激过度的血流并对受损组织产生破坏，导致严重损伤。

（6）营养在压力性损伤预防与治疗中的应用　对患者进行全面营养评估并制订个性化的营养护理计划。对于口服不能满足营养需求的患者，给予患者肠内或肠外营养支持。

2. 合并尿失禁患者，给予留置尿管，加强尿管护理。

3. 大便失禁患者及时清洁肛门，注意保护肛门周围的皮肤，必要时涂油、喷药物保护膜。

4. 指导患者进行肢体功能锻炼，以防肌肉萎缩、骨质疏松、关节僵直或畸形。锻炼方法：屈、伸、外展、内收肢体，旋转肩、腕、踝关节，轻轻按摩肌肉及皮肤，一般情况下每日锻炼 2～3 次。截瘫恢复期或合并不全截瘫的患者，可嘱其进行主动性功能锻炼，如屈、伸、抬高患肢等。截瘫加重或合并完全截瘫的患者，肢体的功能锻炼由医护人员协助完成。

（五）手术治疗与护理

1. 手术治疗　在全身支持疗法和抗结核药物的控制下，及时正确地进行手术治疗可以缩短病程，预防或矫正畸形，减少致残和复发。

（1）手术指征　明显的死骨及大量脓肿形成；窦道经久不愈者；伴脊髓受压神经根刺激症状者。

（2）手术原则　正确的手术方式及入路选择是完成手术的基础；病灶彻底清除，脊髓压迫减压，椎体植骨融合，重建脊柱稳定性是脊柱结核手术的关键；术后规范抗结核药物治疗是预后良好的保证。

2. 一般护理

（1）按照整体护理的要求收集相关资料，进行护理评估，为制订护理措施提供依据。

（2）协助患者完善各项检查，充分告知检查的目的和注意事项。检查项目有胸部 X 线、病变阶段正侧位 X 线、CT、MRI、B 超、痰集菌、血尿常规、血沉、血生化、凝血功能、心肺功能等。

（3）做好疾病知识讲解，评估患者对疾病知识的需求、文化程度、接受能力，采用形式多样的方法为患者提供相关知识，向患者讲明规律、全程应用抗结核药物重要性；讲解抗结核药物的作用和不良反应；空腹服抗结核药物的目的；讲解手术治疗的意义及手术前后的注意事项。

（4）脊柱病变导致稳定性差的患者要绝对卧床休息，局部制动，以缓解疼痛、防止病变加重。患者卧床期间做好生活和皮肤护理，满足生活需求，预防压力性损伤发生。

（5）嘱患者进食高蛋白、高热量、高维生素的食物，增加营养，提高机体的抵抗力。

（6）向患者讲明颈部戴颈托、行枕颌带牵引、戴腰围及其他支具的重要性和注意事项，取得患者的配合。定时检查牵引的有关装置是否妥当、有效。

（7）严密观察病情变化，预防并发症发生，如颈椎结核合并咽后壁脓肿的患者，由于脓肿增大容易压迫食管或气管，故应注意观察有无进食受阻、呼吸困难。还应注意观察患者的双下肢运动功能，如发现患者下肢软弱无力，走路步态不稳，即是合并早期瘫痪的征兆，应嘱患者绝对卧床休息，立即通知医生。

（8）做好患者的出院指导，尤其要叮嘱患者按时服药，观察药物不良反应，注意休息，适时锻炼，定期复查。

3. 手术前护理

（1）心理护理　依据患者的不同心理特点，进行心理护理；有计划、有针对性地向患者讲解手术后注意事项，解除患者的心理顾虑，以最佳的状态迎接手术。

（2）功能锻炼

①指导患者进行肢体功能锻炼，定时做肢体肌肉按摩或给予间歇充气加压装置治疗治疗，每天2~3次，每次20~30分钟。加强关节主动、被动活动，预防关节僵直、肌肉萎缩、静脉血栓等并发症的发生。

②指导患者行腹部运动式呼吸、膈肌运动式呼吸、吹气球与吸气练习、有效咳嗽等肺功能训练。

③指导患者练习床上大小便。

（3）术前准备

①进行药物过敏试验及交叉配血。

②遵医嘱晚间适当给予镇静药物，以保证睡眠。

③嘱患者术前6h禁食，术前2h禁水。

④根据手术方式及医嘱准备辅助支具，选择适宜的材质和支具型号。

4. 手术后护理

（1）全麻术后护理常规　了解麻醉和手术方式、术中情况、切口和引流情况；给予患者持续低流量吸氧；给予患者持续心电监护；床挡保护，防止患者坠床；严密监测患者的生命体征。

（2）呼吸道管理　严密观察患者呼吸频率、节律、深度、氧饱和度；当患者自诉呼吸困难或稍有烦躁，应立即通知医生；鼓励患者深呼吸、及时咳出痰液；痰液黏稠不易咳出者，应予以雾化吸入。

（3）伤口观察及护理　观察伤口有无渗血、渗液，若有渗血、渗液，应及时更换敷料；观察患者颈部肿胀情况、气管是否居中、切口周围张力有无增高，有无发音改变、胸闷、气短、呼吸困难、发绀等症状，如有异常，应立即通知医生并及时处理；保持切口敷料清洁干燥，进食时应避免敷料被污染。

（4）引流管的观察护理　保持伤口引流管固定稳妥、维持引流管通畅；观察引流液的性状、颜色、量以及是否伴有异味。一般引流液为暗红色，如果引流液为鲜红色且引流液量大，应考虑有无活动性出血的可能；如果引流量多且为淡红色或清水样，应考虑有无脑脊液漏的可能，应及时回报医生。

（5）脊髓神经功能的观察及护理　观察患者有无声嘶、饮水呛咳等现象；观察患者四肢感觉、运动功能情况，并与术前进行比较有无改善；观察患者大小便功能情况；如发现异常应及时通知医生进行处理。

（6）膀胱功能训练　评估膀胱自主控尿能力，制订膀胱功能训练计划；早期应保留尿管，嘱患者训练膀胱逼尿功能，拔除保留尿管后，鼓励患者自行排尿；对仍不能自行排尿者，可指导自行间隙导尿法。

（7）疼痛护理　评估患者疼痛情况，遵医嘱给予镇痛药物，对有镇痛泵（PCA）患者，应维持管路通畅，评价镇痛效果。

（8）基础护理　做好患者口腔护理、尿管护理、定时协助轴线翻身等工作。轴线翻身方法（图1-4-5、图1-4-6）。

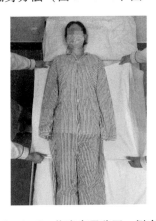
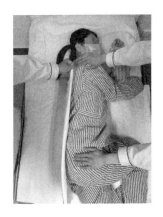
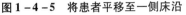

图1-4-5　将患者平移至一侧床沿　　　图1-4-6　患者轴向翻身至侧卧

两名护士站在病床两侧，使用翻身单将患者平移一侧床沿，并将患者轴向翻至另一侧至侧卧位，将一软枕置于上腿膝下，上腿膝关节呈自然弯曲状；颈椎结核患者注意翻身保护头颈部。

（9）预防静脉血栓形成　对患者进行 VTE 评估，根据评估结果做好基础预防、机械预防及药物预防。

（10）肢体功能锻炼　根据不同患者的病情、功能评定，制订个体化功能锻炼措施；功能锻炼应循序渐进，逐渐增量；注意坚持并以患者主动锻炼为主；实施训练过程中，应保证治疗的安全性。锻炼方法如下。

①术后当日，协助患者进行肢体功能锻炼，为患者做肢体肌肉按摩或给予间歇充气加压装置治疗，每天2~3次，每次20~30分钟。患者病情稳定后，进行足趾、踝、膝关节的屈伸、旋转活动，股四头肌的等长收缩练习，同时指导并督促患者进行床上抬头、深呼吸及上肢的自主活动。

②术后第一日，逐步增加活动量，可主动伸屈各关节，指导患者进行双下肢直腿抬高练习，每日2~3次，每次10~20分钟。

③遵医嘱佩戴支具下床活动，以增加脊柱的稳定性。首次下床活动应充分评估患者体力，预防直立性低血压。

④颈椎结核患者视病情允许，戴颈托下床活动，给予助行器扶行，应有专人看护，注意保证周围环境的安全，预防意外。

（六）健康指导

1. 做好饮食指导，进食高蛋白、高维生素饮食。

2. 遵医嘱坚持抗结核药物治疗，定期到医院进行影像学检查、血常规、血沉及肝肾功能检查。

3. 根据患者个体情况制订功能锻炼计划，预防肢体废用综合征。

4. 指导患者合理使用支具，做好运动保护。

七、护理评价

通过治疗和护理，患者是否达到：

1. 消除焦虑心理，保持心态平和。

2. 疼痛有所缓解。

3. 维持正常呼吸。

4. 能有效咳嗽、咳痰，呼吸道通畅。

5. 营养状况恢复正常，并维持体重的正常范围。

6. 皮肤无压红，未发生压力性损伤。

7. 基本生活需要得到满足。

8. 掌握疾病的相关知识。

颈椎结核护理

一、概述

颈椎结核早期有颈部活动受限，似落枕感，以后因疼痛而出现颈部肌肉痉挛，患者常出现斜颈，头向患侧，以手托着患侧下颌支撑头部，或以整个身躯的旋转或弯曲来带动头部活动的强迫体位。

咽后壁脓肿是颈椎结核最常见的并发症。较大的咽后壁脓肿可造成局部压迫症状，如睡眠时有鼾声、吞咽困难甚至呼吸困难等。咽后壁脓肿可向前穿破咽部，使脓液、死骨碎片及干酪样物质由口腔吐出或被咽下。颈椎结核的脓液沿椎前肌膜向下扩展至上胸椎或向颈部两侧流注至胸锁乳突肌的后方，形成胸锁乳突肌旁脓肿。

当病变累及交感神经节时，可出现患侧瞳孔散大的体征。当病变向后方蔓延进入椎管时，可并发神经功能障碍或截瘫。寰枢椎脱位或半脱位时，因颈髓受压造成四肢瘫或截瘫。

二、护理评估

（一）健康史评估

1. 了解患者有无肺结核或其他结核病史，了解结核病的发病时间、药物治疗情况及痰结核分枝杆菌培养结果。

2. 了解患者有无食物药物过敏史。

3. 了解患者肝、肾、心、肺功能及对手术的耐受力。

（二）身体状况评估

1. 患者局部疼痛的症状。

2. 患者吞咽或呼吸困难症状。

3. 患者四肢感觉、肢体运动功能有无减退或消失，肢体有无麻木或无力症状。

4. 患者有无颈部活动受限，有无斜颈、手托患侧下颌支撑头部的现象。

（三）辅助检查

1. X 线检查 早期有颈部生理曲度减小，椎间隙变窄，以后可消失。颈椎侧位可见椎前软组织阴影明显增宽。上纵隔阴影增宽或可见气管受压移位。

2. CT 或 MRI 检查 可清楚显示骨质破坏、咽后壁和颈部两侧脓肿以及椎管内病变、颈髓受压情况（图 1 - 4 - 7）。

（四）心理 - 社会状况

患者对疾病缺乏正确认识，担心预后不佳或复发甚至合并截瘫，以及因治疗康复时间长而影响生活及工作等因素，易导致患者出现消极的情绪反应，因而需观察患者的

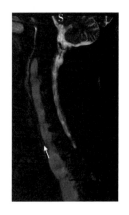

图 1 - 4 - 7 颈椎结核

心理反应，评估患者的心理状况及对疾病的认知程度，了解患者经济承受能力及家庭对患者的支持程度。

三、常见护理诊断/问题

1. **清理呼吸道无效** 与患者长期卧床有痰不易咳出有关。
2. **低效型呼吸形态** 与颈椎结核及咽后壁寒性脓肿压迫气道有关。
3. **疼痛** 与颈椎结核和手术有关。
4. **有窒息的危险** 与颈椎前路手术有关。
5. **营养失调：低于机体需要量** 与颈椎结核疾病及食欲不振摄入不足有关。
6. **有皮肤完整性受损的危险** 与局部长期受压、体液刺激、机体营养状况不良等有关。
7. **部分生活自理能力缺陷** 与患者长期卧床有关。
8. **恐惧/焦虑** 与手术及对疾病预后担忧有关。
9. **知识缺乏** 与患者缺乏颈椎结核相关知识有关。

四、计划与实施

（一）保守治疗

牵引、制动，脓肿穿刺的应用治疗。牵引、制动的目的是保持咽部及呼吸道通畅，防止颈部异常活动，预防颈部进一步损伤。患者牵引术时应加强护理，预防压力性损伤及过牵的发生。对于较大的咽喉脓肿影响吞咽及呼吸道通畅时可经口腔做脓肿穿刺。

（二）手术治疗与护理

1. 一般护理 详见脊柱结核护理。

2. 心理护理 针对患者的心理问题，给予心理疏导。主动关心患者，向其讲解疾病和手术的相关知识，耐心解答他们的疑问，鼓励他们说出自己的心理感受。介绍同类疾病已手术成功的患者与之交流，使其增强信心，积极配合治疗。

3. 手术前护理

（1）详见脊柱结核手术前护理。

（2）患者应根据术中体位进行体位练习，直到患者能够坚持术中体位 1~2 小时以上。颈椎前路手术的患者需做好气管推移训练。

4. 手术后护理

（1）术后护理详见脊柱结核手术后护理。

（2）保持呼吸通畅，舌后坠者可放口咽通气道；口腔和气管内需做气管插管或气管镜吸痰时应积极做好有关的配合工作。

（3）观察颈部有无肿胀、渗血、气管位置是否居中，注意有无声音嘶哑、呼吸频率和呼吸幅度的改变，观察伤口敷料是否清洁干燥，陈旧血迹是否扩大；观察渗出液的颜色、性状、量以及是否伴有异味，并记录；若切口周围伴随红、肿、热、痛等炎症反应症状应立即报告医生并处理。

（4）观察四肢感觉、运动状况，有无肢体麻木或肢体麻木有无改善。行内固定术后注意观察有无吞咽困难。

（5）观察术侧有无瞳孔缩小、眼睑下垂、面部干燥无汗。出现上述情况说明星状神经节受损。

（6）定时协助患者轴线翻身，预防压力性损伤发生。注意翻身保护头颈部。具体翻身方法（图1-4-8、图1-4-9）。

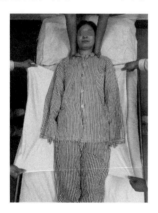

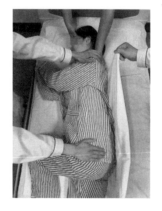

图 1-4-8　颈椎患者翻身需增加
一名护士保护患者头部　　　　图 1-4-9　颈椎患者翻身至侧卧

（7）注意颈部活动不宜过大，戴好颈托，颈托大小要适合。

（8）视患者病情允许，戴颈托下床活动，应有专人看护，注意保证周围环境的安全，预防意外。

（三）健康指导

1. 饮食指导，进食高蛋白、高维生素饮食。

2. 遵医嘱坚持治疗，定期到医院进行影像学检查、血常规、血沉及肝肾功能检查。

3. 协助并指导患者及家属坚持做好主动及被动肢体功能锻炼。

4. 向患者讲解佩戴颈托的目的、意义及注意事项；指导患者学会自行佩戴颈托。卧位颈托的佩戴方法如图 1 – 4 – 10、图 1 – 4 – 11 所示。

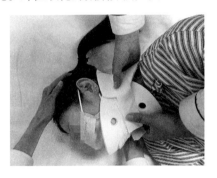 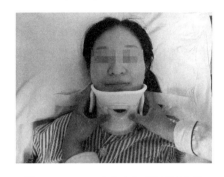

图 1 – 4 – 10　为患者佩戴颈托后片　　　　图 1 – 4 – 11　为患者佩戴颈托前片

（1）卧位　①双手托住枕部并轻轻抬起枕部。②将后垫通过近侧颈部向对侧插入或从枕部向下插入，使后垫下缘至肩颈部，上缘应低于两侧耳廓，注意暴露患者耳廓皮肤，以防发生压力性损伤。③将前托两侧稍微外展，从胸骨柄处将前托向上推移，直到下颌部完全放入前托的下颌窝内为止。④从后面向前拉紧双侧粘胶带，并调节至适宜松紧度，粘好粘扣。

（2）坐位　先妥善放置好前托位置，一手托住并固定下颌，另一手将后垫置于枕颈部中央位置，从后面完全将前托包裹向前拉紧双侧粘扣，注意松紧度的调节，并粘好粘扣。

（3）注意事项

①颈托的松紧要适宜，佩戴后患者应无气紧、头晕等不适，以能放入 1 个手指为宜。

②使用时应注意观察患者的颈部皮肤状况，防止颈部及耳廓、下颌部皮肤破损。

③颈托一定要先佩戴好后，患者再坐起或下床，直到卧床后方可去掉颈托。

④长期使用颈托可能会引起患者颈背部肌肉萎缩、关节僵硬，所以颈托佩戴时间不是越久越好，应遵医嘱进行。

五、护理评价

通过治疗和护理，患者是否达到：

1. 能有效咳嗽、咳痰，呼吸道通畅。

2. 维持正常呼吸。

3. 疼痛有所缓解。

4. 呼吸道通畅。

5. 营养状况恢复正常，并维持体重的正常范围。

6. 皮肤无压红，未发生压力性损伤。

7. 基本生活需要得到满足。

8. 消除焦虑心理，保持心态平和。

9. 掌握疾病的相关知识。

胸椎结核护理

一、概述

脊椎结核中胸椎结核发病率占第二位。病变的发展有三大特征，即明显的后凸畸形、广泛的椎旁脓肿和脊髓受累并发截瘫。胸椎结核上述特征亦与其部位和解剖结构紧密相关，病变多在椎体，常早期累及椎间盘，脊椎胸段的正常生理后凸由于病变椎间盘的破坏消失，病变椎体塌陷压缩的楔形变，呈现明显的后凸畸形。胸椎脓肿可沿肋间或局部向体表流注，椎旁形成张力性脓肿，可破入胸腔出现高热、胸疼、憋气等急性胸膜炎症状。脓肿若向后可突入椎管造成脊髓压迫症。下位胸椎及胸腰椎结核脓肿可在腰上三角区和腰三角区突出体表形成窦道，亦可沿腰大肌向髂窝流注，并可下降到大腿部。

胸椎结核的疼痛早期常局限在病变椎体棘突及其两旁，也可刺激肋间神经引起相应部位的放射痛。截瘫是胸椎结核最为严重的合并症之一。截瘫的早期表现为乏力，肢体行动笨拙，步态不稳，皮肤感觉迟钝或有疼痛过分敏感和皮肤上有蚁爬感，肢体可有痉挛，甚至可发生排尿困难。截瘫症状主要表现为感觉、运动、括约肌功能障碍和神经营养障碍以及神经反射异常几方面。

二、护理评估

（一）健康史评估

1. 了解患者有无肺结核或其他结核病史，了解结核病的发病时间、药物治疗情况及痰结核分枝杆菌培养结果。

2. 了解患者有无与结核患者的接触史、生活史及其他疾病史。

3. 了解患者有无食物药物过敏史。

4. 了解患者肝、肾、心、肺功能及对手术的耐受力。

（二）身体状况评估

1. 患者疼痛的部位、程度，有无肋间约束感。

2. 患者感觉、运动及括约肌功能，如是否出现下肢无力、行走困难，下肢运动感觉丧失，大小便失禁等。

3. 患者皮肤及营养状况。

4. 观察脊柱生理曲度，有无后凸畸形以及发生部位、畸形程度。

（三）辅助检查

1. X 线检查 显示椎体密度减低呈溶解状，骨质破坏、缺损、塌陷压缩，密度不等，死骨出现，椎间隙狭窄或消失，脊柱侧弯甚至侧方移位及椎旁软组织阴影增宽。

2. CT 或 MRI 显示骨质及椎间盘破坏、死骨、脓肿与椎体关系及脓肿大小、液化情况。MRI 可以观察脊髓受压程度及范围等情况（图 1 - 4 - 12）。

3. B 超 显示病变相应处的脓肿，亦可 B 超定位下穿刺抽脓。

（四）心理－社会状况

胸椎结核患者卧床时间长，特别是出现截瘫后患者对治疗和预后信心不足，出现悲观、失望、恐惧、焦虑等心理问题，因而需观察患者的心理反应；评估患者的心理状况、评估患者对疾病的认知程度；了解患者经济承受能力及家庭对患者的支持程度。

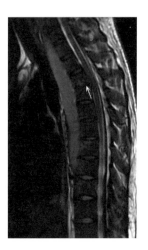

图1－4－12　胸椎结核

三、常见护理诊断/问题

1. 清理呼吸道无效　与患者长期卧床有痰不易咳出有关。

2. 疼痛　与胸椎结核和手术有关。

3. 营养失调：低于机体需要量　与胸椎结核疾病及食欲不振摄入不足有关。

4. 有皮肤完整性受损的危险　与局部长期受压、机体营养状况不良等有关。

5. 部分生活自理能力缺陷　与患者长期卧床有关。

6. 恐惧/焦虑　与手术及对疾病预后担忧有关。

7. 知识缺乏　与患者缺乏胸椎结核相关知识有关。

四、计划与实施

（一）一般护理

参见脊柱结核护理。

（二）心理护理

胸椎结核患者由于病程长、症状重，疾病严重影响工作和生活，并且又带来沉重的经济负担，故患者迫切需要解除病痛，对手术的期望非常高，但又疑虑重重。针对患者的这些心理，主动关心患者，向其讲解疾病和手术的相关知识，耐心解答他们的疑问，鼓励他们说出自己的心理感受。介绍同类疾病已手术成功的患者与之交流，使其增强信心，积极配合治疗。

（三）手术治疗与护理

1. 手术前护理

（1）详见脊柱结核术前护理。

（2）了解截瘫患者感觉平面和神经功能。按要求做好术前准备。

（3）做好晨晚间护理，保持床单位清洁、协助患者进食、排便、翻身及肢体活动。

2. 手术后护理

（1）术后护理详见脊柱结核手术后护理。

（2）保持胸腔闭式引流管通畅，水封瓶长管下端必须在瓶内液面下2～3cm，并观察引流管内负压及管内液面波动情况，观察有无漏气。定时挤压引流管，防止引流管脱出、扭曲、打折，注意引流液的颜色、性质和引流量以及是否伴有异味，并做好记录。

（3）保持呼吸道通畅，给予雾化吸入，鼓励患者咳痰。

（4）注意观察双下肢运动和足趾屈、伸活动。足趾屈伸活动的出现，是截瘫恢复的征象。

（5）术后注意翻身平稳，不要扭曲脊柱，以免影响植骨稳定性。

（6）鼓励患者多进食高蛋白、高纤维素的饮食，并应多进食蔬菜和水果，改善全身营养状况，有利于截瘫的恢复。

（7）患者卧床期间，加强呼吸系统、泌尿系统和皮肤的护理，预防并发症的发生。

五、护理评价

通过治疗和护理，患者是否达到：

1. 能有效咳嗽、咳痰，呼吸道通畅。

2. 疼痛有所缓解。

3. 营养状况恢复正常，并维持体重的正常范围。

4. 皮肤无压红，未发生压力性损伤。

5. 基本生活需要得到满足。

6. 消除焦虑心理，保持心态平和。

7. 掌握疾病的相关知识。

腰椎结核护理

一、概述

腰椎结核发病率高与腰椎在脊椎中负重大，并且运动复杂多样有关；其次腰椎椎体大，血运丰富又都是终末血管，结核分枝杆菌栓子易于在此停留发病。腰椎结核发病通常较缓慢，开始多无明显体征，或仅有轻度全身结核中毒症状。局部症状可有腰部不适、酸胀隐痛，疼痛部位不明确。疾病进展后腰痛明显，且部位固定，多在病变椎体的棘突、棘间或脊柱两旁，可有压痛和叩击痛，导致腰僵直、弯腰活动明显受限等。由于结核性炎症及脓肿刺激，可导致肌肉痉挛，患者表现为脊柱和肢体的不良姿势，如上部腰椎病变引起患者行走时以手扶髋，挺胸、臀部后抬，即俗称"傲慢步态"；患者腰部僵直，生理前凹消失，不愿做腰部旋转活动，需转身时，整个躯干一起转动，行走时患者扶墙行走或以手撑扶腿部行走；当须弯腰拾物时，常以手支撑腿部下蹲拾物；患者卧床休息时常呈下肢屈曲位，以避免牵拉髂腰肌引起肌肉疼痛和痉挛。疾病发展后期大多数患者可有腰部或髂窝脓肿和窦道出现。急性期患者症状加重，脓肿明显增大，体温可明显上升至 38～39℃。此外极少数腰椎结核患者可发生截瘫。

二、护理评估

（一）健康史评估

1. 了解患者有无肺结核或其他结核病史，了解结核病的发病时间、药物治疗情况及痰结核分枝杆菌培养结果。

2. 了解患者有无与结核患者的接触史、生活史及其他疾病史。

3. 了解患者有无食物药物过敏史。

4. 了解患者肝、肾、心、肺功能及对手术的耐受力。

（二）身体状况评估

1. 观察患者的体温、脉搏、呼吸、血压，注意有无全身中毒症状。

2. 观察脊柱生理曲度，有无后凸畸形以及其部位、程度。

3. 观察脓肿的部位、流向与病椎的关系。

4. 患者感觉、运动及括约肌功能，了解有无压迫脊髓。

5. 观察患者用药后效果以及药物的不良反应。

6. 患者的营养状态及饮食情况，有无食欲不佳、体重下降或贫血。

（三）辅助检查

1. X 线检查 早期显示椎间隙变窄，椎体上下缘骨质疏松、破坏，骨密度降低，晚期椎间隙消失，死骨和空洞出现，腰大肌阴影增宽。

2. CT 或 MRI 显示（图 1 – 4 – 13）椎体及椎间盘破坏情况，死骨、脓肿与椎体关系及脓肿大小、液化情况，神经根受压程度及范围。

3. B 超 显示病变相应处的脓肿，可在 B 超定位下穿刺抽脓。

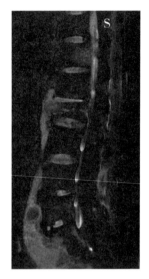

图 1 – 4 – 13　腰椎结核

（四）心理 – 社会状况

对疾病缺乏正确认识，担心预后不佳或复发，以及因治疗康复时间长而影响生活及工作等因素易导致患者出现消极的情绪反应，因而需观察患者的心理反应；评估患者的心理状况、评估患者对疾病的认知程度；了解患者经济承受能力及家庭对患者的支持程度。

三、常见护理诊断/问题

1. 清理呼吸道无效 与患者长期卧床有痰不易咳出有关。

2. 疼痛 与腰椎结核和手术有关。

3. 营养失调：低于机体需要量 与腰椎结核疾病及食欲不振摄入不足有关。

4. 有皮肤完整性受损的危险 与局部长期受压、机体营养状况不良等有关。

5. 部分生活自理能力缺陷 与患者长期卧床有关。

6. 恐惧/焦虑 与手术及对疾病预后担忧有关。

7. 知识缺乏 与患者缺乏腰椎结核相关知识有关。

四、计划与实施

（一）一般护理

参见脊柱结核护理。

（二）心理护理

倾听患者主诉，根据患者关心的问题，有针对性地进行指导，使之积极主动地参与治疗和护理，加强与患者和家属之间的沟通，生活上多关心患者，了解患者存在的实际困难，给予必要的帮助，以减轻患者的顾虑，鼓励患者表达思想情绪变化，进行心理辅导，介绍成功病例。帮助患者树立战胜疾病的信心和勇气。

（三）手术治疗与护理

1. 手术前护理

（1）加强脓肿护理，出现窦道时做好窦道换药。

（2）做好晨晚间护理，保持床单位清洁，协助患者进食、排便、翻身及肢体活动。

（3）做好术前准备。

2. 手术后护理

（1）由于手术施行全身麻醉，术后应观察并询问患者是否有腹胀，发现腹胀时给予热敷，按顺时针方向轻轻按摩，必要时给予肛管排气或开塞露灌肠。

（2）指导患者饮食，遵医嘱进食流食、半流食，逐渐改为普通饮食。

（3）定时给予患者轴线性翻身，注意翻身平稳，避免脊柱扭曲。

（4）功能锻炼　术后3天患者多虚弱，伤口疼痛，应以休息为主，协助按摩肢体，辅助做扩胸、深呼吸等运动，鼓励患者进行全身肌肉收缩练习。3天后逐步增加活动量，可主动伸屈各关节，指导患者进行双下肢直腿抬高练习。方法是患者平卧，下肢膝关节伸直，足后跟用力后蹬，同时主动抬腿至30°，保持该动作5～10秒，然后慢慢放下患肢。重复20次为一组。每天锻炼2～3组。

（四）健康指导

1. 遵医嘱坐起、下床活动。下床时佩戴腰围，以加强腰部保护。腰围佩戴方法如下（图1-4-14，图1-4-15）。

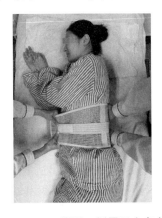
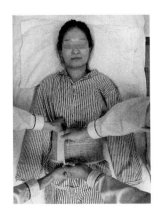

图1-4-14　腰围一侧置于患者身下　　　　**图1-4-15　粘牢腰围固定片**

①患者平卧位；②利用翻身布左侧轴向翻身至侧卧位；③选择好腰围的内外上下位置；④将腰围一侧边向内卷成筒状塞入患者身下；⑤腰围正中线正对患者脊柱；⑥轴向翻身转为平卧位；⑦系好尼龙搭扣。

2. 术后 1～3 个月不要负重。

五、护理评价

通过治疗和护理，患者是否达到：

1. 能有效咳嗽、咳痰，呼吸道通畅。
2. 疼痛有所缓解。
3. 营养状况恢复正常，并维持体重的正常范围。
4. 皮肤无压红，未发生压力性损伤。
5. 基本生活需要得到满足。
6. 消除焦虑心理，保持心态平和。
7. 掌握疾病的相关知识。

Ⅱ. 肢体关节结核护理

肢体关节结核多见于儿童与青少年，男性稍多于女性，好发部位是膝关节、髋关节与肘关节。患者临床表现除了结核全身中毒症状外，一般病变关节有肿、痛、活动障碍等。目前肢体关节结核的治疗方案是在规范抗结核化疗的基础上辅以手术治疗。

一、病因

骨关节结核由结核分枝杆菌自原发病灶经血行、淋巴管或由淋巴结核病灶直接蔓延到骨关节。当机体形成特异性免疫力后，结核分枝杆菌则被抑制在局部呈静止状态，而一旦机体免疫力低下时结核分枝杆菌可在局部生长繁殖引起发病。

二、发病机制

骨关节结核可出现在原发性结核的活动期，但大多数发生于原发病灶已静止，甚至痊愈多年后。最初结核分枝杆菌经血流侵入骨质或滑膜，在全身抵抗力减弱时引起单纯性骨结核或单纯性滑膜结核。若未经规范治疗，病变进一步发展形成全关节结核。受累骨关节出现结核性浸润，肉芽增生、干酪样坏死及寒性脓肿，滑膜、骨质、关节软骨逐渐被破坏。晚期可致病理性脱位或骨折、肢体畸形或残疾。

三、病理生理

在典型的组织切片上可见结节样肉芽肿和干酪样坏死，仅有结节样肉芽肿或干酪坏死灶时，为非典型病理改变。为提高活检阳性率可在滑膜上取出适量肉芽组织活检，在 X 线摄片显示有囊性病变的骨骼处取材，活检时仅取软组织其结果很可能为非特异性炎症改变。

四、护理评估

（一）健康史评估

1. 询问病史时多数人诉有关节外伤史，其中以膝、踝、肩、腕关节结核患者居多。

2. 了解患者有无肺结核或其他结核病史；了解结核病的发病时间、药物治疗情况及痰结核分枝杆菌结果。

3. 了解患者有无药物过敏史。

4. 了解患者肝、肾、心、肺功能及对手术的耐受力。

（二）身体状况评估

1. 全身症状　大多起病缓慢，有结核病史，出现低热、乏力、盗汗、食欲减退、贫血等症状。

2. 局部症状及体征　病变关节肿、痛，活动障碍。患者夜间熟睡后，患病关节周围的保护性肌痉挛解除，在活动肢体或翻身时即发生突然疼痛，小儿常表现为"夜啼"。髋关节与膝关节的关节神经支配有重叠现象，髋关节结核患儿可以指认膝关节部位有疼痛。浅表关节可以查出有肿胀与积液，并有压痛，关节常处于半屈状态以缓解疼痛。关节病变后期，肌萎缩、关节呈梭形肿胀，全关节结核发展的结果是在病灶部位积聚了大量脓液、结核性肉芽组织、死骨和干酪样坏死物质。

（三）辅助检查

1. 实验室检查　活动期红细胞沉降率明显加快。当病变趋向静止或痊愈，则红细胞沉降率逐渐下降至正常。初治患者单纯性冷脓肿穿刺脓液的结核分枝杆菌培养阳性率约为50%，混合感染时脓液的结核分枝杆菌培养阳性率极低。

2. 影像学检查　X线摄片一般在2个月后才有改变，很难早期诊断。MRI检查可在炎症浸润阶段显示出异常信号，早期有诊断价值。关节镜检查及滑膜活检对诊断滑膜结核很有价值。CT可以发现更多更细微的改变，能更清晰地显示病灶周围寒性脓肿的部位及累及范围，多平面重建技术（MPR）及三维（3D）重建技术显示骨与软组织结构更加清晰直观。

（四）心理－社会状况

倾听患者主诉，根据患者关心的问题，有针对性地进行指导，使患者能积极主动的参与治疗和护理。加强患者和家属之间的沟通，及时满足患者需要，做好术前宣教，消除患者对手术治疗的恐惧、紧张、焦虑等不良情绪，使其积极配合治疗。

五、常见护理诊断/问题

1. 疼痛　与关节结核及手术有关。

2. 有受伤的危险　与关节结核导致活动受限有关。

3. 有皮肤完整性受损的危险　与局部受压、肢体固定、牵引有关。

4. 营养失调：低于机体需要量　与结核病消耗及摄入不足有关。

5. 部分生活自理能力缺陷　与肢体疼痛活动受限、术后卧床有关。

6. 恐惧/焦虑　与手术及对疾病预后担忧有关。

7. 知识缺乏　缺乏疾病治疗及康复知识。

8. 潜在并发症　病理性脱位、废用综合征。

六、计划与实施

（一）药物治疗

早期合理规律使用抗结核药物。

（二）局部制动

可用石膏、支架固定及牵引等。可以解除肌痉挛，减轻疼痛，防止病理性骨折、脱位，并可纠正关节畸形。

（三）局部注射

药物具有药量小，局部药物浓度高和反应小的优点。最适用于早期单纯性滑膜结核病例。不主张对冷脓肿进行反复抽脓与注入抗结核药物，多次操作会诱发混合性感染和穿刺针孔处形成窦道。

（四）手术治疗

对非手术治疗无效或有明显死骨、较大脓肿、经久不愈的窦道等，应考虑行病灶清除及关节融合术、关节置换术等。

1. 术后一般护理

（1）病情观察　根据护理级别巡视患者，观察患者病情变化，发现异常及时通知医生。

（2）呼吸监测　密切观察患者的呼吸频率、节律、深度。鼓励患者咳痰，保持患者气道通畅。

（3）循环监测　连续监测心率（律）、脉搏、血压及血氧等变化。

（4）肌力监测　通过观测患者握力、肢体抗阻力、头抗阻力来监测肌力恢复程度。

（5）水、电解质平衡的监测　根据手术大小及术中失血情况，合理调整输入液量、速度。术后出现不明原因的心律失常患者，应监测其电解质。

（6）体位与安全　根据利于患者病情的原则，合理安排患者体位。如无禁忌证，患者应尽早采取半卧位，以利于患者咳嗽排痰。所有病床应加床栏保护，防止患者坠床、跌倒。躁动患者可用约束带进行保护性约束，注意观察局部皮肤损伤情况。

2. 专科护理

（1）体位护理　根据患者的手术部位、手术方式采用正确的特殊体位。

（2）伤口护理　观察伤口敷料是否清洁干燥，陈旧血迹是否扩大；观察渗出液的颜色、性状、量以及是否伴有异味，并记录；若切口周围伴随红、肿、热、痛等炎症反应症状应立即报告医生并处理。

（3）患肢护理　抬高患肢，并置于功能位；感觉患肢皮温，并与健侧患肢的皮温进行比较，判断皮温是否异常；观察患肢肢端颜色，判断颜色是否为正常、苍白或发绀；按压患肢甲床，判断毛细血管充盈时间是否正常或延长；测量患肢动脉搏动情况，评估搏动是否有力、微弱或消失；观察并测量患肢肿胀情况，评估肿胀部位、肌张力、肢体周径以及是否出现水疱，是否有皮肤溃疡等；检查并询问患肢感觉运动情况，判断肢端感觉运动是否正常。

（4）管路护理　评估管路的种类、部位、作用及留置时间；观察引流液的颜色、性状和量，并作记录；妥善固定各类管路，并保持管路通畅。

3. 疼痛护理

（1）疼痛评估　正确评估疼痛原因、性质、部位、程度、伴随症状等；评估患者的疼痛程度、引起疼痛的原因及相关因素等。

（2）镇痛原则　超前镇痛；多模式镇痛；个体化镇痛；重视对患者进行疼痛相关的健康教育。

（3）疼痛相关健康指导　做好疼痛相关知识宣教，使患者正确认识疼痛，以保证疼痛治疗的有效性；在康复训练前 1 小时口服镇痛药，减轻患者因康复训练引起的疼痛，增强患者的康复参与性；抬高患肢，并保持功能位，以减轻肿胀引起的疼痛。

4. 康复锻炼

（1）康复训练原则　患者麻醉清醒后即可行功能锻炼；根据不同患者的病情、功能评定并制订个体化康复护理措施；康复训练应循序渐进，逐渐增量；注意坚持并以患者主动锻炼为主；实施训练过程中，应保证治疗的安全性。

（2）保持功能位　应根据患者病情选择患者体位，避免不正确的体位和姿势所导致的畸形；维持肢体功能位，减少关节挛缩、变形、肢体失用或畸形的发生率。

（3）肺功能训练　待患者麻醉清醒后，无体位禁忌证时应及早行半卧位；行深呼吸、咳嗽训练。

（4）关节与肌肉锻炼　通过主动运动与被动运动对患者进行肌肉力量及关节活动度训练。

（5）康复支具的应用　指导患者正确使用各种骨科康复器材和康复支具。

（6）物理疗法　局部按摩可以缓解患者疼痛、消除肌肉紧张；运用 TDP 治疗仪、超声导入治疗仪等治疗，以增强组织通透性、改善微循环，减轻患肢术后肿胀及疼痛程度；利用持续被动运动仪改善关节功能，预防关节粘连和关节僵硬；通过冷疗仪降低微血管通透性，减轻患肢局部充血肿胀程度；运用下肢静脉泵促进下肢静脉回流的原理，预防患者下肢深静脉血栓形成。

5. 常见并发症及预防

（1）压力性损伤　避免患肢皮肤持续受压，保持床单位平整干燥；向患者介绍翻身的目的、意义、方法及注意事项，以取得患者及家属配合；根据病情及皮肤状况决定患者翻身时间，翻身时应避免推、拉、拖肢体；保证充足的营养支持，有助于预防压力性损伤的发生；对于更换体位受限制的患者，应使用气垫床及减压垫；应用支具及牵引时注意定时观察皮肤，避免局部受压，预防压力性损伤的发生。

（2）肺部感染　病情允许者，应尽量取半坐位，指导患者及家属正确的拍背、咳嗽、咳痰的方法；卧床患者应做扩胸训练，鼓励患者做深呼吸运动，加强自主活动；遵医嘱进行雾化吸入治疗。

（3）深静脉血栓　根据 VTE 风险评估，给予患者有针对性的基础、机械、药物预防措施；鼓励患者术后早期活动；指导患者行股四头肌等长收缩活动，以促进下肢静脉血液回流，减轻血流淤滞；抬高患肢，避免腘窝下垫枕影响小腿深静脉回流。

（4）肢体废用综合征　向患者讲解相关疾病知识，帮助患者正确认识所患疾病及了解预后；协助患者肢体的被动锻炼；指导患者做主动锻炼，促进患肢功能恢复；配合针灸、按摩，促进患者肢体功能恢复；指导患者功能锻炼的基本方法和技巧，以便患者采取正确的康复锻炼，避免肢体废用综合征的发生。

（五）健康指导

1. 做好饮食指导，进食高蛋白、高维生素饮食。

2. 遵医嘱坚持抗结核药物治疗，定期到医院进行影像学检查、红细胞沉降率及肝肾功能检查。

3. 根据患者个体情况制订功能锻炼计划，预防肢体废用综合征。

4. 生活自理能力的指导，协助患者行起、坐、站立锻炼及上、下轮椅的体位转移以及拐杖使用等训练。

七、护理评价

通过治疗和护理，患者是否达到：

1. 疼痛得到缓解。

2. 未发生跌倒、坠床等意外损伤。

3. 皮肤无压红，未发生压力性损伤。

4. 营养状况恢复正常，并维持体重在正常范围。

5. 基本生活需要得到满足。

6. 心态平和，能积极配合治疗。

7. 能复述疾病及康复知识，积极康复锻炼。

8. 按预期目标逐渐康复，无并发症的发生。

髋 关 节 结 核 护 理

髋关节结核多为单侧发病，以全关节结核常见；晚期常发生屈曲畸形、强直、关节脱位与患肢短缩。

一、护理评估

（一）健康史评估

1. 了解有无关节外伤史。

2. 了解患者有无肺结核或其他结核病史；了解结核病的发病时间、药物治疗情况及痰结核分枝杆菌培养结果。

3. 了解患者有无食物药物过敏史。

4. 了解患者肝、肾、心、肺功能及对手术的耐受力。

（二）身体状况评估

1. 全身症状 髋关节结核通常起病缓慢，全身结核中毒症状不明显，小儿可因髋部不适而改变往日习性，乏力、懒于行走，有时还可有夜啼现象发生。

2. 局部症状及体征 疼痛、活动障碍和肌肉萎缩，是髋关节早期出现的三个具有特征性的症状。患病关节及周围肿胀及臀部肌肉萎缩，关节反射性痉挛、跛行，活动受限。髋关节前方股三角与大腿外侧和臀部出现脓肿，脓肿破溃形成窦道，晚期常发生屈曲畸形及强直。

（三）辅助检查

1. 实验室检查 关节或脓肿穿刺：涂片抗酸杆菌或结核分枝杆菌培养阳性。

2. 影像学检查

（1）X线检查 早期可见关节间隙及关节旁软组织影增宽、股骨头软骨下骨板影像模糊、髋臼及股骨头骨质疏松、骨小梁变细以及股骨头、颈处等囊性变显示骨质破坏。之后可有关节间隙狭窄或消失，髋臼及股骨骨质破坏，出现死骨及骨质缺损，边缘可有骨质硬化，股骨头严重塌陷变形。申通（Shenton）线中断，或股骨头骨骺位于波金（Perkin）方块外下或外上方，显示股骨头半脱位、脱位。髋臼底部骨质破坏严重者，髋臼股骨头向上方穿破髋臼突入盆腔。股骨头骨质破坏严重，变扁、碎裂，缺损严重，甚至头颈消失。病程较长者可见残余脓肿的点片状高密度钙化影。

（2）CT或MRI检查 可见早期关节腔增宽，关节内积液，以后可见髋臼及股骨头颈骨质破坏，脓肿和死骨出现。关节前方、大粗隆外侧、臀部及髋臼内、盆腔内脓肿；髋臼破坏股骨头穿入盆腔等。

（四）心理－社会状况

倾听患者主诉，根据患者关心的问题，有针对性地进行指导，使之积极主动的参与治疗和护理。加强与患者和家属之间的沟通，及时满足患者需要，作好术前健康教育，介绍手术方式和治疗过程，解答患者的疑问。消除对手术治疗的恐惧心理，使患者保持乐观情绪，增强战胜疾病的信心。

二、常见护理诊断/问题

1. 疼痛 与髋关节结核及手术有关。

2. 营养失调：低于机体需要量 与结核病消耗及摄入不足有关。

3. 有皮肤完整性受损的危险 与术后卧床及肢体固定、牵引有关。

4. 有受伤的危险 与髋关节结核活动受限有关。

5. 部分生活自理能力缺陷 与肢体疼痛活动受限、术后卧床有关。

6. 恐惧/焦虑 与手术及对疾病预后担忧有关。

7. 知识缺乏 缺乏疾病治疗及康复知识。

8. 潜在并发症 病理性脱位、废用综合征。

三、计划与实施

（一）手术前护理

1. 做好术前指导，向患者讲明手术目的，治疗效果，取得患者合作。

2. 了解患者的心理活动，满足患者需求，并给予安慰，鼓励和帮助。

3. 关节腔内积液或脓液较多者可做穿刺，抽出关节腔内积液或脓液。

4. 窦道患者每日给予无菌换药，保持引流通畅。注意患肢血液循环情况，有无疼痛、肿胀、肢端麻木和皮肤温度的变化。

5. 患肢休息不负重，用皮牵引制动患肢，以减轻疼痛。

6. 做好晨晚间护理，保持床单位清洁、协助患者进食、排便、翻身及肢体活动。

（二）手术后护理

1. 加强病灶引流管护理，保持病灶引流管通畅，防止引流管脱出、扭曲、打折，注意引流液的颜色、性质和引流量，并做好记录。

2. 观察伤口渗血情况，渗血时给予更换敷料，渗血较多时通知医生给予处理。

3. 注意患肢血液循环情况，有无疼痛、肿胀、肢端麻木和皮肤温度的变化，抬高患肢，促进血液循环。

4. 协助患者翻身时注意保护患肢，不要让患肢悬空，应用软枕垫起。

5. 根据病情需要，及早行患肢被动和主动功能锻炼。

（三）健康教育

1. 做好饮食指导，进食高蛋白、高维生素饮食。

2. 遵医嘱坚持抗结核药物治疗，定期到医院进行影像学检查、血沉及肝肾功能检查。

3. 保持患侧肢体功能位。成年人术后外展牵引，维持患髋屈曲 5°~10°，外展 40°~45°。儿童采用单、双髋人字石膏固定在以上位置。

4. 术后及早行膝、踝关节的屈伸和足部活动，给予患肢肌肉按摩。

5. 指导患者掌握锻炼股四头肌的方法，在进行股四头肌等长收缩时，可推动髌骨，如髌骨不动，说明锻炼方法正确。

四、护理评价

通过治疗和护理，患者是否达到：

1. 疼痛得到缓解。

2. 患者营养状况恢复正常，并维持体重在正常范围。

3. 患者皮肤无压红，未发生压力性损伤。

4. 患者未发生跌倒、坠床等意外损伤。

5. 患者基本生活需要得到满足。

6. 患者心态平和，能积极配合治疗。

7. 患者能复述疾病及康复知识，积极康复锻炼。

8. 患者按预期目标逐渐康复，无并发症的发生。

膝关节结核护理

膝关节结核发病率高，在肢体关节结核中仅次于髋关节结核。患者多为儿童或青壮年。由于膝关节滑膜面积最大，松质骨丰富，下肢负重大、活动多且易扭伤等因素，患病率较高。膝关节结核骨原发病灶多位于股骨下端和胫骨上端，原发于骨骺的远端。晚期常可出现关节强直屈曲畸形，儿童常导致患肢短缩。

一、护理评估

（一）健康史评估

1. 了解有无关节外伤史。

2. 了解患者有无肺结核或其他结核病史；了解结核病的发病时间、药物治疗情况及痰结核分枝杆菌培养结果。

3. 了解患者有无食物药物过敏史。

4. 了解患者肝、肾、心、肺功能及对手术的耐受力。

（二）身体状况评估

1. 全身症状　大多起病缓慢，有结核病史，出现低热、乏力、盗汗、食欲减退、贫血等症状。

2. 局部症状及体征　膝关节滑膜组织丰富，故滑膜结核的患病率高。滑膜结核病程，可持续存在数月或更长时间，当滑膜结核性肉芽的血管翳侵入关节软骨及软骨下松质骨后，可发展为全关节结核。滑膜结核和骨结核渗出性病变，关节积液可扩展进入髌上囊、关节腔的两侧或腘窝。

早期疼痛较轻，仅于长时间行走或蹬梯时加重。疼痛点多位于两侧副韧带及关节四周滑膜软骨附着处（髌骨上、下方）。关节肿胀皮温升高，伴皮肤静脉青紫怒张。关节上下肌肉萎缩，可导致关节呈梭形。

脓肿表浅易破溃形成窦道，窦道常于膝关节下方内、外侧和后方腘窝处。

关节屈伸活动受限而跛行。晚期全关节结核除软骨面和骨质病变外，半月板和十字韧带也被破坏，关节囊和侧副韧带松弛，关节周围腘绳肌、髌胫束和股二头肌等痉挛，引起膝关节屈曲，胫骨常向后移位，同时可有外展和外旋畸形。晚期膝关节可严重屈曲、外展、外旋、半脱位畸形强直。

（三）辅助检查

1. 实验室检查　关节或脓肿穿刺：涂片抗酸杆菌或结核分枝杆菌培养阳性。

2. 影像学检查

（1）X线检查　滑膜结核表现骨质疏松。因滑膜和关节囊增厚或积液，软组织成肿胀影像。早期全关节结核，关节边缘有腐蚀性骨破坏改变，关节腔变窄。晚期全关节结核，关节腔各腔变窄，骨端破坏有空洞或死骨，严重者关节屈曲和脱位。

单纯骨结核可见股骨下端或胫骨上端，骨病灶内呈溶骨样改变，骨小梁模糊或消失，病灶边缘骨质略有硬化。中心型可有空洞死骨存在，边缘型无死骨可有局部骨质破坏缺损。骨骺增大，干骺端病变可有骨干骨膜反应和新骨生成。

全关节结核可见关节间隙狭窄和消失，股骨下端、胫骨上端及髌骨骨质破坏缺损严重。关节侧方移位或半脱位，关节屈曲畸形或关节强直。

（2）CT检查　可见骨质破坏死骨及脓肿与窦道。

（四）心理－社会状况

加强与患者及家属的沟通交流，倾听患者主诉，根据患者关心的问题，有针对性地进行指导，使之积极主动的参与治疗和护理。特别是关节融合手术的患者，思想压力更大，向患者讲解治愈与复发之间的利害关系，给予鼓励和支持，协助做好患肢功能锻炼，增强患者自信心。

二、常见护理诊断/问题

1. 疼痛　与膝关节结核和手术有关。

2. 营养失调：低于机体需要量　与结核病消耗及摄入不足有关。

3. 有皮肤完整性受损的危险　与术后卧床及肢体固定、牵引有关。

4. 有受伤的危险　与膝关节结核活动受限有关。

5. 部分生活自理能力缺陷　与肢体牵引及术后卧床有关。

6. 恐惧/焦虑　与手术及对疾病预后担忧有关。

7. 知识缺乏　缺乏疾病及康复知识。

8. 潜在并发症　病理性脱位、废用综合征。

三、计划与实施

（一）手术前护理

1. 关节制动，限制患者活动，卧床休息，下肢牵引或做下肢长腿石膏托、支具等，以减轻疼痛。

2. 关节腔内积液或脓液较多者可做穿刺，抽出关节腔内积液或脓液。

3. 窦道患者每日给予无菌换药，保持引流通畅。注意患肢血液循环情况，有无疼痛、肿胀、肢端麻木和皮肤温度的变化。

4. 做好术前指导，向患者讲明手术目的，治疗效果，取得患者合作。做好术前准备。

5. 了解患者的心理活动，满足患者需求，并给予安慰、鼓励和帮助。

6. 做好晨晚间护理，保持床单位清洁，协助患者进食、排便、翻身及肢体活动。

（二）手术后护理

1. 加强病灶引流管护理，引流管接负压引流瓶，保持病灶引流管通畅，防止引流管脱出、扭曲、打折，注意引流液的颜色、性质和引流量，并做好记录。

2. 协助患者翻身避免压力性损伤的发生。翻身时注意保护患肢，不要让患肢悬空，应用软枕垫起。

3. 密切观察患肢血液循环情况，有无疼痛、肿胀、肢端麻木和皮肤温度的变化，抬高患肢，促进血液循环。观察伤口渗血情况，渗血时给予更换敷料，渗血较多时通知医生给予处理。

4. 保持患肢功能位，根据需要行下肢皮牵引。

5. 行关节融合外固定术后，做好骨外固定器观察及护理。

（1）保持外固定器针道清洁、干燥，预防针道感染。每日两次用75%乙醇消毒针孔。

（2）每日检查外固定器螺钉的松紧度，保持有效固定。

（3）观察肢体如出现肿胀、疼痛、活动障碍、牵拉痛及动脉搏动细弱甚至消失时，应警惕骨筋膜室综合征的发生，做到及早发现、及时处理。

（三）健康教育

1. 做好饮食指导，进食高蛋白、高维生素饮食。

2. 遵医嘱坚持抗结核药物治疗，定期到医院进行影像学检查、红细胞沉降率及肝肾功能检查。

3. 遵医嘱按时进行下肢康复锻炼，避免并发症的发生，促进患者康复。

四、护理评价

通过治疗和护理，患者是否达到：

1. 疼痛得到缓解。

2. 营养状况恢复正常，并维持体重在正常范围。

3. 皮肤无压红，未发生压力性损伤。

4. 未发生跌倒、坠床等意外损伤。

5. 基本生活需要得到满足。

6. 心态平和，能积极配合治疗。

7. 能复述疾病及康复知识，积极康复锻炼。

8. 按预期目标逐渐康复，无并发症的发生。

<h1 align="center">肘 关 节 结 核 护 理</h1>

肘关节结核较常见，在上肢肩关节、肘关节、腕关节三大关节中，发病率居首位，患者以青壮年最多，男女患者和左右侧大致相等。单纯滑膜结核较少见，骨结核多见于尺骨鹰嘴，其次为肱骨外髁。破坏严重的全关节结核可发生病理性脱位。

一、护理评估

（一）健康史评估

1. 了解有无关节外伤史。

2. 了解患者有无肺结核或其他结核病史；了解结核病的发病时间、药物治疗情况及痰结核分枝杆菌培养结果。

3. 了解患者有无食物药物过敏史。

4. 了解患者肝、肾、心、肺功能，评估患者对手术的耐受力。

（二）身体状况评估

1. 全身症状 大多起病缓慢，有结核病史，出现低热、乏力、盗汗、食欲减退、贫血等症状。

2. 局部症状及体征 发病缓慢，初起时症状轻，主要表现是疼痛和活动受限，疼痛为局限性隐痛，运动时加重。疼痛和肌肉痉挛常限制关节活动，久之关节废用性肌萎缩，关节上方的肱二头肌最显著。脓肿于病变部位，如鹰嘴结核的肿胀和压痛只限于鹰嘴。鹰嘴结核寒性脓肿见于附近。外髁结核脓肿可沿伸肌间隙向前臂流注。上述脓肿可破溃形成窦道。单纯滑膜结核在关节周围出现肿胀，轻度肿胀首先出现肘三头肌腱内外侧，肱骨内、外髁和尺骨鹰嘴间凹陷处变为饱满。肘关节周围压痛广泛。病变发展为全关节结核，肿胀和压痛加重，患肢常呈梭形肿胀，多有脓肿窦道形成。

（三）辅助检查

1. 实验室检查 关节或脓肿穿刺：涂片抗酸杆菌或结核分枝杆菌培养阳性。

2. 影像学检查

（1）X 线检查 单纯滑膜结核显示关节间隙增宽，局部骨质疏松和软组织肿胀。在鹰嘴或中心型结核，可见死骨形成，关节强直或屈曲畸形，有时可见关节侧方移位和脱位半脱位。早期全关节结核可见关节间隙变窄或消失，关节边缘模糊不清，病灶内呈溶骨性改变，边缘硬化。晚期全关节结核，关节软骨下骨板广泛破坏，关节间隙消失。

（2）CT 或 MRI 检查 早期显示骨破坏及关节周围软组织肿胀。

（四）心理－社会状况

倾听患者主诉，根据患者关心的问题，有针对性地进行指导，使之积极主动的参与治疗和护理，加强与患者和家属之间的沟通，及时满足患者需要，做好术前宣教，消除对手术治疗的恐惧、紧张、焦虑等不良情绪，积极配合治疗。

二、常见护理诊断/问题

1. 疼痛 与肘关节结核和手术有关。

2. 部分生活自理能力缺陷 与肢体疼痛活动受限、术后卧床有关。

3. 营养失调：低于机体需要量 与结核病消耗及摄入不足有关。

4. 恐惧/焦虑 与手术及对疾病预后担忧有关。

5. 知识缺乏 缺乏疾病治疗及康复知识。

6. 潜在并发症 病理性脱位、废用综合征。

三、计划与实施

（一）手术前护理

1. 做好术前宣教，向患者讲明手术目的，治疗效果，取得患者合作。

2. 了解患者的心理活动，满足患者需求，并给予安慰，鼓励和帮助。

3. 关节腔内积液或脓液较多者可做穿刺，抽出关节腔内积液或脓液。

4. 通过颈腕吊带（图1-4-16）、支具等，使肘关节处于功能位。

5. 窦道患者每日给予无菌换药，保持引流通畅。

6. 做好晨晚间护理，保持床单位清洁，协助患者进食、排便、翻身及肢体活动。

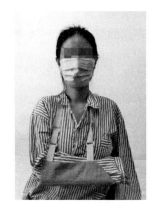

图1-4-16 使用颈腕吊带

（二）手术后护理

1. 加强病灶引流管护理，引流管接负压引流瓶，保持病灶引流管通畅，防止引流管脱出、扭曲、打折，注意引流液的颜色、性质和引流量，并做好记录。

2. 注意患肢血液循环情况，有无疼痛、肿胀、肢端麻木和皮肤温度的变化。

（三）健康教育

1. 做好饮食指导，进食高蛋白、高维生素饮食。

2. 遵医嘱坚持抗结核药物治疗，定期到医院进行影像学检查、红细胞沉降率及肝肾功能检查。

3. 术后遵医嘱早期练习握拳、伸指及腕关节、肩关节、肘关节的各种活动。

四、护理评价

通过治疗和护理，患者是否达到：

1. 疼痛得到缓解。

2. 基本生活需要是否得到满足。

3. 营养状况恢复正常，并维持体重在正常范围。

4. 心态平和，能积极配合治疗。

5. 能复述疾病及康复知识，积极康复锻炼。

6. 按预期目标逐渐康复，无并发症的发生。

第三节 结核性脑膜炎患者的护理

一、概述

结核性脑膜炎（tuberculous meningitis，TBM，简称结脑）是由结核分枝杆菌侵入蛛网膜下隙引起软脑膜、蛛网膜炎症，进而累及脑实质和脑血管的非化脓性炎症疾病，常继发于体内其他器官的结核病灶。约占所有结核病的1%，在肺外结核中，结脑的比例为5%～10%。结脑患者早期症状不典型，易被误诊为病毒性脑膜炎、新型隐球菌性脑膜炎、化脓性脑膜炎等。研究显示，接受抗结核药物治疗，其死亡率仍然高达10%～36.5%。

二、病因及发病机制

结核性脑膜炎多为全身性粟粒结核病的一部分，结核分枝杆菌经血行播散进入脑膜和脑实质。当宿主免疫功能降低或因年老，病灶内的结核分枝杆菌激活并进入蛛网膜下隙，随脑脊液播散，历时数天至数周即可引起结核性脑膜炎。

三、护理评估

（一）健康史评估

1. 生活习惯　如饮食、睡眠、休息情况；吸烟、饮酒情况。

2. 家族史　结核病接触史，卡介苗接种史等。

（二）身体状况评估

1. 症状　结脑的临床症状可分为两大类：一般结核中毒症状和神经系统症状。

（1）一般结核中毒症状　起病多为慢性或亚急性，少数也呈急性。多伴有不规则低热，伴乏力、纳差、盗汗、恶心、头痛等，可有畏光、易激动、便秘、尿潴留，若合并身体其他部位结核灶可有其各自相应症状。

（2）神经系统症状　脑膜刺激症状、颅内神经障碍症状、颅内压增高症、脑实质损害的症状、自主神经受损的症状、脊髓受损症状。

2. 体征　大多数结脑患者发病比较缓慢，典型经过为病初只有一般结核中毒症状，约经1～3周进入脑膜刺激期，才出现一系列脑膜刺激征。

（三）辅助检查

1. 实验室检查

（1）脑脊液检查脑压升高在180～200mmH$_2$O（1.8～2.0kPa）以上，脑脊液呈毛玻璃状，细胞数在（100～1000）×10^6/L。

（2）脑脊液生化　典型者糖和氯化物同时降低，蛋白升高。

2. 影像学　CT和MRI能显示结脑病变的部位、范围和某些性质，有助于判断结脑的病型、病期、病变程度及有无并发症，还可选择治疗方法，评价治疗效果并推测预后。

（四）心理－社会状况

患者及家属对疾病的认识程度及心理状态；家庭成员及经济情况；家庭成员是否和睦、是否关心患者及家庭成员经济承受能力。

四、常见护理诊断/问题

1. 疼痛　头痛与颅内压增高有关。

2. 有窒息的危险　与患者颅内压增高呕吐有关。

3. 潜在并发症　颅内高压（脑疝）。

4. 体温过高　与肺内（颅内）感染有关。

5. 皮肤完整性受损的危险 与患者长期卧床皮肤受压有关。

6. 知识缺乏 与患者缺乏结核性脑膜炎的相关知识有关。

7. 自理能力缺陷综合征 与自我进食缺陷、沐浴自理缺陷、穿衣自理缺陷、如厕自理缺陷、使用器具自理缺陷有关。

五、计划与实施

结核性脑膜炎的治疗原则是：①绝对卧床休息，保持病室的安静；②降颅压治疗；③抗结核治疗；④必要时给予侧脑室引流。

（一）一般护理

1. 卧床休息 保持病室清洁安静，室内光线宜暗，嘱患者保持情绪稳定，勿过于激动。减少探视，将操作集中，避免经常打扰患者。

2. 饮食护理 保证每日入量，维持足够营养，给予高热量、清淡、易消化的食物，不能进食者可给予鼻饲饮食。向患者解释加强营养的重要性，观察患者营养状况的改善及进食情况。

3. 皮肤护理 保持皮肤清洁、干燥，定时翻身，必要时使用气垫床，防止发生压力性损伤。

4. 生活护理 满足患者的日常生活需要。

5. 腰椎穿刺的护理

（1）腰穿前做好解释工作，消除紧张情绪，并协助患者摆好体位。

（2）穿刺中密切观察患者面色、意识、瞳孔的变化。

（3）术后嘱患者去枕平卧6小时。

（二）症状护理

1. 严密监测意识、瞳孔、生命体征的变化，加强头痛、呕吐、肢体活动和癫痫发作等症状的观察。

2. 头痛护理 观察患者头痛的性质、程度、部位、持续时间及频率。向患者及家属解释头痛发生的原因，让患者心情放松，减轻因头痛引起的负面情绪。多与患者交流，特别是疼痛时应作好患者安抚工作，嘱患者深呼吸，听轻音乐等，以转移患者的注意力，减轻疼痛。

3. 避免屏气、剧烈咳嗽、便秘、尿潴留、气道堵塞等导致颅内压增加的诱因，便秘时可使用轻泻剂，预防脑疝的发生。

4. 及时发现并控制抽搐发生，遵医嘱应用抗癫痫药物，加床档及约束带保护，防止发生坠床。

5. 必要时做脑室穿刺引流等抢救准备。

6. 侧脑室引流的护理要点

（1）严格执行无菌技术操作，注意消毒隔离。

（2）卧位 穿刺后平卧6小时，6小时后可以侧卧。

（3）引流管的固定 将引流管在穿刺点部位绕管缝合一针，多层敷料围绕引流管呈"井"字形包扎，并用胶带绕管呈蝶形粘贴固定。引流管连接的微标卡尺固定于床头。原点与穿刺点高度持平，与之连接的引流袋用别针和橡皮筋妥善固定于床头。

（4）伤口的护理 隔日进行伤口换药，预防感染。注意观察敷料是否有渗血、渗液。脑脊液渗入皮下会在皮下形成较大的体位性水肿，如发现渗出或被污染，应及时告知医生进行换药处理。换药时应注意观察固定引流管的缝合线是否完好，防止引流管脱出。

（5）引流瓶高度的调节 常规高度为引流瓶 U 型管出口位于侧脑室穿刺点水平上 8~12cm 之间，可确保患者的颅内压处于正常范围；若颅内压高于此，可有脑脊液滴入引流瓶。过高达不到引流目的，过低可形成负压引流，脑脊液流出过速、过多，可致颅压突然下降，使脑内静脉破裂造成脑出血，还可引起脑脊液生成速度加快，重吸收减少，脑脊液增多。

（6）引流液的性质和量 脑脊液早期多为无色透明，而中期或晚期可浑浊，呈毛玻璃样，浅黄或橙黄色。引流液颜色如为血性，要考虑是否为穿刺损伤或脑室内出血。引流液的多少是颅内压高低的重要标志，一般为 50~200ml/d，超过 200ml/d 要适当调高引流瓶高度，引流液逐渐减少至低于 50ml/d，可考虑夹闭引流管。如果引流量骤减，要考虑是否发生引流管堵塞。

（7）引流时间 每次引流时间 7~10 天，病情需要可长达 2~3 周，一般不超过 1 个月，以免继发感染。

（8）引流液的处理 由于引流液中含有大量结核分枝杆菌，具有极强的传染性，因此引流液严禁直接倾倒，必须用高效含氯消毒片浸泡 24h 以上，经过无害化处理后方可倾倒。

（9）病情的观察与记录 严密观察患者的意识、瞳孔，监测血压、心率、呼吸等生命体征。观察局部敷料是否有渗出，准确测量并记录脑脊液的引流量，以上项目如有异常应立即告知医生以作进一步检查。

（三）用药护理

1. 遵医嘱使用降颅压药及止痛剂，并注意观察药物疗效。

2. 根据体温变化，给予物理降温或遵医嘱给予解热剂。

3. 严密观察激素类药物的反应，告知患者应用激素后出现向心性肥胖是正常的，停药后可逐步恢复正常，不要惊慌。

（四）心理护理

1. 护士应积极与患者交谈，劝慰，给予生活上的帮助，使患者有安全感，有利于配合治疗。

2. 耐心做好安慰解释工作，增强患者战胜疾病的信心，密切配合。

3. 患者对疾病知识缺乏，病后怕影响生活和工作，加上疾病带来的痛苦，常出现自卑、多虑、悲观等情绪。要做好耐心细致的解释工作，并告诉患者结核性脑膜炎是可以治愈的，向患者介绍相关的知识，使其建立信心。同时做好患者家属的工作，能关心爱护患者，给予患者精神和经济上的支持。

（五）健康教育

1. 宣传结核病的知识，向患者及家属解释病情，坚持正确服药，介绍服药方法、药物的剂量和不良反应；详细说明坚持规律用药、全程用药的重要性，以取得患者及家属的主动配合。

2. 指导家属掌握肢体运动功能锻炼方法。

3. 指导患者合理安排生活，保证充足的睡眠和休息时间。注意营养搭配和饮食调理，增强机体抗病能力，避免复发。

4. 嘱患者定期复查，便于了解病情变化，有利于治疗方案的调整。

六、护理评价

经过治疗及护理，患者是否达到：

1. 未发生颅内高压及脑疝，头痛症状缓解。

2. 患者无窒息发生。

3. 体温降至正常。

4. 生活需求得到满足。

5. 未发生压力性损伤。

6. 患者及家属对结核性脑膜炎知识了解，能积极配合。

第四节　浆膜结核患者的护理

Ⅰ. 结核性胸膜炎患者的护理

一、概述

结核性胸膜炎是结核分枝杆菌及其代谢产物进入机体胸膜内，引起胸膜产生过敏性的炎症反应。多见于儿童及青少年，部分患者表现为咳嗽、发热、胸痛、呼吸困难甚及少至中等量胸腔积液，少数患者可出现大量胸腔积液。在肺外结核中的发病率仅次于淋巴结结核，是第二位常见的肺外结核。在美国和巴西约占结核病的4%，南非约占20%。在中国尚无完整的流行病学资料。

二、发病机制及病理

解剖学提示机体左右两侧的脏层胸膜和壁层胸膜之间形成一负压闭锁的假想的胸膜腔，左右胸膜腔互不相通。正常情况下两层胸膜紧密相贴，有生理性液体（约0.3ml/kg体重）起润滑作用。机体在高度敏感状态下，结核分枝杆菌和其代谢产物进入胸膜腔时，就会迅速引起胸膜的炎症反应。常发生于结核分枝杆菌原发感染后或发生在结核病恶化及复发阶段。

三、护理评估

（一）健康史评估

1. 年龄、日常生活、工作、学习、睡眠情况。

2. 吸烟、饮酒情况。

3. 家族史，结核病接触史、患病史、卡介苗接种史。

（二）临床症状评估

大多数结核性胸膜炎是急性病。其症状主要表现为结核的全身中毒症状和胸腔积液所致的局部症状。结核的全身中毒症状主要表现为发热、畏寒、出汗、乏力、食欲不振及盗汗。局部症状有胸痛、干咳和呼吸困难。胸痛多位于胸廓呼吸运动幅度最大的腋前线或腋后线下方，呈锐痛，随着深呼吸或咳嗽而加重。由于胸腔内积液逐渐增多，几天后胸痛逐渐减轻或消失。积液对胸膜的刺激可引起反射性干咳，体位转动时更为明显。积液量少时仅有胸闷、气促，大量积液压迫肺、心和纵隔，则可发生呼吸困难。积液产生和聚集越快、越多，呼吸困难越明显，甚至可有端坐呼吸和发绀。

（三）辅助检查

1. 病侧胸廓较膨隆，运动受限，气管和心脏向对侧移位，呼吸音减弱或消失。当渗出初期或消退时可听到胸膜摩擦音。

2. X线检查根据积液部位不同，胸片可见盘状阴影、片状阴影及纺锤状阴影，密度增高，心脏、纵隔可向健侧移位。

3. 结核分枝杆菌素试验多为阳性。

4. 实验室检查胸腔积液多呈草黄色，偶为血性渗出液，以淋巴细胞为主，可找到结核分枝杆菌，但阳性率不高。

5. 超声波检查有助于判明包裹性积液存在，并协助确定穿刺部位。

四、常见护理诊断/问题

1. 体温过高 与感染有关。

2. 低效型呼吸形态 与胸腔积液过多、呼吸困难有关。

3. 疼痛：胸痛 与炎症有关。

4. 营养失调：低于机体需要量 与结核病慢性消耗有关。

5. 疲乏 与结核病导致的全身乏力有关。

6. 知识缺乏 缺乏本病相关知识。

五、计划与实施

1. 观察体温、脉搏、呼吸的变化。体温高时，及时采取降温措施，并进行体温监测。

2. 采取舒适体位，保证呼吸通畅。

（1）患者出现呼吸急促不能平卧时应立即报告医生，并备好胸腔穿刺用物。

（2）当胸腔积液量增多时，患者应卧床休息，加强营养，待病情好转后可适当活动。

（3）呼吸困难时取半卧位或患侧卧位。

（4）当胸腔大量积液时，可做穿刺抽液治疗。抽液后鼓励患者向健侧卧，并指导患者做深呼吸，防止胸膜粘连而影响肺功能。

（5）穿刺后详细记录胸腔积液量及性质，必要时及时送检。保持穿刺部位敷料清洁、干燥。

（6）操作时注意患者保暖，避免着凉，防止并发症发生。

3. 结核感染是一种消耗性疾病，加强饮食护理特别重要，应给予高能量、高蛋白、高维生素的饮食（如牛奶、鸡蛋、瘦肉、鱼、豆腐、新鲜水果、蔬菜等）以增强抵抗力，促进机体修复能力和病灶愈合。

4. 保持居室空气流通，阳光充足。保证患者有充足的睡眠时间，减少体力消耗，促进体力恢复。无特殊症状者，一般不过分强调绝对卧床，可做适当进行室内、外活动，呼吸新鲜空气，增强抵抗力，避免受凉引起上呼吸道感染。

5. 由于抗结核药物大多有胃肠道反应，故要注意观察患者食欲的变化，如有恶心、呕吐等胃肠道症状时及时与医生联系，以决定是否停药。

6. 健康教育

（1）向患者讲解疾病的相关知识，治疗方法，要树立长期治疗的思想准备，坚持全程治疗。

（2）坚持定期复查，以了解治疗效果和药物的使用情况，以根据病情调整治疗方案。

（3）讲解药物的不良反应，如有异常及时到医院就诊。

（4）良好的生活习惯、充足的营养对患者疾病的恢复起着重要的作用。

（5）注意做好消毒、隔离，以防重复感染；做好传染病的预防，防止疾病复发。

六、护理评价

通过积极的治疗护理，患者是否达到：

1. 体温降至正常。

2. 保持有效呼吸形态。

3. 胸痛得到缓解。

4. 机体营养需求得到满足。

5. 全身乏力症状得到缓解。

6. 掌握疾病相关知识。

Ⅱ. 结核性心包炎患者的护理

一、概述

结核性心包炎（TBP）是由结核分枝杆菌通过不同的途径感染侵及心包所致。起病多隐匿，肺部可无明显受累，临床上常见是多发性浆液膜炎（双侧或单侧胸腔积液）伴心包炎（心包积液）。本病可分急性和慢性两种或两期，前者常伴有心包积液，后者亦引起心包缩窄。其发病情况约占内科住院人数的 0.2% 左右。国外统计肺结核患者合并 TBP 占 1% ~ 8%，急性心包炎中有 4% ~ 7% 为结核性的，有7% 会发生心脏压塞，6% ~ 7% 的病例发展为缩窄性心包炎。而我国 TBP 在心包疾病中则占有重要位置，占心包疾病的 21.3% ~ 35.8%，急性 TBP 占整个急性心包炎的62.3%，明显高于国外。TBP在各年龄组均有发生，其预后远较其他浆膜结核恶劣，应属重症结核病，故早期诊断与及时、正确治疗极为重要。

二、病因

结核性心包炎是继发于心包外的结核而发病，据报告约75.9%心包外有活动性结核病。可通过以下途径感染发病：①淋巴逆流感染：胸内淋巴结结核，尤其是气管分叉部淋巴结结核、主动脉弓淋巴结结核与动脉导管淋巴结结核、肺结核以及结核性胸膜炎、结核性腹膜炎时结核分枝杆菌可循淋巴逆流至心包膜；②血行感染：为全身血行播散性结核病的一部分，常发生多发性浆膜炎；③直接蔓延：常为纵隔淋巴结结核，结核性胸膜炎直接蔓延侵犯心包膜而发病。常见的感染方式是纵隔淋巴结结核经淋巴管播散。

三、发病机制及病理

根据临床和病理特点结核性心包炎可分为结核性渗出性心包炎（以下称渗出性心包炎）和结核性缩窄性心包炎（以下称缩窄性心包炎）两大类。

正常心包腔内约含50ml液体，机体对结核分枝杆菌及代谢产物超敏反应形成心包积液。渗液一般是浆液性的，少数为血性，蛋白含量很高，初期主要含有多形核白细胞，后期以淋巴细胞为主。在急性期，心包渗液中可能有大量的抗酸杆菌。亚急性期心包内有肉芽肿性炎症，可见类上皮细胞、朗格汉斯细胞浸润，也可出现干酪样坏死。心包渗液再吸收过程中，蛋白质和纤维素沉积形成条索在心包腔内造成分隔，纤维组织沉积于壁层和脏层心包膜间。心包增厚、粘连、心包腔消失导致缩窄性心包炎，最终可发生心包钙化。严重者纤维瘢痕组织的外壳，紧紧包住和压迫整个心脏和大血管的出口处。心脏在长期束缚的情况下，心肌本身也可发生缺血、苍白、心肌纤维退行性变、心肌变薄等。

心包腔内压在正常状态下低于心房、室内压。急性纤维蛋白性心包炎不影响血流动力学，而在渗出性心包炎时，心包腔内液体潴留使腔内压升高，达一定限度后引起心室的舒张期充盈受阻，致使心排血量降低，产生体循环静脉压、肺静脉压增高等心脏受压症状称心包压塞。心包压塞一般仅在心包腔内有大量积液时才会出现，但当液体产生甚为迅速时，即使液体量较少，少至250~350ml也可发生。

正常人吸气时动脉收缩压可有轻度下降，周围脉搏强度可无明显改变，当心包渗液引起心包压塞时，右心室不能扩张，在吸气时不能随着胸廓内压力的减少而增加其排出量，右心排血量不能随着肺血管容量的增加而发生相应的变化，这样便减少了肺静脉回流及左心房、左心室的充盈，从而导致动脉收缩压进一步下降（>1.33kPa），脉搏强度可明显减弱或消失而出现奇脉。收缩期血压因心排血量减少而下降，而舒张期血压无明显变化。出现脉压变小的现象。正常情况下吸气使静脉回右心血量增加，颈静脉压下降，但当渗出性心包炎时，右心排血量不能增加，颈静脉压反而升高（颈静脉怒张），称为Kussmaul征。

四、护理评估

（一）健康史评估

1. 年龄、日常生活、工作、学习、睡眠情况。

2. 吸烟、饮酒情况。

3. 家族史，结核病接触史、患病史，卡介苗接种史。

（二）身体状况评估

1. 症状

渗出性心包炎：

（1）全身症状　起病可急可缓，以慢性起病多见。多呈低至中度发热，少数患者有高热，可达 39.5℃ 以上并可伴有乏力、盗汗、食欲减退、消瘦等中毒症状。

（2）心包局部炎症表现　心前区疼痛主要见于早期纤维蛋白渗出阶段，疼痛性质可为锐痛、钝痛或胸部紧迫感。

（3）心脏压塞症状　症状的严重程度与渗液在心包腔内的积存量和渗出速度有关。呼吸困难、心悸也常为心包渗出突出的症状，此外尚有面色苍白、心前区不适、发绀、乏力、烦躁不安、上腹部疼痛、水肿甚至休克表现。

（4）邻近器官的压迫症状　肺、气管、支气管和大血管受压引起肺淤血、呼吸困难加重。气管受压可产生咳嗽和声音嘶哑。食管受压可出现呼吸困难。

缩窄性心包炎：

当心排血量相对固定、不能因活动而相应增加时，常可见劳累后呼吸困难。后期大量胸腔积液、腹腔积液和肺淤血，导致休息时也发生呼吸困难，甚至端坐呼吸。大量腹腔积液和肿大的肝脏压迫腹腔内脏器致使腹胀明显。几乎所有的患者都有不同程度的水肿，其他尚有乏力、食欲减退、眩晕、咳嗽、尿少等症状。

2. 体征

渗出性心包炎：

（1）心包摩擦音　多数患者在心包积液产生之前有心包摩擦音，是纤维蛋白性心包炎典型体征。心包摩擦音一般持续数天至数周，有时仅数小时，可因渗出液的出现使心包膜的脏层和壁层分开而消失。

（2）心包积液征　随着心包渗液量的增加，超过 200ml 以上或渗出液迅速积聚则出现心包积液征，体征视渗液多少而定。

（3）心脏压塞征　心包渗液快速积聚超过 100ml 可出现心动过速、颈静脉怒张和静脉压升高、代偿性心排血量的锐减，当超过代偿的限度时则出现血压下降、休克现象。

缩窄性心包炎：心尖搏动减弱或消失、心浊音界正常或轻度增大、心音低而远。约有 35% 的患者出现奇脉，心率较快，还可出现期前收缩，20% ~ 30% 晚期患者发生心房扑动或心房颤动等异位心律。心脏受压表现突出的是颈静脉怒张、Kussmaul 征，其他还有肝大、腹腔积液、胸腔积液、下肢水肿、端坐呼吸等。

（三）辅助检查

1. 实验室检查

（1）血液检查　TBP急性期白细胞可轻度或中度增高，也可正常；血沉增快；慢性病例可有轻度贫血。缩窄性心包炎时血常规大多正常，血沉也可正常。病程较久者由于肝淤血、制造白蛋白功能降低，反复抽腹腔积液又可导致白蛋白丢失，可有低蛋白血症。慢性肝淤血可致肝硬化，出现肝功能改变、氨基转移酶升高、黄疸指数增高，长期肾淤血可致肾实质损害，肾功能异常可出现蛋白尿等表现。

（2）心包积液与心包活检组织的检查

①常规检查属渗出液，多为草黄色，少数为血性。心包积液中蛋白含量高，以淋巴细胞和单核细胞为主，但在发病2周内多核白细胞可占多数。

②结核分枝杆菌检查　心包液中找到结核分枝杆菌是诊断TBP的"金标准"，但除结核性化脓性心包炎的心包液中有大量抗酸杆菌外，心包液结核分枝杆菌检出率很低。心包积液浓缩集菌法阳性率可达40%～50%，国外报道改良罗氏培养法心包液结核分枝杆菌培养阳性率为53%，Bactec法为54%。

③结核分枝杆菌的DNA　PCR＋探针检测、腺苷脱氨酶和γ-干扰素检查。

聚合酶链反应（PCR）：心包渗液或心包组织PCR技术在对TBP早期诊断有重要意义，其阳性率高于结核分枝杆菌涂片与培养。

腺苷脱氨酶（ADA）：ADA与T淋巴细胞的分化有密切相关，结核性浆膜炎性积液中ADA常增高，明显高于血清水平。

γ-干扰素（IFN-γ）：在结核性渗液中结核分枝杆菌细胞壁蛋白刺激辅助T淋巴细胞产生IFN-γ，IFN-γ≥140pg/ml对诊断有参考价值。心包积液PCR、ADA、IFN-γ联合检测结合临床综合评定可提高TBP诊断水平。

（3）抗结核抗体的检查　抗结核抗体检测对TBP诊断有参考意义。

（4）心包活检　心包活检组织检查阳性率为10%～20%，采用多部位取材损伤较大。

（5）结核分枝杆菌素试验　90%～100%患者PPD皮肤试验阳性反应，其中部分呈强阳性反应。

2. 影像学诊断

（1）X线检查　约有50%～72%TBP患者合并有肺结核及胸腔积液的征象。透视检查心脏搏动明显减弱或消失，渗液量少，心脏搏动可无变化。心包渗液超过250ml以上可见心影增大。

（2）其他影像学检查　胸部CT可显示心包积液及心包增厚。TBP在增强后的磁共振检查（MRI）有特征性改变。超声心动图是检查心包渗液的简单、敏感、可靠的方法，可发现少于40ml的心包积液。

3. 心电图诊断

（1）渗出性心包炎　ST段普遍抬高、T波改变、QRS低电压并常伴P波、T波电压过低、心律失常，常见窦性心动过速。

（2）缩窄性心包炎　QRS波群低电压、T波低平或倒置。

4. 心导管检查　右心导管检查示肺微血管压、肺动脉舒张压、右心室舒张末期压、右心房平均压和腔静脉压均显著增高且趋向相等。

（四）心理－社会状况

患者对疾病的心理反应，亲人对患者的关心程度及家庭经济承受能力。

五、常见的护理诊断/问题

1. 气体交换受损 与心包积液所导致的呼吸困难有关。

2. 疼痛 胸痛与疾病导致心脏器质性病变有关。

3. 体温过高 与结核性心包炎所导致的感染有关。

4. 营养失调：低于机体需要量 与机体消耗增加有关。

5. 活动无耐力 与结核性心包炎有关。

6. 焦虑 与担心疾病的预后有关。

7. 知识缺乏 缺乏结核性心包炎的相关知识。

六、计划与实施

治疗原则：①遵循抗结核治疗的基本原则，即早期、联合、规律、全程、适量。②在诊断性抗结核治疗的同时为防止误诊、误治应积极继续排查引起心包疾病的其他疾患。③诊断性抗结核治疗期间密切观察患者病情变化，注意抗结核药物的不良反应。诊断性抗结核治疗时间至少2～4周。④常规测肘静脉压，以便动态了解心包有无缩窄情况，为下一步治疗做准备。⑤心包穿刺：穿刺前要常规检测凝血机制，最好在心电监测下进行。第一次抽心包积液时，不宜快，量宜少。⑥早期应卧床安静休养，进易消化饮食，少食多餐，保证出入量平衡。⑦糖皮质激素治疗：不宜长期使用，强化1～2周，2个月左右减量，剂量因病情而异。⑧对症治疗：休息、吸氧、利尿药的应用、心动过速的治疗、纠正贫血。⑨外科手术治疗：心包剥脱术治疗缩窄性心包炎。

（一）一般护理

1. 饮食护理 采取少食多餐，饮食上应给予高热量、高维生素、适当高蛋白的易消化饮食，防止反复抽液造成低蛋白血症，加强营养的同时限制钠盐摄入。

2. 协助患者取舒适卧位 采取半卧位或坐位，使膈肌下降，利于呼吸。提供可依靠的床上小桌，并保持舒适体位，定时协助患者更换体位。保持床单位清洁，帮助患者按摩受压部位，防止压力性损伤的发生。

3. 注意充分休息，减少活动 嘱患者卧床休息，平稳呼吸，避免受凉，防止感冒加重呼吸困难。

4. 保持环境安静，限制探视 注意病室的温度和湿度，避免患者受凉，以免发生呼吸道感染而加重呼吸困难。患者衣着应宽松，以免妨碍胸廓运动。

（二）症状护理

1. 观察呼吸困难的程度、肺部啰音的变化及血气分析结果，检查患者发绀程度，给予持续低流量氧气吸入1～2L/min，做好氧气装置的及时更换与消毒工作。

2. 评估患者心前区疼痛的部位、性质及其变化情况，是否可闻及心包摩擦音。

必要时应用止疼药物，严格按照医嘱执行并密切观察用药后反应。嘱患者勿用力咳嗽或突然改变体位，以免疼痛加重。

3. 心动过速的患者，注意监测心率。

（三）用药护理

1. 结核性心包炎治疗用药时间为 1 ~ 2 年。所以早期、联用、适量、规律、全程的药物治疗原则尤为重要。抗炎抗结核药物要严格遵循用药原则，告知患者各种药物的重要性。

2. 严密观察药物不良反应，发现异常后及时通知医生进行相应处理。

3. 严格遵医嘱应用止痛药物，若疼痛严重时可给予止痛剂，以减轻疼痛对呼吸功能的影响。控制输液速度，防止加重心脏负荷。观察患者有无输液反应。

4. 双下肢水肿者给予适当利尿药治疗。一般从普通利尿剂开始使用，效果不佳时，遵医嘱逐渐增加剂量或改用其他利尿药，保证每天 24h 尿量略大于每天 24h 入量，观察水肿消退的情况，利尿期间注意电解质的检测，必要时补钾，防止低钾血症的发生，及时准确记录出入量。

（四）心包穿刺术配合及护理

目的：行心包穿刺用于判定心包积液的性质与病原；有心包压塞时，穿刺抽液以缓解压迫症状；化脓性心包炎时，穿刺排脓，向心包腔内注射药物达到治疗目的。

1. 术前 向患者说明穿刺术的意义和必要性，解除思想顾虑，必要时术前用少量镇静剂，准备好抢救器械和药物，建立静脉通路，术前需行超声心动图检查，确定积液量和穿刺部位，术前禁食 4 ~ 6h，协助患者取坐位或半卧位。

2. 术中 嘱患者勿剧烈咳嗽或深呼吸；抽液过程中注意随时夹闭胶管，防止空气进入心包腔；抽液要缓慢，第一次抽液量不超过 200ml，若抽出液为鲜血时，应立即停止抽液，观察有无心脏压塞征象，准备好抢救物品和药品；注意记录抽液量、性质，按要求留取标本送检；严密观察患者的表现，注意脉搏、心率、心律和血压变化，如有异常及时报告医生并协助处理。

3. 术后 密切观察患者的生命体征，嘱患者休息；观察穿刺处局部，穿刺部位覆盖无菌纱布，用胶布固定；心包引流者需做好引流管的护理；注意穿刺处有无渗液，渗液较多时应更换无菌纱布；记录心包积液引流量。

（五）心理护理

结核性心包炎病程长，治疗较复杂，需长期服用药物。患者在疼痛、呼吸困难等症状发作时容易产生恐惧、焦虑、悲观无助感，应保持患者情绪稳定。制订合理的护理计划，建立良好护患关系，循序渐进。动员家属一起参与，监督并鼓励患者，增加患者战胜疾病的信心，更好地在心理上给予患者支持。耐心讲解合理全程服用药物的重要性，减轻患者对药物不良反应的恐惧感。

（六）健康教育

1. 向患者讲解消除恐惧心理的重要性 疼痛严重时严格遵医嘱适量应用止痛药物。合理安排作息时间，充分休息。注意防寒保暖，防止呼吸道感染加重病情。

2. 向患者及家属进行知识宣传 结核性心包炎患者机体抵抗力弱，应加强营养。饮食上应给予高热量、高蛋白、高维生素的易消化饮食，限制钠盐摄入。

3. 向患者介绍应用药品的名称、用法、用量及注意事项 教会患者自我监测不良反应，及时通知医生并做好相应处理。嘱患者严格遵循用药原则，不能擅自减药、停药、乱服其他药物。

4. 教育患者做好预防交叉感染的公共卫生知识 禁止随地吐痰，公共场合需戴口罩等。注意个人卫生，保持清洁，分餐进食等。

5. 出院指导 嘱患者坚持按时服用全程药物，注意定期门诊复查胸片，定时抽血进行相应实验室检查，如有不适随时就诊。

七、护理评价

经过治疗和护理，患者是否达到：

1. 呼吸困难缓解。
2. 胸痛症状减轻。
3. 体温降至正常。
4. 患者情绪稳定，营养改善，体重增加。
5. 掌握疾病相关知识。

Ⅲ. 结核性腹膜炎患者的护理

一、概述

结核分枝杆菌感染腹膜引起腹腔慢性炎症，称之为结核性腹膜炎，是临床常见的腹腔结核病。

二、发病机制及病理

（一）病因

本病可发生于任何年龄，但以中青年为主，尤其是女性居多。结核分枝杆菌侵犯腹膜途径如下。

1. 直接蔓延即继发感染 多数患者继发于腹腔内各种脏器结核病灶的蔓延（如肠结核、肠系膜淋巴结结核、输卵管结核），少数是肠系膜淋巴结干酪样坏死的溃破（肠结核或脊柱结核蔓延所致）。干酪样坏死病灶溃破可引起急性弥漫性腹膜炎。

2. 淋巴、血行播散感染 肺结核病灶中结核分枝杆菌可以通过淋巴、血行播散感染腹膜引起粟粒型结核性腹膜炎，是全身血行播散性结核的一部分。较少病例来源于骨结核或泌尿生殖系结核。国外研究报告，腹膜结核中有1/3病例伴有活动性肺结核。

3. 直接饮入 饮入患有结核病的奶牛的牛奶可引起结核性腹膜炎，虽已有报告但缺少更多的直接证据。

（二）病理

根据病理特点可分为四型：

1. 渗出型　腹膜充血、水肿，表面覆盖纤维蛋白渗出物，腹膜表面常见散在灰白色或黄白色粟粒状结节，或呈斑块状。腹腔内有浆液纤维蛋白渗出液积聚，腹腔积液为草黄色，少数为血性（3%），偶见乳糜状。腹腔积液吸收后粘连可形成包裹性积液。

2. 粘连型　此型仅有少量腹腔积液，大量纤维组织增生，腹膜增厚，肠袢粘连与明显增厚的大网膜往往缠绕粘连成包块，肠曲受压迫、被束缚，造成肠梗阻。

3. 干酪型　以干酪坏死为主，肠道大网膜、肠系膜以及腹腔内脏器相互粘连而分隔成许多小房，常伴肠系膜淋巴结干酪样坏死，渗出液多为脓性或形成结核性脓肿，并可侵犯周围组织形成内瘘或外瘘。

4. 混合型　上述两种或两种以上同时存在时称混合型，各型之间可以变化，渗出型和粘连型可以向干酪型转化，此时表示病情发展。

三、护理评估

（一）健康史评估

1. 年龄、日常生活、工作、学习、睡眠情况。

2. 吸烟、饮酒情况。

3. 家族史，结核病接触史、患病史，卡介苗接种史。

（二）身体状况评估

1. 症状

（1）发热　结核性腹膜炎初起常有发热，以低热或中度发热多见，少数重症患者如干酪型患者常为高热，体温可达 39～40℃。呈稽留热或弛张热，并往往伴有盗汗、乏力、食欲减退等。

（2）腹胀　为常见症状，渗出型腹膜炎，在中等量以上腹水时腹胀明显，但有时腹水出之前患者已有腹胀，不少无腹腔积液患者也可出现明显腹胀为肠管胀气造成。

（3）腹痛　是结核性腹膜炎的主要症状，起病缓慢者腹痛常固定在某一部位，而急性发病者常为全腹痛，渗出型早期腹痛不严重，随后为持续性隐痛或钝痛，也有阵发性疼痛，疼痛部位多在脐周或右下腹，并伴有腹胀、腹泻及便秘。粘连型腹痛常发生于不同程度肠梗阻的同时，多为阵发性腹痛甚至严重的绞痛常伴呕吐，腹腔内结核性干酪坏死破溃引起急性腹膜炎时腹痛严重。

（4）腹泻和便秘　结核性腹膜炎常见腹泻、大便不成形，肠功能紊乱，部分患者表现腹泻与便秘交替。

（5）其他消化道症状　食欲减退、恶心、呕吐、腹膜炎可引起反射性呕吐，不同程度的肠梗阻也可引起呕吐。

2. 体征

（1）腹腔积液表现（腹水征）　约有70%结核性腹膜炎有腹腔积液（腹水），

腹水少时不易发现，腹水增长缓慢，腹部可呈蛙腹，脐部平坦而向两侧膨出，腹水增长迅速可呈尖状腹，脐部突出。中等量以上的腹水可表现典型的腹水征，可有波动感和移动性浊音。

（2）腹壁柔韧感　有50%结核性腹膜炎可出现腹壁柔韧感，即揉面感，此是结核性腹膜炎特殊性的体征。

（3）腹部包块　多见粘连型和干酪型，约有1/4腹膜炎患者可出现包块，包块可出现在不同部位，脐周、右下腹多见，其形状不一、大小不等、边界多不规则，是由增厚的大网膜和肠袢缠绕而成或是包裹性积液形成。

（4）腹部压痛　一般腹壁柔韧但压痛不明显，肌紧张不明显。但干酪型腹膜炎时腹部压痛及触摸痛明显，甚至可有反跳痛，包块部位也有压痛，如果合并肠梗阻、肠穿孔则为急性腹膜炎体征。

（5）腹部叩诊　结核性腹膜炎多数患者肠鸣音活跃或有不同程度的亢进。有梗阻或不完全肠梗阻可有气过水声。

（三）辅助检查

1. 影像学检查

（1）X线检查　X线钡餐检查可发现腹腔结核征象，可见小肠分布扩张，胀气，活动减退，粘连形成时则肠管固定，有相互压迫牵扯表现，其排列成梳子状，同时还可表现为腹膜增厚、肠粘连甚至肠梗阻。

（2）腹腔CT和MRI检查　CT和MRI检查对结核性腹膜炎有较高的诊断价值。

2. 实验室检查

（1）血常规检查　血常规常见轻度或中度贫血，白细胞多在正常范围。

（2）腹水检查　腹水为渗出液，呈草黄色，少数患者为血性、乳糜性或胆固醇性。

（3）聚合酶链反应检查　有助于诊断，腹水浓缩法查结核分枝杆菌阳性率很低。

（4）结核分枝杆菌素皮肤试验、抗结核抗体检查　结核分枝杆菌素皮肤试验多数病例阳性，血和腹水抗结核抗体检查很有诊断价值。

3. 腹膜穿刺活检　此方法可获得病理诊断。

4. 腹腔镜检查　可了解患者肠膜及腹膜的改变，是否发现腹膜有散在或弥漫的粟粒状结节，腹腔充血水肿等。

5. 超声检查　可以早期发现少量腹水，并可及时观察监测腹水量的变化，并有利于观察腹部肿块，确定包块的性质。

（四）心理－社会状况

评估患者对疾病的心理反应，亲人的关心程度及经济承受能力。由于大多数病例起病缓慢、病程较长，患者会出现烦躁、焦虑心理，而迁延不愈又会加重患者的经济负担，使患者出现抑郁等情绪。

四、常见的护理诊断/问题

1. 疼痛　腹痛与结核性腹膜炎所导致的腹痛有关。

2. 腹泻 与结核性腹膜炎有关。

3. 营养失调：低于机体需要量 与机体消耗增加、摄入减少有关。

4. 知识缺乏 缺乏结核病的相关知识。

5. 焦虑 与担心疾病的预后有关。

6. 潜在并发症 肠梗阻、肠瘘、肠穿孔等。

五、计划与实施

治疗原则：①充分休息，合理营养，补充维生素，供给丰富的钙铁食物；②坚持早期、适量、全程、联合、规律的抗结核药物治疗；③给予止痛、激素、腹腔穿刺和腹腔内给药等对症治疗；④必要时手术治疗。治疗目的是消除症状，改善全身情况，促使病灶愈合及防止肠梗阻、肠穿孔等并发症。

（一）疼痛护理

1. 让患者卧床休息，减少活动，以降低代谢，减少毒素的吸收。

2. 与患者多交流，分散其注意力，教会患者相应心理防卫机制，以提高疼痛阈值，使疼痛感减轻。

3. 严密观察腹痛的性质特点，正确评估病情进展状况。对骤起急腹痛要考虑腹内其他结核病灶破溃或穿孔所致的并发症，应及时报告医生给予紧急处理。

4. 采用按摩、针灸方法，缓解疼痛。

5. 根据医嘱给患者解痉、止痛药物，向患者解释药物作用和可能出现的不良反应，如阿托品可松弛肠道平滑肌缓解腹痛，但同时抑制唾液腺分泌，可出现口渴现象，应嘱患者多饮水，以缓解不适。对肠梗阻所致疼痛加重者，应行胃肠减压，并严格禁食水。

6. 如患者疼痛突然加重、压痛明显或出现便血等应及时报告医生并积极配合采取抢救措施。

（二）腹泻护理

1. 病情监测 包括排便情况、伴随症状、全身情况及血生化指标的监测，注意患者有无水电解质紊乱、酸碱失衡、血容量减少。应观察患者的生命体征、意识、尿量、皮肤弹性等。

2. 休息与活动 全身症状明显时应卧床休息，注意腹部保暖。可用热敷，以减弱肠道运动，减少排便次数，并有利于腹痛等症状的减轻。慢性轻症者可适当活动。

3. 饮食 以少渣、易消化食物为主，避免生冷、多纤维、刺激性食物。急性腹泻应根据病情和医嘱，给予饮食护理，如禁食、流质、半流质或软食。

4. 腹泻的治疗 以病因治疗为主，应用止泻药时注意观察患者排便情况，腹泻得到控制时及时停药，注意观察药物的不良反应。

5. 排便护理 排便频繁时，因粪便的刺激，可使肛周皮肤损伤，引起糜烂及感染。排便后应用温水清洗肛周，保持清洁干燥。

（三）饮食护理

1. 帮助患者树立治疗信心，保持心情舒畅，提供舒适的进食环境，促进患者食欲。

2. 提供高热量、高蛋白、高维生素、易消化的食物，如新鲜蔬菜、水果、鲜奶、肉类及蛋类等。保证营养摄入，以增强机体的抗病能力。与患者及家属共同制订饮食计划。应给予高热量、高蛋白、高维生素而又易于消化的食物。腹泻明显的患者应少食乳制品、富含脂肪的食物和粗纤维食物，以免加快肠蠕动。肠梗阻的患者要严格禁食。

3. 严重营养不良者应协助医生进行静脉营养治疗，以满足机体代谢需要。

4. 每周测量患者的体重，并观察有关指标，如电解质、血红蛋白，以评价其营养状况。

（四）用药护理

根据医嘱给抗结核药，长期应用抗结核药，可致胃肠道不适及听力、肝肾功能的损害，故应定期监测患者的听力及肝肾功能，如有异常及时报告医生调整药物及药量。对应用激素治疗的患者，应注意其不良反应的观察。

（五）做好病情观察

有无突发腹痛、腹胀、呕吐、无排便、排气等肠梗阻的症状。

（六）心理护理

向患者及家属做好心理护理，消除患者的紧张情绪。解释各项检查及治疗的过程、目的、注意事项等，取得患者及家属的配合。肠结核治疗效果不明显时，患者往往对预后感到担忧，纤维结肠内镜等检查有一定痛苦，故应注重患者的心理护理，通过解释、鼓励来提高患者对配合检查和治疗的认识，稳定患者的情绪。

（七）健康教育

1. 根据患者的具体情况，进行腹膜炎相关知识教育。

2. 嘱患者对原有结核病进行积极的治疗。

3. 指导患者坚持按医嘱服药，不要自行停药，同时注意药物的不良反应，如恶心、呕吐等胃肠道反应以及肝肾功能损害等。向患者及家属解释有关病因，配合医生积极治疗，并定期复查。及时了解病情变化，保证治疗的正常进行。

4. 向患者讲解有关消毒、隔离等知识，防止结核分枝杆菌的传播。指导患者注意个人卫生，提倡分餐制，牛奶应煮沸后再饮用。

5. 指导患者加强身体的锻炼，合理营养，生活规律，劳逸结合，保持良好心态，以增强抵抗力。

6. 对肠结核患者的粪便要消毒处理，防止病原体传播。

7. 发生腹泻时要做好肛周护理，以免频繁刺激引起肛周皮肤糜烂。

六、护理评价

经过治疗和护理，患者是否达到：

1. 腹痛、腹泻症状减轻。

2. 患者营养状况得到改善。

3. 并发症得到预防或及时发现。

4. 患者情绪得到控制。

5. 患者了解结核性腹膜炎的相关知识。

第五节 泌尿生殖系结核患者的护理

Ⅰ. 泌尿系统结核病患者的护理

一、概述

泌尿系统从肾脏、输尿管、膀胱至尿道都可发生结核病变；发生于这些器官组织的结核病称为泌尿系统结核病。泌尿系统中最常见、最先发生结核病的器官是肾脏，泌尿系统结核最主要是肾结核；一般都继发于其他部位的结核病灶，绝大多数继发于肺结核血行播散，或来自骨关节结核、肠结核播散。肾结核如未得到及时诊断和治疗，肾内干酪性坏死物或含结核分枝杆菌的尿液下行向输尿管、膀胱及尿道播散，形成输尿管结核、膀胱结核及尿道结核甚至波及男性生殖系统。泌尿系统结核以男性较多见，20~40岁常见（占66.3%）。男性肾结核患者50%~70%并发生殖系统结核。

二、发病机制及病理生理变化

（一）发病机制

普遍认为泌尿系统结核属于继发性结核病。结核分枝杆菌从原发病灶经血流到达肾脏引起继发感染，此时尿中可找到结核分枝杆菌，但可无其他泌尿系临床症状，称"病理肾结核"，多能自愈。如果患者免疫力低，某一侧肾皮质结核不愈，发展成肾髓质结核，肾髓质出现干酪样坏死，蔓延至肾盏、肾盂，此时出现临床症状，称"临床肾结核"。

肾结核病灶中的结核分枝杆菌可经尿液播散，常累及输尿管，引起输尿管结核结节、溃疡形成。引起输尿管上段和肾盂积水，进一步促使肾脏的破坏致肾功能逐渐丧失。病灶也可波及膀胱。膀胱黏膜充血水肿，结核结节形成，以患侧输尿管口周围为甚，之后蔓延到三角区和对侧输尿管口，到对侧输尿管口狭窄或闭锁不全引起肾积水；病变累及整个膀胱则可引起膀胱挛缩，加重肾功能的损害。尿道结核的病变主要也是溃疡、纤维化而形成尿道狭窄。

（二）病理生理变化

泌尿系统结核病主要的病理改变为肾皮质的阻塞性缺血性萎缩、肾髓质的干酪样坏死、空洞形成及尿道纤维化、梗阻。含结核分枝杆菌的尿液从肾脏流经输尿管，侵及输尿管黏膜、黏膜固有层及肌层。输尿管狭窄最终导致输尿管完全闭塞。肾结核分泌含结核分枝杆菌尿液累及膀胱。尿道结核可由膀胱结核蔓延引起，主要病理改变是尿道黏膜溃疡糜烂，最后纤维化，形成结核性尿道狭窄。

三、护理评估

（一）健康史评估

1. 结核病或结核病接触史、卡介苗接种史等。

2. 长期使用肾上腺皮质激素或免疫抑制剂等药物。

3. 存在高血压、肾功能不全及其他泌尿系统疾病。

4. 近期是否生活规律、过度劳累、营养不良等。

（二）身体状况评估

1. 膀胱刺激征：尿频、尿急、尿痛

（1）尿频　为肾结核的早期首发症状，且以夜尿较明显，随着病情发展逐渐加剧。晚期肾结核患者由于合并挛缩膀胱，尿频极严重，一日数十次，甚至出现类似尿失禁现象。

（2）尿急、尿痛　当发生膀胱结核后，排尿有灼热感，可有尿痛并伴尿急，儿童可因排尿剧痛不敢排尿致尿潴留。

2. 血尿、脓尿　血尿是泌尿系结核的常见症状。常因结核性膀胱炎、结核性溃疡在膀胱收缩时溃疡出血所致，故多为终末血尿。部分病例的血尿也可能是来自肾脏病灶，表现为无痛性全程血尿。脓尿也是肾结核的常见症状。

3. 排尿障碍　排尿障碍是尿道结核引起的尿道狭窄的唯一症状。可有排尿困难、尿线变细射程短、排尿无力等。

4. 肾区疼痛和肿块　肾结核一般无明显腰痛，发展成结核性肾积脓或输尿管狭窄或阻塞造成重度肾积水时，可有患侧腰部肾区压痛、叩击痛，可触及肿块。

5. 结核病全身中毒症状　泌尿系统结核全身症状多不明显。只有并发其他器官结核病的进展期可出现发热、乏力、盗汗、食欲减退、贫血、消瘦等全身症状。

（三）辅助检查

1. 实验室检查

（1）尿液检查

①尿常规检查：尿常规显示尿液呈酸性，有尿蛋白、红细胞、白细胞。

②尿沉渣找抗酸杆菌：至少 3 次 24 小时尿沉淀物找抗酸杆菌检查，50%～70% 的泌尿系统结核病患者 24 小时尿沉淀物抗酸染色检查结果阳性。

③尿结核分枝杆菌培养：尿结核分枝杆菌培养准确可靠，阳性率 80%～90%，在培养的同时，还可做药物敏感性试验，以早期发现耐药结核病。

④尿液分子生物学检测：尿液 Xpert MTB/RIF 检测法具有敏感性和特异性高以及快速等优点，是诊断泌尿系统结核病及利福平耐药结核病的重要方法。

（2）免疫学检查　免疫学检测方法包括血清和尿液标本结核抗体检测、结核分枝杆菌素（PPD）皮肤试验和 γ - 干扰素释放试验（IGRA），这些检测方法对泌尿系统结核的辅助诊断具有一定的价值。

2. 影像学表现

（1）X 线检查

①腹部 X 线片对肾结核的诊断价值较小，对早期肾结核无诊断价值。

②静脉尿路造影对肾结核的诊断价值较大，可了解分侧肾功能、病变的程度和范围。

③逆行泌尿系造影：可显示肾及泌尿系破坏情况及狭窄部位。该方法有引起结核病播散的危险。

（2）CT 和磁共振（MRI）检查　肾脏结核典型的 CT 表现为肾内多发低密度灶，增强后静脉呈花瓣样强化，不对称性肾积水、多发钙化、肾盂肾盏输尿管及膀胱壁的增厚，伴随"肾周筋膜模糊"。MRI 典型征象为肾皮质变薄，肾实质内脓腔或空洞形成，肾盂、肾盏破坏变形，壁增厚，肾盂肾盏扩张不成比例。

（3）B 超检查　B 超图像可分为肾囊肿型、肾积水型、肾积脓型、肾重度钙化型和混合型。

3. 其他检查

（1）膀胱镜检查　是确诊膀胱结核最主要的方法。

（2）肾穿刺活检　在 B 超或 CT 引导下进行肾穿刺获取组织标本，进行病理学检查和抗酸杆菌涂片及结核分枝杆菌培养检查有确诊价值。

（四）社会－心理状况

1. 结核病是一种慢性传染性疾病，泌尿系统结核患者的症状，对患者的日常工作、生活或学习产生很大的影响，严重影响了患者的生活质量，患者会产生焦虑、抑郁、自卑的心理变化。

2. 患者对疾病预后的担忧会产生恐惧的心理。

3. 了解患者的家庭成员组成、家庭经济状况、家属对患者的关心程度等。

四、常见护理诊断/问题

1. 排尿形态异常　与泌尿系统结核有关。

2. 疼痛：尿痛、腰痛　与结核导致的器质性病变有关。

3. 焦虑/抑郁　与肾结核和未知预后有关。

4. 知识缺乏　缺乏泌尿系统结核的相关知识。

5. 体温过高　与泌尿系统结核有关。

6. 潜在并发症　电解质紊乱。

五、计划与实施

（一）一般护理

1. 尿频、尿急、尿痛的护理

（1）休息　急性发作期应注意卧床休息，宜取屈曲位，尽量勿站立或坐直。保持心情愉快，指导患者从事一些感兴趣的活动，如听音乐、欣赏小说、看电视或聊天等，以分散注意力，减轻焦虑，缓解尿路刺激征。

（2）增加水分的摄入　在无禁忌证的情况下，应尽量多饮水、勤排尿，不断冲洗尿路，减少细菌在尿路停留。每天饮水量不低于 2000ml，保证每天尿量在 1500ml 以上。

（3）保持皮肤黏膜的清洁　加强个人卫生，增加会阴清洗次数，减少肠道细菌侵入尿路而引起感染。女性患者月经期尤需注意会阴部清洁。

（4）缓解疼痛　指导患者进行局部热敷或按摩，以缓解局部肌肉痉挛，减轻疼痛。

（5）用药护理　遵医嘱给予药物治疗，注意观察药物的疗效及不良反应。

2. 饮食护理　泌尿系统结核病是一种慢性消耗性疾病，因此要制订全面的饮食营养计划。为患者提供高蛋白、高热量、富含维生素的饮食。并摄入一定量的新鲜蔬菜和水果。

3. 休息与运动

（1）症状明显者，应卧床休息。

（2）恢复期的患者可适当增加户外活动，如散步、打太极拳、做保健操等，加强身体锻炼，增强机体免疫力功能，提高机体的抗病能力。

（3）轻症患者在治疗的同时，可进行正常工作，但应避免劳累和重体力劳动，保证充足的睡眠，做到劳逸结合。

（二）用药护理

泌尿系结核患者使用抗结核药物治疗疗程通常在 9 个月以上，做好抗结核用药指导，观察药物不良反应。

（三）心理护理

由于泌尿系统结核患者排尿形态发生改变以及膀胱刺激征，影响了患者的日常生活、工作，而且需要长期服药，患者常有焦虑、抑郁、自卑的心理，对治疗和生活的信心不足等，应加强患者的心理护理。热情地向患者介绍有关结核病的常识，使患者认识到这是一个可治愈的慢性病，从而消除疑虑，促使早日恢复健康。

（四）健康教育

1. 向患者及家属进行相关知识宣教，详细介绍有关药物的名称、用法、剂量、作用及不良反应。室内保持良好的通风，衣服、被褥、书籍在烈日下暴晒 6 小时以上进行消毒处理。

2. 根据病情合理安排每天的食物，保证营养补充。患者戒烟、戒酒。

3. 合理安排休息，避免劳累，适当的户外锻炼，增加抗病能力，锻炼以不感觉累为宜。

4. 定期复查。

六、护理评价

经过治疗和护理，患者是否达到：

1. 排尿形态正常。

2. 疼痛缓解。

3. 有良好的心态，能够积极配合治疗。

4. 患者能了解肾结核的相关知识，掌握正确的服药方法。

5. 体温降至正常。

Ⅱ. 男性生殖系统结核病患者的护理

一、概述

男性生殖系统结核是指前列腺结核、精囊结核，睾丸、附睾结核、输精管结核、阴茎结核。临床上最常见的是附睾及睾丸结核。近年来男性生殖系统结核病的发生率有所增加，也是男性不育症发病率增加的直接原因。男性肾结核 50% ~ 75% 并发生殖系结核，有资料提示：粟粒型肾结核患者 13% 合并患男性生殖系统结核病，干酪样肾结核患者 52% 合并生殖系结核，而空洞型肾结核患者全部均有男性生殖系统结核病。引起男性生殖系统结核病的主要致病菌为结核分枝杆菌，少数为牛分枝杆菌。

二、发病机制及病理生理变化

（一）发病机制

男性生殖系统结核病的感染途径有两种：

1. 尿路感染 男生殖系统结核多数是由泌尿系统结核经射精管口直接蔓延，逆行感染所致。

2. 血行感染 男性生殖系统结核病的发病与肾结核相同，经血行感染，均为身体其他器官结核病灶的继发性病变。结核分枝杆菌由血液侵入男性生殖系统，可引起前列腺结核、精囊结核、睾丸结核、附睾结核或输精管结核等。

（二）病理生理变化

1. 前列腺与精囊结核 早期结核分枝杆菌在前列腺腺管中或精囊腺内形成结核结节，结核结节融合发展成干酪样变，坏死组织排出后形成空洞，病变组织在修复时也可形成纤维化，使之成为不光滑结节状硬的纤维块。后期因纤维化而皱缩变硬。

2. 附睾结核 主要病变为结核性肉芽组织、干酪样变和纤维化。严重患者附睾发生干酪样坏死，很快蔓延到附睾之外，与阴囊粘连，形成寒性脓肿，破溃后经久不愈。

3. 睾丸结核 睾丸结核常由附睾结核直接蔓延所致，少数由血行播散引起，单纯睾丸结核罕见。

4. 输精管结核 病理改变常为干酪样变。

5. 阴茎结核 病变一般在龟头、系带、尿道口处，病程长者伴有勃起功能障碍。

三、护理评估

（一）健康史评估

1. 结核病或生殖器结核家族史。

2. 结核病或泌尿生殖系统结核病史。

3. 其他疾病史。

（二）身体状况评估

慢性起病者早期缺乏临床症状，但伴随身体其他部位，特别是肺结核急性发病者，全身症状重，局部表现明显。

1. 附睾和睾丸结核 临床上最常见的男性生殖系统结核病为附睾结核，故该系统结核的临床表现往往是附睾结核的病象。附睾结核可在肾结核症状发生之前出现。

（1）附睾结核一般病情发展缓慢，症状轻微，附睾逐渐肿大，疼痛不明显；偶有下坠或轻微隐痛，常不引起患者的注意。

（2）个别患者，起病急骤、高热、疼痛、阴囊迅速增大，类似急性附睾炎；炎症消退后，留下硬结，可与皮肤粘连，甚至形成阴囊窦道，转入慢性阶段。

（3）附睾病变从尾部向体部、头部蔓延而至整个附睾，肿大的附睾可与阴囊粘连形成寒性脓肿，如寒性脓肿有继发感染，则局部红肿热痛，脓肿破溃流出脓液及干酪样坏死组织后，形成窦道，可造成经久不愈。

（4）附睾结核的压痛多不明显，严重者附睾、睾丸分界不清。

（5）双侧发病者可致不育症。

2. 前列腺和精囊结核 前列腺、精囊结核多无明显症状，直到附睾结核出现临床症状，行直肠指诊时才发现前列腺精囊硬结。

（1）早期临床表现为会阴部不适及轻微直肠部疼痛，病变持续发展。

（2）可出现血精及精液减少，严重时精液呈血液样。

（3）由于前列腺腺泡组织大量破坏，前列腺液分泌障碍，精液量显著减少，合并附睾结核者精子数量减少且活力下降。

（4）射精疼痛，由于前列腺腺体导管阻塞，尤其是射精管开口部位的阻塞，射精时可发生疼痛。

（5）少数严重的前列腺结核，形成空洞并于会阴部破溃、流脓，形成窦道，也可破入膀胱、尿道、直肠。

3. 输精管、阴茎结核 输精管结核的表现仅仅是纤维化后增粗、变硬，呈索状或串珠状，如病变引起双侧输精管梗阻，患者将失去生育能力。阴茎结核因其主要表现是龟头结节及慢性溃疡，溃疡一般无痛，可长期不愈。最后可破坏阴茎头及阴茎体。

（三）辅助检查

1. 实验室检查

（1）尿液常规镜检，同泌尿系统结核。

（2）病原学检测

①取前列腺液或精液直接涂片有时可发现抗酸杆菌。

②尿沉渣涂片抗酸染色 同泌尿系统结核。

③尿结核分枝杆菌培养 同泌尿系统结核。

④分泌物检测　可行抗酸染色涂片或结核分枝杆菌培养检测。

⑤分子生物学检测　用尿液、前列腺液或精液进行结核分枝杆菌 DNA 检测，也可进行 Xpert MTB/RIF 检测。

（3）结核抗体的检测。

（4）γ-干扰素释放试验　γ-干扰素释放试验对男性生殖系统结核的辅助诊断优于结核抗体。

2. 影像学表现

（1）B 超检查　是诊断附睾结核的首选检查方法。

（2）静脉尿路造影　严重的前列腺结核，尿道造影可见空洞状破坏，边缘不规整。

（3）CT 检查　睾丸体积肿大，形态不规则，密度不均匀，实质内可见斑点状钙化灶。前列腺结核患者在 CT 上可见前列腺不规则肿大，有空洞时呈低密度区。

（4）MRI 检查　睾丸和附睾结核 MRI 表现取决于病变的程度及不同的病理成分，病变常由肉芽组织、纤维组织和干酪成分构成。

3. 其他检查

（1）尿道镜检查　前列腺结核患者尿道镜检查时，常可发现前列腺尿道三种典型变化：①精阜近侧端前列腺尿道扩张，黏膜充血、增厚；②前列腺导管开口扩张，呈高尔夫球洞状；③前列腺尿道黏膜呈纵行小梁改变。

（2）经直肠超声引导下前列腺穿刺活检　是获得前列腺组织学最主要途径之一，有助于前列腺结核的诊断。

（四）心理–社会状况

1. 男性生殖系统结核常因早期临床表现不典型、病情隐匿而易漏诊或误诊；加之发病部位私密，患者羞于就医而延误诊治，直至发展到后期出现严重局部干酪样坏死、病变范围较大且有脓肿形成，导致药物治疗效果不佳，影响患者生育，患者会产生焦虑、抑郁、自卑、恐惧的心理。

2. 了解患者的家庭成员组成、家庭经济状况、家属对患者的关心程度等。

四、常见护理诊断/问题

1. 皮肤完整性受损　与结核所致的皮肤破损有关。

2. 体温过高　与结核所致的感染有关。

3. 焦虑/恐惧　与担心疾病的预后及影响生育有关。

4. 知识缺乏　缺乏附睾结核的相关知识。

5. 疼痛　与皮肤破损有关。

五、计划与实施

（一）休息

急性期注意休息，减少活动。

（二）饮食护理

为患者提供高蛋白、高热量、富含维生素的饮食。每日摄入一定量的新鲜蔬菜和水果。

（三）局部皮肤护理

窦道不断渗出脓水者，注意保持局部皮肤的清洁，按时换药。

（四）抗结核药物的护理

做好抗结核用药指导，观察药物不良反应。

（五）心理护理

由于结核是一种慢性传染性疾病，男性生殖系统结核病程较长，局部症状严重，影响患者生育等，严重影响患者的生活质量，患者会有焦虑、抑郁、自卑、恐惧的心理，严重影响患者的治疗效果，应加强患者的心理护理。热情地向病员介绍有关结核病的常识，使患者认识到这是一个可治愈的慢性病，从而消除疑虑，促使早日恢复健康。

（六）健康教育

1. 向患者及家属进行相关知识宣教，详细介绍有关药物的名称、用法、剂量、作用及不良反应。室内保持良好的通风，衣服、被褥、书籍在烈日下暴晒 6 小时以上进行消毒处理。

2. 教会患者根据病情合理安排每天的食物，保证营养补充。戒烟、戒酒。

3. 合理安排休息，避免劳累。适当的户外锻炼，增加抗病能力，锻炼以不感觉累为宜。

4. 定期复查。

六、护理评价

经过治疗和护理，患者是否达到：
1. 局部破损皮肤好转。
2. 体温正常。
3. 有良好的心态，能够积极配合治疗。
4. 掌握正确的服药方法及结核病的消毒隔离知识。
5. 疼痛缓解。

Ⅲ. 女性生殖系统结核病患者的护理

一、概述

女性生殖系结核是指由结核分枝杆菌引起的生殖器炎症，包括卵巢结核、输卵管结核、子宫内膜结核、宫颈结核、外阴和阴道结核、腹膜盆腔结核。常好发于 20~40 岁成熟期女性，近年来随着艾滋病（AIDS）发生率的上升、人工辅助生殖技术的开展，女性生殖系结核发病率有升高趋势。生殖系结核的潜伏期可以长达数年，病程缓慢，常无症状，易被忽视。多数患者发现生殖系结核时，其原发部位的病灶大多已经痊愈。

二、发病机制及病理生理变化

（一）发病机制

1. 血行传播 为最常见的传播途径。结核分枝杆菌感染肺部后，可在短时间内通过血流播散，感染生殖道。输卵管的组织构造有利于结核分枝杆菌的潜伏，故结核分枝杆菌一般首先侵及输卵管，常双侧受累，然后依次播散至子宫内膜、卵巢、宫颈、阴道、外阴，并可累及腹膜。

2. 直接蔓延 腹腔内脏结核可直接蔓延到生殖器。

3. 淋巴传播 较少见。

4. 原发性感染 女性生殖器官直接感染结核，男性泌尿生殖系结核患者，通过性生活直接感染其性伴侣，可形成原发性外阴或宫颈结核。

（二）病理生理变化

1. 输卵管结核 输卵管被认为是生殖系结核的始发部位，几乎所有生殖系结核均累及输卵管，双侧居多。

（1）由于不同的感染途径，结核性输卵管炎初期大致有 3 种类型：①结核性输卵管周围炎；②间质性结核性输卵管炎；③结核性输卵管内膜炎。

（2）随着细菌毒力及机体免疫力的不同，病变继续发展，大致又有两种类型。

①增生粘连型：输卵管表面有大量黄白色结节，与周围组织或器官有广泛的粘连。

②渗出型：输卵管腔内形成大量干酪样物及渗出液。

2. 子宫内膜结核 占生殖器结核的 50% ~60%，常由输卵管结核下行蔓延所致。子宫大小、形态均可能正常，结核病变大多局限于子宫内膜，甚少侵入肌层。

3. 卵巢结核 占生殖器结核的 20% ~30%，通常累及双侧。

（1）卵巢周围炎。

（2）卵巢炎。

4. 宫颈结核 病变常表现为：表浅性溃疡，触之易出血；乳头或菜花样增生，易与宫颈癌相混淆，须做病理检查以明确。

5. 外阴和阴道结核 病灶常表现为单个或数个表浅的溃疡，久治不愈，可能形成窦道；亦可表现为灰白色肉芽肿或黄色结节。

6. 腹膜盆腔结核 常并发于生殖器结核，分为渗出型及粘连型。

二、护理评估

（一）健康史评估

1. 结核病或生殖器结核家族史。

2. 结核病或生殖器结核病史，卡介苗接种史。

3. 盆腔炎症史及有无其他疾病史。

（二）身体状况评估

1. 症状

（1）不孕　多数生殖器结核始发症状就是不孕。由于输卵管的管腔阻塞或者管腔运输功能丧失以及子宫内膜结核妨碍受精卵的着床与发育等，都可导致不孕或流产。

（2）下腹坠痛　其发生仅次于不孕，常表现为不同程度的下腹痛，常于性交时、运动时及经期加重。

（3）月经失调　为生殖器结核的第三大症状，常表现为异常子宫出血，如早期可因子宫内膜充血及溃疡，而表现为经量过多，有时表现为经间出血、绝经后出血；晚期则因子宫内膜遭到不同程度破坏，而表现为月经稀少或闭经。

（4）白带增多　子宫内膜结核病变或阴道结核患者可发生白带增多，特别是宫颈结核时，分泌物可呈脓性或脓血性，有时甚至有接触性出血或臭性脓血带。

2. 体征　轻者无明显体征。严重盆腔腹膜结核，腹部体检时有柔韧感或腹水征，当形成包裹性积液时，可触及囊性肿块。子宫多因粘连而固定，一般子宫常小于正常；输卵管卵巢结核时，在子宫两侧可触及条索样输卵管或两者粘连形成的质硬、形状不规则的肿块；外阴、阴道和宫颈结核局部可见表浅溃疡或乳头样增生。

（三）辅助检查

1. 实验室检查

（1）病原学检测取月经血、宫腔刮出物或腹腔积液做结核分枝杆菌检查：①涂片抗酸染色找抗酸杆菌；②结核分枝杆菌培养，此法准确；③分子生物学方法，方法快速简便，如采用聚合酶链反应（PCR）或 Xpert MTB/RIF 检测。

（2）结核抗体的检测　结核抗体阳性对女性生殖系统结核的诊断有一定的辅助价值。

（3）γ－干扰素释放试验　γ－干扰素释放试验对女性生殖系统结核的辅助诊断优于结核抗体。

2. 影像学检查　盆腔钙化阴影，为生殖器结核感染愈合后的特征性表现。

（四）其他检查

1. 组织病理学检查　是诊断女性生殖系统结核，尤其是子宫内膜结核的可靠方法。应行诊断性刮宫术，并将全部刮出物送病理检查，以明确诊断。

2. 内镜检查

（1）腹腔镜检查　腹腔镜技术已普遍应用于诊断盆腔疾患。

（2）阴道镜检查　阴道镜是无损性检查，能直接观察阴道、宫颈，对早期发现宫颈及阴道病变有重要临床价值。

（3）宫腔镜检查　宫腔镜下可直视到结核病变的部位，同时取组织做病理检查可提高阳性诊断率。

3. 穿刺检查　如在盆腔内扪到囊性包块，可经阴道后穹窿做穿刺抽液检查。

（五）心理－社会状况

1. 女性生殖系统结核常导致患者不孕不育，患者阴道分泌物增多有异味，严重影响了患者的生活质量，患者会产生焦虑、抑郁、自卑的心理变化。

2. 患者对疾病预后的担忧会产生恐惧的心理。

3. 了解患者的家庭成员组成、家庭经济状况、家属对患者的关心程度等。

三、常见护理诊断/问题

1. 腹痛　与盆腔粘连有关。

2. 体温过高　与结核有关。

3. 焦虑/恐惧　与担心疾病的预后有关。

4. 知识缺乏　缺乏结核病的相关知识。

四、计划与实施

（一）卧床休息

急性期患者至少需卧床休息 3 个月，夜间要有充足的睡眠，以提高机体的免疫功能。

（二）饮食护理

为患者提供高蛋白、高热量、富含维生素的饮食。并应摄入一定量的新鲜蔬菜和水果。

（三）抗结核药物的护理

做好抗结核用药指导，观察药物不良反应。

（四）心理护理

女性生殖系统结核可能导致患者不孕不育、阴道内分泌物增多有异味等，导致患者被孤立，患者易产生焦虑、抑郁、自卑的心理。患者对治疗和生活的信心不足，易产生恐惧的心理。应加强患者的心理护理，热情地向患者介绍有关结核病的常识，使患者认识到这是一个可治愈的慢性病，从而消除疑虑，促使早日恢复健康。

（五）健康教育

1. 向患者及家属进行相关知识宣教，详细介绍有关药物的名称、用法、剂量、作用及不良反应。室内保持良好的通风，衣服、被褥、书籍在烈日下暴晒 6 小时以上进行消毒处理。

2. 教会患者根据病情合理安排每天的食物，保证营养补充。患者戒烟、戒酒。

3. 合理安排休息，避免劳累，适当的户外锻炼，增加抗病能力，以不感觉累为宜。

4. 定期复查。

五、护理评价

经过治疗和护理，患者是否达到：

1. 腹痛症状好转。

2. 体温正常。

3. 良好的心态，能够积极配合治疗。

4. 掌握疾病的相关知识。

第六节　气管、支气管结核患者的护理

一、概述

气管、支气管结核（tracheobronchial tuberculosis，TBTB）是气管、支气管的黏膜、黏膜下层、平滑肌、软骨及外膜的结核病。气管、支气管结核是结核病的特殊临床类型，属于下呼吸道结核，气管镜下可直接观察到气管及支气管的黏膜受到侵犯，加之临床上支气管病变多于气管病变，故以往多称之为支气管内膜结核（endobronchial tuberculosis，EBTB）。多发生于中青年人，但老年发病有增加趋势，女性发病是男性的 2～3 倍。主支气管、两肺上叶、中叶、舌叶支气管为好发部位，常可导致远端肺段或叶不张，严重者全肺不张，国外文献报道 10%～40% 的活动性肺结核患者合并有 TBTB。在我国，尚无 TBTB 的流行病学数据。临床上，由于受检查手段的限制，并非所有 TBTB 都能得到诊断。有些病变轻微的 TBTB 患者，虽未被诊断 TBTB，但随着全身抗结核药物治疗的应用而获痊愈，而有些患者在患病早期如处理不当，遗留下严重的气道狭窄，易引起通气障碍，反复出现感染甚至肺不张、窒息等，严重危害患者的健康，因此 TBTB 的早期诊断十分重要。支气管镜是确诊、治疗气管、支气管结核的重要手段。目前经支气管镜介入治疗气管、支气管结核的方法包括气道内给药术、冷冻术、球囊扩张术、热消融术及支架置入术等。

二、发病机制及病理生理变化

（一）发病机制

支气管结核多数继发于肺结核，少数继发于支气管淋巴结结核，经淋巴和血行播散引起支气管结核者极少见。

1. 直接接触感染　此为支气管结核最常见的感染途径。当肺结核患者含有大量结核分枝杆菌的痰液通过支气管、气管或吸入含有结核分枝杆菌的空气时，结核分枝杆菌直接侵及气管、支气管黏膜或经黏液腺管口侵及支气管壁，可形成结核病变。

2. 邻近脏器结核病蔓延　肺实质结核病变蔓延至支气管、气管，或肺门及纵隔淋巴结结核发生干酪坏死时，可侵及或穿破邻近支气管壁，形成支气管结核或支气管淋巴瘘，极少数胸椎结核患者的椎旁脓肿可波及气管、支气管，形成脓肿支气管瘘。

3. 淋巴、血行感染　结核分枝杆菌沿支气管周围的淋巴管、血管侵及气管、支气管，病变首先发生在黏膜下层，然后累及黏膜层，但这种淋巴管、血行感染的发生机会较少。

（二）病理生理变化

1. Ⅰ型（炎症浸润型） 病变以充血及水肿为主。表现为气管、支气管黏膜充血、水肿，病变局部黏膜表面见灰白色粟粒状结节，气道黏膜下组织肿胀而有不同程度的狭窄。

2. Ⅱ型（溃疡坏死型） 病变以局部溃疡及坏死为主。表现为病变区域在充血、水肿的基础上，局部出现边缘不整、深浅不一的溃疡，溃疡表面常有灰白色干酪样坏死物覆盖，溃疡深度随病变轻重各异，轻者仅局限于黏膜层，重者可深达黏膜下层，可导致气管、支气管软骨的破坏，病变区域触之易出血。

3. Ⅲ型（肉芽增殖型） 病变以局部肉芽组织增生为主。气管、支气管黏膜的充血、水肿减轻，黏膜的溃疡面开始修复，病变明显处可见肉芽组织增生，表面可见坏死物，增生肉芽组织将管腔部分阻塞。

4. Ⅳ型（淋巴结瘘型） 纵隔或肺门淋巴结结核破入气道形成支气管淋巴结瘘。淋巴结结核溃破前期表现为局部支气管因淋巴结结核外压、侵袭导致的黏膜充血、水肿、粗糙及管腔狭窄；溃破期表现为淋巴结溃破入支气管，局部溃疡形成，白色干酪样坏死物溢入支气管管腔，瘘口周围组织充血水肿。

5. Ⅴ型（瘢痕狭窄型） 病变以瘢痕形成、管腔狭窄为主。气管、支气管黏膜组织被增生的纤维组织所取代，形成纤维瘢痕，纤维组织增生及瘢痕挛缩导致所累及的支气管管腔狭窄。

6. Ⅵ型（管腔闭塞型） 瘢痕狭窄型病变继续进展，形成管腔闭塞。为支气管黏膜组织被增生的纤维组织所取代，形成纤维瘢痕，纤维组织增生及瘢痕挛缩导致所累及的支气管开口闭锁或开口狭窄但远端管腔闭锁。

7. Ⅶ型（管壁软化型） 受累的气管、支气管软骨环因破坏而缺失或断裂，因失去支撑结构导致气管、支气管管腔塌陷，并形成不同程度的阻塞，尤以呼气相及胸膜腔内压增高时明显，病变远端支气管可出现不同程度的支气管扩张。

三、护理评估

（一）健康史评估

1. 结核病接触史、疫苗接种史。

2. 既往有无结核病史，发病时间、是否规律治疗。

3. 气管、支气管结核病史，包括发病时间、发病的程度和近期治疗情况等。

（二）身体状况评估

1. 症状 气管、支气管结核的全身症状同继发性肺结核，结核中毒症状轻重不等，可有发热、乏力、消瘦、盗汗等，而非活动性支气管结核，可无明显全身症状，但气管、支气管结核的呼吸道症状较继发性肺结核为重，典型临床表现如下。

（1）刺激性咳嗽 由气管、支气管黏膜炎症或干酪坏死物刺激所致，咳嗽多为刺激性干咳，部分患者痰呈白色黏液泡沫状，痰量不多，当合并感染时痰量增多，可有黄痰。气管等中心气道狭窄时，咳嗽声如"犬吠"。

（2）咯血由于气管、支气管黏膜血运丰富，支气管结核病变可导致黏膜血管充血、扩张，血管通透性增高及血管壁破坏，因而导致咯血发生并造成咯血量不同。部分患者可有咯血，多为痰中带血，偶见小到中量咯血，极少见大咯血。

（3）喘鸣及呼吸困难　气道黏膜充血、水肿、肥厚、肉芽增殖及瘢痕狭窄，炎症气道分泌物增多均可造成呼吸时气道受阻，因而发生喘鸣、呼吸困难。气道轻度狭窄可引起喘鸣，多在胸骨旁，位置固定，应用支气管扩张剂无效。狭窄部位位于气管或左、右主支气管时可出现呼吸困难，早期可为阵发性呼吸困难。气道炎症性狭窄导致排痰不畅，痰液阻塞气道时引起呼吸困难，排痰后可缓解。支气管 – 淋巴瘘形成时，当大量淋巴结干酪坏死物突然破溃进入支气管内，可造成肺不张，甚至可致窒息。

2. 体征　早期单纯型气管、支气管结核可无异常体征。合并有肺结核者具有肺结核的体征。气管、支气管结核引起气道狭窄、软化时，可闻及肺部哮鸣音、干湿啰音及呼吸音减弱，出现胸廓不对称、气管偏移等。

（三）辅助检查

1. 实验室检查　由于病变位于气管、支气管黏膜和黏膜下层，故痰结核分枝杆菌涂片、培养以及分子生物学检测的阳性率远远高于继发性肺结核。PPD 试验、血结核抗体检测、IGRAs 等实验室检查的临床意义同继发性肺结核。

2. 影像学表现　轻症气管、支气管结核，影像学一般无明显异常发现。气管、支气管结核合并气道狭窄时，影像学表现有以下特点。

（1）肺不张、支气管扩张、局限性肺气肿。

（2）一侧或两侧出现支气管播散病灶。

（3）纵隔、肺门淋巴结肿大。

（4）CT 显示气管、支气管黏膜增厚、管壁不光滑、管腔狭窄、扭曲、变形，甚至闭塞。

3. 支气管镜检查　是确诊气管、支气管结核的重要手段。支气管镜检查可直视气管、支气管内情况，也可通过支气管镜留取相关刷片、灌洗液等标本进行结核分枝杆菌、活检组织病理学及分子生物学等检查。支气管镜检查可以明确支气管结核的有无、类型、部位、范围、严重程度、大致形成原因、是否合并所属气道狭窄或软化及程度等情况，是气管、支气管结核确诊、介入治疗正确选择及实施的最重要的或必不可少的手段，但具有一定创伤性。支气管镜下可见气管、支气管结核的主要表现如下。

（1）支气管黏膜表面弥漫性覆盖白色或乳白色干酪样物是支气管结核最具特征性的镜下表现。

（2）支气管黏膜充血水肿浸润较广泛，且与邻近黏膜无明显界限。

（3）多部位多发性。

（4）病变形成多样性，充血、水肿、干酪、糜烂、溃疡、纤维狭窄等表现可同时存在。

（5）部分病变质地较韧，活检时出血少。

（四）心理 – 社会状况

1. 结核病是一种慢性传染病，气管、支气管结核患者在安静状态下会有喘鸣音及"犬吠样"咳嗽，影响了患者的日常工作、生活或学习，给患者造成了巨大的心理负担，易产生焦虑、抑郁、自卑等心理问题。

2. 气管、支气管结核迁延不愈导致气道狭窄，出现窒息感，患者会产生恐惧的心理。

3. 了解患者对疾病知识的了解程度，及其对患者心理状态的影响。

4. 了解患者的社会支持状况，了解患者的家庭成员组成、家庭经济状况、家属对患者的关心程度等。

四、常见护理诊断/问题

1. 有窒息的危险　与气管、支气管结核致气管狭窄、痰液阻塞有关。

2. 气体交换受损　与气管、支气管结核导致肺不张有关。

3. 低效型呼吸形态　与气管、支气管结核致气道狭窄患者呼吸困难有关。

4. 恐惧　与气道狭窄致呼吸困难以及结核病的传染性、疗程长、治疗费用大等有关。

5. 知识缺乏　缺乏结核病的预防和治疗知识。

6. 睡眠形态紊乱　与患者气道狭窄所致呼吸困难以及患者心理状态有关。

五、计划与实施

（一）一般护理

1. 保持环境整洁、舒适，减少不良刺激，病室温、湿度适宜，通风良好。注意保暖，避免受凉。

2. 取舒适体位，如患者平卧加重呼吸困难可取半卧位，保证舒适安全，必要时设置卧床小桌，以便患者伏桌休息，减轻呼吸困难。

3. 合理安排作息时间，劳逸结合。病情严重应卧床休息，保证充足的睡眠，加强营养。

4. 协助患者完成日常的生活护理，满足患者的需要。

5. 饮食护理：给予患者高热量、高蛋白、高维生素、易消化饮食，禁食辛辣食物。

（二）保持呼吸道通畅

1. 痰液观察　观察痰液颜色、性状、气味和量，防止痰液黏稠不易咳出，加重气道狭窄，导致患者窒息。

2. 咳嗽、咳痰的护理　鼓励和协助患者有效咳嗽咳痰，及时清除口腔和呼吸道内分泌物。痰液黏稠不易咳出时，病情允许时可扶起患者坐起，给予拍背，协助咳痰。必要时吸痰，预防窒息；鼓励患者多饮水，每日 1～2L，以达到湿化气道的作用；遵医嘱应用止咳、祛痰药物治疗，减轻患者咳嗽的症状，减少患者痰液的产生，以防发生呼吸道阻塞。

3. 雾化吸入　遵医嘱采用雾化吸入的方法，给予患者稀释痰液，促进痰液的排出。清除气道内分泌物，如使用乙酰半胱氨酸等药物治疗；进行气道内给药，如应用异烟肼和阿米卡星等抗结核药物雾化治疗；气道内给予解除气道痉挛的药物，解除呼吸道狭窄，如使用异丙托溴铵、布地奈德等药物治疗。

4. 氧疗护理　呼吸困难伴低氧血症者，遵医嘱给予氧疗。根据患者情况调节氧流量。注意观察患者呼吸频率、节律、深度的变化，监测动脉血气分析值，如果病情恶化，准备气管插管和呼吸机辅助通气。

（三）用药护理

1. 气管、支气管结核可根据抗结核药物化疗方案及药敏结果采用局部给药术，一般采用支气管镜气道内给药及雾化器雾化给药。提高气道内病变部位药物浓度，能有效起到杀菌、抑菌的效果，加快痰菌转阴，促进病灶吸收，有利于气道内炎症改善。但是需注意单纯局部给药治疗而不进行全身抗结核药物化学治疗可造成所给药物产生耐药性。

2. 抗结核病药物治疗的原则是早期、联合、适量、规律、全程，抗结核病治疗方案是由结核病专科医师制订，患者在抗结核病治疗期间不可随意停药、加药、减药或改药，即使症状减轻或消失，也并不代表结核病灶已痊愈，须经复诊后确定病灶已经完全稳定，达到规定的抗结核病治疗疗程，方能停药。在抗结核病治疗期间应注意定期到门诊随访，定期检查血常规、肝肾功能、X 线胸片、痰菌、尿常规。

（四）支气管镜检查及介入治疗的护理

1. 支气管镜检查及介入治疗前　完善术前检查，向患者讲解气管镜操作的流程及注意事项，嘱患者术前 6 小时禁食、水，避免误吸呕吐物。

2. 支气管镜介入治疗后　治疗后卧床休息，待患者吞咽功能恢复后，可饮少量温凉开水，无呛咳后可少量进温凉流质饮食，逐步过渡到半流质饮食，无异常症状可正常饮食；监测患者的生命体征，观察痰的颜色、量及性质，少讲话，不可用力咳嗽、咳痰，防止术后气道出血；有些患者治疗后出现低热，对症治疗 3 天后体温可恢复正常；少量咯血或痰中带血者，一般不需特殊处理，大咯血时立即配合医生抢救，确保呼吸道通畅；气道支架置入术后，嘱患者卧床休息，准备好吸引装置。观察患者有无胸痛、胸闷及呼吸困难，及时发现患者自发性气胸的发生以及支架移位的现象，并给予抢救治疗。

（五）心理护理

1. 患者长期刺激性干咳，伴有声音嘶哑，甚至呼吸困难，导致患者身体严重不适，给患者带来了巨大的精神心理压力，患者容易处于紧张恐惧心理状态。了解患者的心理活动后，护士应积极与患者交谈、劝慰，给予生活上的帮助，使患者有安全感，减轻患者的心理压力，有利于配合治疗。

2. 向患者介绍疾病知识，重点讲解气管、支气管结核的发病原因、病灶部位、治疗过程及预后，使患者了解疾病的基本知识及治疗思路，使患者明白支气管结核是一种可治愈的疾病，树立战胜疾病的信心。

3. 由于大部分患者对纤维支气管镜治疗缺乏了解，易产生恐惧心理和紧张情绪，加之支气管结核患者需要多次反复进行气道内局部给药及扩张治疗，易产生畏惧情绪，所以治疗前做好详细的解释工作非常重要。需反复多次向患者及家属讲解支气管镜治疗支气管结核的重要性、必要性、安全性；讲明术中、术后可能出现的并发症；采取现身说法，有效减少患者心理负担，并积极主动配合检查治疗。

4. 教育患者的家属参与、帮助解决患者的心理问题，给予心理支持，使患者能够积极配合治疗。

（六）健康教育

1. 室内温、湿度适宜，通风良好。注意保暖，避免受凉。

2. 保持呼吸道通畅，鼓励患者多饮水，每日 1~2L，以达到湿化气道的作用；遵医嘱应用止咳、祛痰药物，减轻患者咳嗽的症状，减少患者痰液的产生，防止发生呼吸道阻塞。

3. 嘱患者注意休息，劳逸结合，加强营养。

4. 根据要求按时、坚持服药，防治上呼吸道感染，出现不适症状及时就诊。

六、护理评价

经过治疗及护理，患者是否达到：

1. 能够进行有效咳嗽，有效排出气道内分泌物，保持呼吸道通畅。

2. 能够积极配合治疗及护理，气道狭窄得到改善。

3. 有良好的心理状态，能够积极面对疾病。

4. 掌握疾病及相关并发症的知识，能够主动配合治疗。

（曹艳华　雷国华　王　倩　陈晓凤）

下篇
结核病病例精粹

病例 1
一例肺结核合并大咯血患者的护理

患者蔡某，男，32 岁，2022 年 11 月 1 日以"1. 肺部阴影：继发性肺结核？2. 肺炎 3. 咯血 4. 2 型糖尿病 5. 高尿酸血症 6. 肝功能不全"由门诊收入院。

主诉：咳嗽、咳白痰，痰中带暗红色血丝，胸闷、憋气活动后加重，饮食、睡眠良好。

院外诊治经过：患者诉 1 年前无明显诱因下出现咳嗽，白色黏痰，痰中带血，无整口鲜血，症状时轻时重，未诊疗。近 1 月患者自觉咳嗽加重，活动后气喘、胸闷，无发热，2021 年 10 月 12 日于房山第一医院查胸部 CT 示：左肺多发斑片、空洞影，于房山疾控中心查结核抗体：阳性；T－sport：阳性；痰抗酸染色（3＋），X－pert（2021 年 10 月 14 日、2021 年 10 月 17 日）阳性，利福平耐药（＋）；糖化血红蛋白 9.5％。现收入我科进一步治疗。

结核病接触史：否认结核病接触史。卡介苗接种史不详。

既往史：否认肝炎、结核、疟疾病史，否认高血压、心脏病史、糖尿病史 1 个月，未规律监测血糖，否认食物、药物过敏史，预防接种史不详。

个人史：生于原籍，久居当地，无疫区、疫情、疫水接触史，无牧区、矿山、高氟区、低碘区居住史，无化学性物质、放射性物质、有毒物质接触史，无吸毒史，吸烟史，40 支/日、无饮酒史，育 3 子、配偶子女均健康。

家族史：否认冠心病、高血压、糖尿病、肿瘤和遗传性疾病家族史。

入院查体：发育正常，营养良好，正常面容，表情自如，自主体位，神志清楚，查体合作。生命体征：T：36.5℃、P：80 次/分、R：20 次/分、BP：122/76mmHg，全身皮肤无压红、无黄染，无肝掌、蜘蛛痣。胸廓正常，胸骨无叩痛，乳房正常对称。呼吸运动正常，肋间隙正常，语颤正常，无胸膜摩擦感，无皮下握雪感，呼吸动度正常，叩诊清音，呼吸规整，双肺呼吸音较粗，双侧肺未闻及干、湿性啰音。心前区无隆起，心尖搏动正常，无震颤，无心包摩擦感，心浊音界正常，心率 80 次/分，心音正常，律齐，无杂音，无心包摩擦音。无周围血管征。

入院诊断：肺部阴影：继发性肺结核？肺炎，咯血，2 型糖尿病，高尿酸血症，肝功能不全。

入院后诊疗经过：2022 年 11 月 1 日 13：22 收入我科后于 14：55 如厕时突发大咯血立即进行抢救，经抢救成功止血后，转入外科行左全肺切除＋部分胸膜剥脱术，病情稳定后于 2022 年 11 月 16 日转入结核科病房行进一步治疗，患者主诉头晕、乏力，双足疼痛，行动困难。行 B 超检查示：右侧颈内静脉导管附壁血栓，考虑有血栓脱落的风险，给予抗凝、抗感染、抗结核、降糖治疗（表 2－1－1）。

转入诊断：继发性肺结核（初治、耐多药、涂阳、培阳），左肺全切术后，肺炎，颈内静脉血栓形成，凝血功能异常，2型糖尿病，高尿酸血症，药物性肝损害，中度贫血，脂肪肝，末梢神经炎。

辅助检查：入院及转入后完善胸部X线（图2-1-1）、胸部CT（图2-1-2）、彩色多普勒超声检查（图2-1-3，图2-1-4）、血型、血常规、血气分析、血生化、痰液等各项临床检测指标变化（表2-1-2~表2-1-9）。

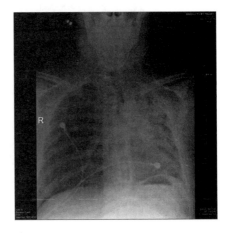

图2-1-1 胸部X线（2022年11月1日）

双肺感染性病变

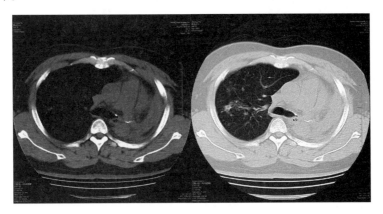

图2-1-2 胸部CT（2022年11月16日）

1. 右肺感染性病变，继发性肺结核可能；2. 左肺全切术后改变，左侧胸膜较前增厚；
3. 心包积液较前增多

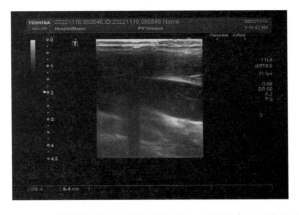

图2-1-3 颈静脉彩色多普勒超声检查（2022年11月16日）

右侧颈内静脉导管附壁血栓

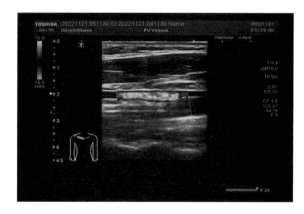

图 2 - 1 - 4　颈静脉彩色多普勒超声检查（2022 年 11 月 21 日）

右侧颈内静脉未见明显异常

表 2 - 1 - 1　药物治疗

开始时间	结束时间	主要作用	药物名称	
11 月 17 日	11 月 21 日	抗结核	异烟肼 600mg　qd	口服
			氯法齐明软胶囊 100mg　qd	口服
			环丝氨酸胶囊 100mg　bid	口服
			富马酸贝达喹啉片 400mg　qd	口服
			维生素 B_6 片　50mg　bid	口服
			利奈唑胺葡萄糖注射液 0.6g　qd	静脉输液
			0.9% 氯化钠 100ml + 硫酸阿米卡星注射液 0.6g　qd	静脉输液
11 月 17 日	11 月 18 日	抗凝	低分子量肝素钙注射液 0.4ml　q12h	皮下注射
11 月 18 日	11 月 21 日		依诺肝素钠注射液 40mg　q12h	皮下注射
11 月 18 日	11 月 21 日		华法林钠片 3mg　qd	口服
11 月 17 日	11 月 21 日	止咳	阿桔片 1 片　st	口服
			急支糖浆 20ml　tid	口服
11 月 17 日	11 月 21 日	降糖	人胰岛素注射液　tid	皮下注射
			精蛋白人胰岛素注射液　qn	皮下注射

表 2 - 1 - 2　血型

血型	B 型 RH（D）+

表 2 - 1 - 3　血常规动态变化

	血红蛋白（g/L）	血小板（$\times 10^9$/L）	红细胞（$\times 10^{12}$/L）
参考范围	110 ~ 150	100 ~ 300	3.5 ~ 5.0
11 月 1 日	128	362 ↑	3.6
11 月 16 日	78 ↓	432 ↑	2.23 ↓

表 2 - 1 - 4　糖化血红蛋白

	糖化血红蛋白（%）
参考范围	4.0 ~ 6.0
11 月 16 日	7.9

表 2 – 1 – 5　凝血全项动态变化

	D – 二聚体（mg/L）	凝血酶原时间（s）	纤维蛋白原含量（g/L）
参考范围	0 ~ 0.55	9.8 ~ 12.1	1.8 ~ 3.5
11 月 1 日	0.17	11.3	3.75 ↑
11 月 16 日	4.66 ↑	12.6 ↑	6.89 ↑
11 月 19 日	4.74 ↑	13.0 ↑	5.08 ↑
11 月 21 日	4.37 ↑	16.6 ↑	3.75 ↑

表 2 – 1 – 6　肝功能、肾功能及电解质

	球蛋白（g/L）	C – 反应蛋白（mg/L）	糖（mmol/L）
参考范围	20 ~ 35	0 ~ 5	3.9 ~ 6.1
11 月 16 日	36.3 ↑	94.1 ↑	7.9 ↑

表 2 – 1 – 7　血气分析变化

	pH	PaO_2（mmHg）	$PaCO_2$（mmHg）	BE（mmol/L）	氧合指数（mmHg）
参考范围	7.35 ~ 7.45	80 ~ 100	35 ~ 45	− 3 ~ + 3	400 ~ 500
11 月 1 日	7.33 ↓	57 ↓	45	− 2.3	196 ↓
11 月 16 日	7.29 ↓	75 ↓	61 ↑	1.8	258 ↓

表 2 – 1 – 8　免疫性血栓复合物

	血浆纤溶酶 – 抗纤溶酶复合物（μg/ml）	凝血酶抗凝血酶复合物（μg/ml）
参考范围	<0.85	<4.07
11 月 16 日	1.261 ↑	5.72 ↑

表 2 – 1 – 9　痰检结果

	直接涂片抗酸染色镜检
10 月 12 日	抗酸菌 3 +（院外结果）
11 月 17 日	抗酸菌 +（院内结果）

入院后护理评估：

1. 应用入院评估表评估患者的症状和体征（书末附表）。

2. 应用巴塞尔（Barthel）指数评定量表评估患者日常生活能力为轻度功能障碍，部分日常生活活动不能完成，需要帮助，得分 70 分（表 2 – 1 – 10）。

3. 应用摩尔斯（Morse）跌倒风险评估量表评估患者跌倒风险，评分结果为高风险，得分 60 分（表 2 – 1 – 10）。

4. 应用坠床风险评估表评估患者坠床风险，评分结果为患者为坠床高危人群，有坠床风险（表 2 – 1 – 10）。

5. 应用帕多瓦（Padua）内科住院患者静脉血栓栓塞症风险评估表评估患者血栓形成的风险，患者卧床及存在急性感染，评估结果为高危，得分 5 分（表 2 - 1 - 10）。

6. 监测患者生命体征、血糖变化（图 2 - 1 - 5，图 2 - 1 - 6，图 2 - 1 - 7）。

表 2 - 1 - 10　评估结果

	Barthel 指数评定量表（分）	Morse 跌倒风险评估量表（分）	坠床风险评估表	Padua 内科住院患者静脉血栓栓塞症风险评估表（分）
11 月 1 日	100	0	-	0
11 月 16 日	70（轻度功能障碍）	60（有跌倒的风险）	√（高危）	5（高危）
11 月 21 日	100	60（有跌倒的风险）	√（高危）	-

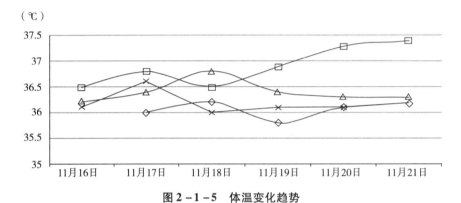

图 2 - 1 - 5　体温变化趋势

6:00（空心菱形）10:00（空心正方形）14:00（空心三角形）16:00（乘号形）

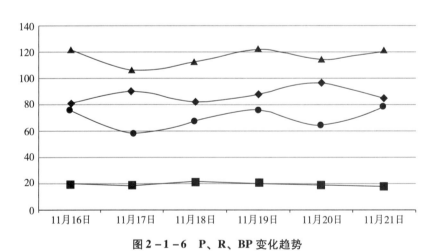

图 2 - 1 - 6　P、R、BP 变化趋势

脉搏（实心菱形）；呼吸（实心正方形）；收缩压（实心三角形）；舒张压（实心圆）

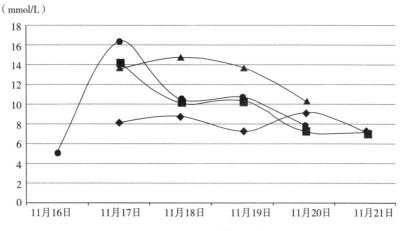

（mmol/L）

图 2 - 1 - 7　血糖变化趋势

6:00（实心菱形）9:00（实心正方形）13:00（实心三角形）19:00（实心圆）

护理诊断/问题：

1. PC：大咯血　与患者肺部疾病有关。

2. 有窒息的危险　与患者咯血时出现血凝块堵塞气管有关。

3. 气体交换受损　与肺部疾病有关。

4. PC：深静脉血栓形成　与患者血液呈高凝状态有关。

5. 有感染的风险　与患者留置颈内静脉导管有关。

6. 有管路滑脱的危险　与患者留置颈内静脉有关。

7. 有感染传播的危险　与患者痰检抗酸染色阳性有关。

8. 焦虑　与患者担心疾病预后有关。

9. 有受伤的危险　与患者跌倒、坠床高风险有关。

10. 自理能力缺陷　与患者（Barthel）指数评定量表为 70 分，属轻度功能障碍有关。

主要护理措施：

1. 专科护理

（1）评估患者呼吸的频率、节律、深度；口唇、肢端发绀及睡眠情况；评估咳痰能力，痰液的颜色、性质和量；评估体温变化。

（2）协助患者取舒适体位，将床头抬高 30°，平卧、半卧位交替进行。

（3）遵医嘱给予低流量氧气吸入 2L/min，避免加重二氧化碳潴留，密切观察用氧效果，持续血氧监测，定时监测血气指标。

（4）呼吸功能训练，缩唇呼吸、腹式呼吸，每天 2 次，每次 10~20 分钟；练习吹气球，促进二氧化碳排出。

（5）指导患者有效咳嗽，示范正确咳痰方法，鼓励患者多饮水，稀释痰液，促进痰液排出。

（6）保持室内空气清新，温度、湿度适宜，定时进行通风。

2. 咯血护理

（1）一般护理常规

①嘱患者卧床休息，患侧卧位，协助生活护理。

②给予心理安慰，使患者保持镇静，解除恐惧，鼓励患者将血咯出。

③注意观察有无咽痒、发干、胸闷、心悸、面色苍白等大咯血先兆，有异常及时与医生联系。

④备齐抢救物品和药品。

⑤有咯血史患者，护理人员应知道病灶部位及血型。

⑥咯血停止1周后，可在床上活动，2周后可下床活动。

⑦给予温凉高蛋白、高纤维素饮食，保持大便通畅。

⑧保持口腔清洁，做好口腔护理。

⑨做好病情观察，及时发现病情变化。

（2）根据患者咯血量采取不同急救护理

①患者入院时一次咯血量大于100ml，目前评估无窒息症状时，实行护理措施具体如下：a. 实行绿色通道，患者先安排床位救治，后办住院缴费；b. 医生和护士2分钟内就位，快速进行病史采集，症状评估，同时2分钟内给予有效的急救措施（吸氧、心电监护、床边备用吸引器）记录生命体征；c. 迅速建立静脉通路，按医嘱及时给予止血药，如垂体后叶素、矛头蝮蛇血凝酶等，科室随时备用此类药物，并对患者行心理疏导和健康知识宣教；d. 按咯血患者床边宣教路径做好各项宣教，尤其是咯血时特别注意事项（勿吞咽、勿憋气、勿紧张、采取患侧卧位及头低位，将血咯出及饮食指导）；e. 及时进行一般检查和专科CTA（CT血管造影）检查，咯血期外出检查确保医护人员陪护，以免在行CTA检查期间出现再次大咯血；f. 30分钟内遵医嘱做好介入术前术后的相关准备和宣教，介入时体位、术中配合、及不良反应等宣教；g. 24小时内在DSA（数字减影血管造影）下完成支气管动脉栓塞术。

②对于随时会出现再次大咯血发生失血性休克、窒息或心脏停搏等患者，执行咯血危重症急救护理：a. 一名护理人员在患者头位，确保患者呼吸道通畅，保证床边吸引器处于备用状态（必要时两路吸引器，以免血块堵塞吸引器连接管）。开放气道，咯血窒息者立即采取头低脚高位，使用粗吸引头直接吸引口腔内血块，高流量吸氧8~10L/min，必要时呼吸球囊供氧，并做好气管插管准备；b. 一名护理人员备好抢救车，随时准备心肺复苏和电除颤，并准备好转运呼吸机；c. 同时要求其他护理人员迅速建立双侧静脉通路，临时应用各种抢救药物如多巴胺、肾上腺素，遵医嘱急查血气及其他化验；d. 出现窒息或SPO_2不升者，协助医师进行气管镜下血块取出术、气管插管、机械通气，同时协助医师进行窒息患者的气道灌洗技术以解除窒息；e. 待患者生命体征平稳后，拟行急诊介入或手术者在充分准备好急救转运物品（转运呼吸机、便携式吸引器、微泵、心电监护及急救转运药箱）后，由医护共同护送患者到介入室或手术室行介入治疗或手术治疗；f. 手术结束后将患者安全送达病房并进行相关健康宣教；g. 需要由急诊转运至重症监护室者立即做好各项转运准备，并做好危重患者交接。

3. 颈内静脉导管管路维护

（1）定时观察穿刺点有无渗血、渗液、发红、分泌物等异常情况。

（2）使用颈内静脉导管输液前，抽吸回血，以判定导管位于血管内，保证用药安全。如果为双腔静脉导管，输注药物前后以脉冲式方法对两个无菌输液接头均进行冲封管。

（3）无菌操作，严格对无菌输液接头进行消毒。

（4）观察外露导管有无打折、破损、长度变化等情况。

（5）观察贴膜有无潮湿、脱落、卷边等情况，如有必须及时更换。

（6）向患者讲解留置颈内静脉管路注意事项：避免置管侧肢体大幅度、向上或向下伸张动作，更换衣物时注意保护导管，防止发生脱管。

（7）至少每7天进行管路维护，并填写维护记录。

4. VTE 的预防

（1）内科住院患者静脉血栓栓塞症风险评分5分，为高危，鉴于患者病情，实施基本预防及药物预防措施。

（2）合理饮食：指导患者进食低脂、低糖、高纤维素饮食。

（3）患者每日适量饮水以稀释血液，降低VTE形成的风险。

（4）指导患者进行踝泵运动，促进血液循环。方法：背屈、内翻、跖屈、外翻、环绕，最大幅度动作时保持10秒，10~30次/组，至少8组/日。

（5）指导患者进行深呼吸以增加膈肌运动，促进血液回流。联合踝泵运动使股静脉血流速度提高至2.6倍。方法：深吸气、用力呼气，10~20次/小时。

5. 预防感染的传播

（1）患者安置单间病房，避免交叉感染。

（2）开窗通风，房间恒时灯24小时持续消毒，夜间开启空气净化过滤装置，病房及楼道次氯酸消毒液喷雾消毒，地面、床单位用1000mg/L含氯消毒剂擦拭，接触患者的仪器表面使用75%乙醇擦拭消毒。

（3）告知患者不要随地吐痰，指导患者将痰液吐在双层手纸中包好放入一次性黄色专用痰袋中，按医疗垃圾统一处理。

（4）教会患者咳嗽礼仪，咳嗽、打喷嚏时用纸巾或者肘部遮住口鼻，病情允许的情况下佩戴一次性外科口罩，避免造成结核分枝杆菌的传播。

（5）科室设置院感专管员严格落实消毒隔离。

6. 心理护理，缓解患者焦虑

（1）评估患者的心理状态，了解心理感受。患者是一位中年男性，对于疾病预后表示焦虑。针对患者心理状况，给予心理支持，增强战胜疾病的信心。

（2）采用接纳承诺疗法：鼓励患者表达情感，消除焦虑，使其接纳这种心理感受，设立有利于疾病康复的小目标，每天进步一点点；同时向患者介绍目前国内抗结核新药治疗效果显著，增强战胜疾病的信心。

（3）允许患者家属陪住，给予心理支持。

（4）为患者提供安静舒适的环境，保护隐私。

7. 出院前的健康教育

（1）出院指导：该患者出院后适度活动锻炼，不宜剧烈活动；避免处于高温环境；饮食方面要加强营养，预防便秘。

（2）避免劳累受凉等，以免加重病情或病情反复。向患者及家属详细交代药物的服药时间、用法、剂量及注意事项，要坚持全程正规联合化疗彻底治愈，切勿擅自增减、停药等。

（3）不规则用药，以免产生耐药。定期追踪回访，了解患者病情恢复情况，督促患者定期门诊复查。在医生的指导下合理调整治疗方案。

结果与转归：经过多学科（ICU 6 天，胸外科 9 天，结核科 5 天）20 天的治疗和护理，患者由突发大咯血后成功急救并紧急行左全肺切除 + 部分胸膜剥脱术，胸闷、憋气、头晕、乏力症状较前减轻，双足疼痛消失，颈内静脉置管附壁血栓消失，生命体征平稳，心理焦虑问题较大程度减轻，于 2022 - 11 - 21 出院。

病例点评：

1. 病例特点　患者病情危重，入院诊断多，有"继发性肺结核（初治、耐多药、涂阳、培阳），左肺全切术后，肺炎，颈内静脉血栓形成，凝血功能异常，2 型糖尿病，高尿酸血症，药物性肝损害，中度贫血，脂肪肝，末梢神经炎"。患者左肺全切术后，右肺又存在病变，且合并糖尿病，还存在血栓和药物性肝损害的问题。

2. 护理难点

（1）咯血护理　咯血是肺结核的常见症状，它不仅可使患者情绪紧张、恐惧，而且大量咯血还可能导致窒息或休克的发生，因此对咯血患者应严格观察病情变化及护理。

（2）肺全切护理　①加强呼吸道护理：保持病室温度 20～25℃，相对湿度 60%～70%，根据病情和血氧饱和度监测结果适当调整氧流量；②密切观察患者病情变化，注意有无气管移位、反常呼吸、皮下气肿及胸腔内出血情况；③严格控制输入液体量与速度：肺组织大范围切除后，残肺气体交换面积及毛细血管床总容量急剧减少，肺动脉压力升高，心脏后负荷增加，血中液体成分极易渗入到肺间质及肺泡内，输入液体过多或过快易诱发急性肺水肿，因此应严格限制输入液体速度及总量，24 小时内液体输入总量应在 2000ml 以内；④协助患者做好功能锻炼；⑤避免用力排便。

3. 护理的关键措施　①专科护理；②咯血护理；③肺全切患者护理；④VTE 的预防；⑤预防感染的传播；⑥心理护理。

4. 小结　本例患者为突发大咯血后紧急行左肺全切 + 部分胸膜剥脱术后且合并 2 型糖尿病，由于血液高凝状态，出现颈内静脉导管附壁血栓。在抗凝、降糖、抗结核治疗期间，遵循控制入量的原则，同时监测药物的不良反应及可能出现的并发症，使患者的病情未出现反复。患者在住院期间，多学科医护团队凝心聚力、团结协作，及时发现病情变化并给予精准治疗和护理，最终患者好转出院。

（张杰文　首都医科大学附属北京胸科医院）

病例2 一例广泛耐药肺结核并发剥脱性皮炎患者的护理

患者李某，女，29岁，2021年9月24日以"广泛耐药肺结核，细菌性肺炎，真菌性肺炎，药物过敏反应，剥脱性皮炎，营养不良，低蛋白血症，中度贫血，Ⅱ型呼吸衰竭，3期压力性损伤"由急诊收入院。

主诉： 咳嗽、咳中量黄白黏痰，胸闷，憋气，呼吸困难，无胸痛，无咯血，纳差，不思饮食。诉全身瘙痒，紧绷感。

院外诊治经过： 2021年2月10日患者因胸闷气短、咳嗽、咳痰，行胸部CT检查，诊断为肺结核，接受HRZE口服抗结核药物治疗。治疗9个月后病情无好转，结核分枝杆菌药敏结果显示对INH、RFP、AK、MFX耐药，诊断为广泛耐药肺结核、右肺损毁，予LZD、CS、LFX、PA治疗，因贫血、胃肠道反应停药，给予PTO治疗。后诊断右侧气胸，对症治疗后好转。2021年5月25日因出现高热，体温39℃，诊断为真菌性肺炎，口服伏立康唑治疗，服药期间因全身皮疹、脱屑而停药，接受抗过敏治疗后好转。2021年9月15日患者反复高热伴寒战，根据血培养结果诊断为表皮葡萄球菌感染，进行AK、PA、RFT、PTO抗结核，美罗培南、万古霉素抗感染，伏立康唑抗真菌治疗，出现剥脱性皮炎，对症处理1周后症状不缓解转入我院进一步治疗。

结核病接触史： 否认结核病接触史。卡介苗已接种。

既往史： 否认肝炎、疟疾病史，否认高血压、心脏病史，否认糖尿病、脑血管疾病、精神疾病史，否认手术、外伤、输血史，可疑为伏立康唑过敏，否认食物过敏史。

个人史： 生于原籍，久居当地，无疫区、疫情、疫水接触史，无牧区、矿山、高氟区、低碘区居住史，无化学性物质、放射性物质、有毒物质接触史，无吸毒史，无吸烟、饮酒史，育有1子、配偶子女均健康。

家族史： 否认冠心病、高血压、糖尿病、肿瘤和遗传性疾病家族史。

入院查体： 神志清楚，查体合作，患者发育正常，颜面水肿，表情痛苦，被动体位，生命体征：T：37.7℃，P：113次/分，R：21次/分，BP：97/53mmHg。全身皮肤无黄染，全身散在少许红色皮疹，全身皮肤糜烂、脱屑伴瘙痒，紧绷感，右髋部有一6.5cm×4cm×0.2cm 3期压力性损伤，创面可见100%黄色脂肪组织，有少量浆液性液体渗出，边缘整齐，周围皮肤干燥、脱屑。其上方2cm×2cm×0.1cm 3期压力性损伤，创面可见100%黄色脂肪组织，有少量浆液性液体渗出，边缘整齐，周围皮肤干燥、脱屑，毛发分布正常，全身皮肤可见水肿，无肝掌、蜘蛛痣。右胸廓塌陷，胸骨无压痛，乳房正常对称。呼吸运动正常，肋间隙正常，语颤右侧减弱，无胸膜摩擦感，无皮下握雪感，呼吸动度正常，叩诊清音，呼吸不规整，右肺呼吸音减弱，双肺可闻及哮鸣音及少许湿啰音。心前区无隆起，心尖搏动正常，无震颤，无心包摩擦感，心浊音界正常，心率113次/分，心音正常，律齐，无杂音，无心包摩擦音。无周围血管征。

入院诊断：广泛耐药肺结核，细菌性肺炎，真菌性肺炎，药物过敏反应，剥脱性皮炎，营养不良，低蛋白血症，中度贫血，Ⅱ型呼吸衰竭，3期压力性损伤。

辅助检查：入院后完善胸部CT（图2-2-1）、血常规、血气分析、血生化、痰液等各项临床检测指标变化（表2-2-1~表2-2-6）。

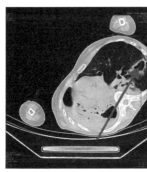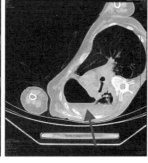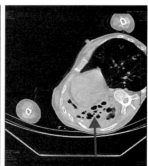

左肺下叶可见斑片、团片　　右肺上叶巨大空洞中可见液平　　右肺损毁，可见多发空洞
　　及空洞形成

图2-2-1　胸部CT（2021年9月24日）

表2-2-1　血常规动态变化

	血红蛋白 （g/L）	白细胞 （×10⁹/L）	血小板 （×10⁹/L）	红细胞 （×10¹²/L）
参考范围	110~150	3.5~10	100~300	3.5~5.0
9月24日	78↓	36.82↑	432↑	2.23↓
9月26日	75↓	44.49↑	401↑	2.16↓
9月30日	67↓	24.98↑	342↑	2.02↓
10月5日	63↓	20.95↑	390↑	1.9↓
10月9日	70↓	17.16↑	499↑	2.08↓
10月12日	70↓	17.32↑	469↑	2.15↓

表2-2-2　血生化动态变化

	白蛋白 （g/L）	总蛋白 （g/L）	C-反应蛋白 （mg/L）	肌酐 （μmol/L）	铁 （μmol/L）	钙 （mmol/L）	糖 （mmol/L）
参考范围	35~55	55~85	0~5	45~104	11~32	2.1~2.8	3.9~6.1
9月24日	22.6↓	51↓	112.75↑	27.3↓	0↓	1.95↓	4.5
9月30日	22↓	53.7↓	45.43↑	45	3.5↓	2.2	5.6
10月5日	23.2↓	52↓	35.86↑	18.8↓	2.1↓	1.97↓	2.6↓
10月9日	27.3↓	56	48.29↑	18.9↓	1.2↓	2.4	3.3↓
10月12日	27.3↓	60	66.56↑	19.5↓	2↓	2.07↓	5.3

表 2 - 2 - 3 凝血全项

	D - 二聚体（mg/L）	凝血酶原时间（s）
参考范围	0 ~ 0.55	9.8 ~ 12.1
9 月 26 日	4.32↑	14.4↑

表 2 - 2 - 4 N 端 - B 型钠尿肽原动态变化

	N 端 - B 型钠尿肽原（ng/L）
参考范围	0 ~ 300
9 月 24 日	856.2↑
9 月 26 日	692.9↑

表 2 - 2 - 5 血气分析变化

	pH	PaO_2（mmHg）	$PaCO_2$（mmHg）	BE（mmol/L）	氧合指数（mmHg）
参考范围	7.35 ~ 7.45	95 ~ 100	35 ~ 45	- 3 ~ + 3	400 ~ 500
9 月 23 日	7.34	150↑	66↑	8.8↑	283↓
9 月 30 日	7.38	98	45	2	338↓

表 2 - 2 - 6 痰检结果

	院外药敏结果	直接涂片抗酸染色镜检	利福平耐药基因检测
院外结果	INH、RFP、AK、MFX 耐药	—	—
9 月 27 日	—	抗酸菌（＋）	结核菌 DNA 阳性含量低 rpoB 基因有突变

入院后诊疗经过：2022 年 9 月 23 日收入我院急诊，患者憋气明显，遵医嘱给予吸氧 8L/min，急查血气结果：PaO_2：150mmHg，$PaCO_2$：66mmHg，氧合指数 283mmHg。诊断为 Ⅱ 型呼吸衰竭，给予低流量吸氧 2L/min，2022 年 9 月 24 日转入结核科病房，给予利奈唑胺抗感染，甲泼尼龙抗过敏，止咳化痰治疗（表 2 - 2 - 7）。

表 2 - 2 - 7 药物治疗

开始时间	结束时间	主要作用	药物名称	
9 月 24 日	10 月 12 日	抗结核	环丝氨酸 0.25g	口服（如呕吐不能耐受则停药）
			西他沙星 50mg bid	口服
			利奈唑胺葡萄糖注射液 0.6g qd	静脉滴注
9 月 24 日	10 月 12 日	补充电解质	5% 葡萄糖氯化钠注射液 500ml + 维生素 C 2g qd	静脉滴注
9 月 25 日	10 月 13 日	止咳化痰	阿桔片 1 片 st	口服
			急支糖浆 20ml tid	口服
9 月 26 日	10 月 9 日	抗感染	0.9% 氯化钠 100ml + 注射用比阿培 0.3g q12h	静脉滴注
			0.9% 氯化钠 100ml + 注射用美罗培南 1g q8h	静脉滴注
10 月 9 日	10 月 12 日		利奈唑胺葡萄糖注射液 0.6g qd	静脉滴注

续表

开始时间	结束时间	主要作用	药物名称	
9月24日	9月26日	抗过敏	0.9%氯化钠100ml + 甲泼尼龙琥珀酸钠40mg　　qd	静脉滴注
9月27日	9月30日		醋酸泼尼松片30mg	空腹口服
10月1日	10月9日		醋酸泼尼松片25mg	空腹口服
10月10日	10月12日		醋酸泼尼松片20mg	空腹口服
9月26日	9月30日	营养支持	人血白蛋白10g　　qd	静脉滴注
			肠内营养粉剂：200ml温水 + 55.8g粉（6匙）　　tid	口服
9月24日	10月12日	改善贫血	生血宝合剂15ml　　tid	口服
			腺苷钴胺1.5mg　　tid	口服

入院后护理评估：

1. 应用入院评估表评估患者的症状和体征（书末附表）。

2. 应用巴塞尔（Barthel）指数评定量表评估患者日常生活能力为重度功能障碍，大部分日常生活活动不能完成或完全需人照顾，得分10分（表2-2-8）。

3. 应用营养风险筛查表（NRS2002）评估患者营养状况，患者体重指数（BMI）11.15，白蛋白22.6g/L，进食量减少，有营养不良的风险，需营养支持治疗，得分4分（表2-2-8）。

4. 应用巴顿（Barden）皮肤评估表评估患者皮肤情况，患者完全卧床，在他人协助下改变体位，进食量少于需要量，体位存在剪切力，评分结果为中度高危，得分14分（表2-2-8）。

5. 应用帕多瓦（Padua）内科住院患者静脉血栓栓塞症风险评估表评估患者血栓形成的风险，患者卧床及存在急性感染，评估结果为高危，得分4分（表2-2-8）。

6. 监测患者生命体征（图2-2-2，图2-2-3）。

表2-2-8　评估结果（分）

	Barthel 指数评定量表	NRS2002 营养风险筛查表	Barden 皮肤评估表	Padua内科住院患者静脉血栓栓塞症风险评估表
9月24日	10 （重度功能障碍）	4 （有营养不良的风险）	14 （中度高危）	4 （高危）
9月27日	—	—	14 （中度高危）	—
9月30日	—	—	14 （中度高危）	—
10月1日	—	4 （有营养不良的风险）	—	—
10月3日	—	—	16 （低度高危）	—
10月6日	—	—	16 （低度高危）	—
10月8日	—	4 （有营养不良的风险）	16 （低度高危）	—

续表

	Barthel 指数评定量表	NRS2002 营养风险筛查表	Barden 皮肤评估表	Padua 内科住院 患者静脉血栓栓塞 症风险评估表
10 月 9 日	—	—	18 （低度高危）	—
10 月 12 日	—	—	18 （低度高危）	—
10 月 13 日	65 （轻度功能障碍）	4 （有营养不良的风险）	18 （低度高危）	4 （高危）

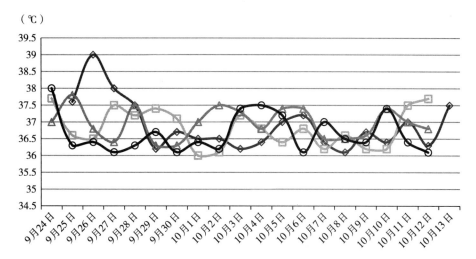

图 2 - 2 - 2　体温变化趋势

6:00（空心菱形）；10:00（空心正方形）；14:00（空心三角形）；16:00（空心圆）

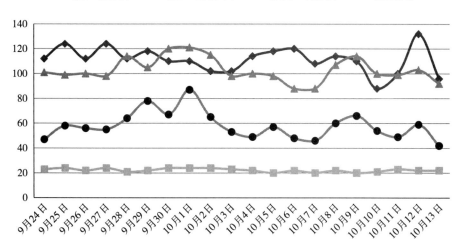

图 2 - 2 - 3　P、R、BP 变化趋势

脉搏（实心菱形）；呼吸（实心正方形）；收缩压（实心三角形）；舒张压（实心圆）

护理诊断/问题：

1. 气体交换受损　与肺损毁、呼吸面积减少有关。

2. 清理呼吸道低效 与患者痰液黏稠不易咳出有关。

3. 皮肤完整性受损 与患者长期卧床、消瘦有关。

4. 体温过高 与患者肺部感染、药物过敏有关。

5. 营养失调：低于机体需要量 与患者疾病消耗、食欲降低有关。

6. PC 血栓形成

7. 有导管滑脱的危险 与患者留置尿管有关。

8. 有感染传播的危险 与结核菌经呼吸道传播有关。

9. 焦虑 与疾病发展的不确定性有关。

10. 自理能力缺陷 与患者病情重、需要卧床有关。

主要护理措施：

1. 专科护理

（1）评估患者呼吸的频率、节律、深度；口唇、肢端发绀及睡眠情况；评估咳痰能力，痰液的颜色、性质和量；评估体温变化。

（2）协助患者取舒适体位，将床头抬高30°，平卧、半卧位交替进行。

（3）遵医嘱给予低流量氧气吸入2L/min，避免加重二氧化碳潴留，密切观察用氧效果，持续血氧监测，定时监测血气指标。

（4）给予利奈唑胺等抗感染治疗，高热时遵医嘱抽取血培养，根据培养结果制订有针对性的抗感染治疗。

（5）监测患者生命体征，体温大于38.5℃时，慎用退热药，以免加重过敏反应，遵医嘱给予激素治疗，给予物理降温，冰袋置于腹股沟、腋下等部位。

（6）呼吸功能训练，缩唇呼吸、腹式呼吸，每天2次，每次10~20分钟。练习吹气球，促进二氧化碳排出。

（7）指导患者有效咳嗽，示范正确咳痰方法，鼓励患者多饮水，稀释痰液，促进痰液排出。

（8）保持室内空气清新，温度、湿度适宜，定时进行通风。

2. 皮肤护理

（1）剥脱性皮炎的护理

①保护性隔离 放置单人房间，保持室温22~24℃，湿度50%~60%，每日紫外线消毒2次，每次30分钟，1000mg/L含氯消毒剂擦拭地面、床单位，2次/日；物品专人专用；工作人员进入病房穿隔离衣，严格执行手卫生。

②保持床单清洁 使用自粘除尘滚随时清理脱落的痂皮，以保护皮肤糜烂面不受摩擦与污染。

③暴露疗法 患者裸卧于清洁床单上，两侧床挡拉起，被罩平铺于双侧床挡上，形成清洁安全的暴露空间。

④皮肤保护 及时修剪指甲防止搔抓，并为患者佩戴防抓手套；发生糜烂部位皮肤使用自黏性泡沫敷料治疗。

⑤黏膜护理

a. 生理盐水冲洗眼部，清除分泌物，涂红霉素眼膏保持湿润。

b. 进食后生理盐水漱口清洁口腔。

c. 鼻腔有分泌物时用生理盐水棉签清洗。

d. 留置尿管，避免尿液对会阴部黏膜刺激。

⑥遵医嘱使用甲泼尼松琥珀酸钠抗过敏治疗。

（2）压力性损伤护理

① 床头一览表设压力性损伤标识。

② 24 小时内请伤口护理工作室专家会诊，拍照记录，按会诊意见执行，并每隔 3 天复诊 1 次。

③ 动态评估患者皮肤情况，使用 Barden 皮肤评估表每 3 天评估 1 次。

④ 使用气垫床，压力适宜，使用软垫局部减压。

⑤ 0.9% 生理盐水清洁创面皮肤，自黏性泡沫敷料外敷，吸收渗液，使创面湿性愈合。

⑥ 设翻身卡，至少每 2 小时翻身一次，30°侧卧位左右交替。

⑦ 严格交接班，每个班次查看患者皮肤变化，避免其他部位发生新的压力性损伤。

⑧ 营养医师会诊，给予营养支持。

3. 营养支持

（1）24 小时内进行营养风险筛查，第一时间关注患者营养状况。

（2）患者存在营养不良风险，请营养医师会诊，根据医嘱执行营养治疗。静脉补充白蛋白 10g qd，口服肠内营养粉剂（安素）200ml 温水 + 55.8g（6 匙），3 次/日。

（3）满足患者的饮食需求，与营养科积极协调，兼顾患者饮食习惯，制定个性化的饮食方案。

（4）根据营养处方给予患者饮食指导，根据饮食方案合理安排饮食，食物细软易消化，鼓励经口进食，多食牛奶、鸡蛋等高蛋白食物，保证营养摄入，同时督导患者规律饮食。

（5）请中医科会诊，给予人参、茯苓、黄芪、当归等中药煎剂补益气血营养辅助支持。

（6）每周进行营养评估，根据评估结果及时调整营养支持方案。

4. VTE 的预防

（1）内科住院患者静脉血栓栓塞症风险评分 4 分，为高危，鉴于患者皮肤及病情，实施基本预防措施。

（2）合理饮食：指导患者进食低脂高纤维饮食。水果：香蕉、猕猴桃等；蔬菜：芹菜、韭菜、白菜等；主食：燕麦、玉米、小米等。

（3）患者每日饮水 1500ml 以上，以稀释血液，降低 VTE 形成的风险，采用上肢留置针静脉输液，减少静脉内膜损伤，避免下肢静脉穿刺。

（4）给予患者进行踝泵运动，促进血液循环。方法：背屈、内翻、跖屈、外翻、环绕，最大幅度时保持 3~5 秒，20~30 次/组，至少 3~4 组/日。

（5）指导患者进行深呼吸以增加膈肌运动，促进血液回流。联合踝泵运动使股静脉血流速度提高至 2.6 倍。方法：深吸气、用力呼气，10~20 次/小时。

5. 预防感染的传播

（1）患者安置单间病房，避免交叉感染。

（2）开窗通风，房间恒时灯24小时持续消毒，夜间开启空气净化过滤装置，病房及楼道次氯酸消毒液喷雾消毒，地面、床单位用1000mg/L含氯消毒剂擦拭，接触患者的仪器表面使用75%乙醇擦拭消毒。

（3）告知患者不要随地吐痰，指导患者将痰液吐在双层手纸中包好放入一次性黄色专用痰袋中，按医疗垃圾统一处理。

（4）教会患者咳嗽礼仪，咳嗽、打喷嚏时用纸巾或者肘部遮住口鼻，病情允许的情况下佩戴一次性外科口罩，避免造成结核菌的传播。

（5）科室设置院感专管员严格落实消毒隔离。

6. 心理护理，缓解患者焦虑

（1）评估患者的心理状态，了解心理感受。患者是一位年轻女性，对于疾病带来的形象变化表示焦虑，对广泛耐药肺结核能否痊愈表现出担忧。针对患者心理状况，给予心理支持，增强战胜疾病的信心。

（2）采用接纳承诺疗法：鼓励患者表达情感，消除焦虑，使其接纳这种心理感受，设立有利于疾病康复的小目标，每天进步一点点；同时向患者介绍目前国内抗结核新药治疗效果显著，增强战胜疾病的信心。

（3）允许患者家属陪住，给予心理支持。

（4）为患者提供安静舒适的环境，保护隐私。

7. 结果与转归 经过20天的治疗和护理，患者胸闷、憋气、呼吸困难改善，血气指标好转，生命体征平稳，剥脱性皮炎痊愈（图2－2－4），压力性损伤愈合（图2－2－5），营养状况改善，于2022－10－13出院。

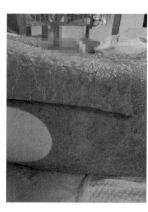 剥脱性皮炎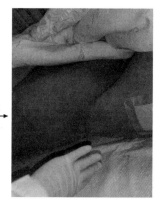

图2－2－4 剥脱性皮炎变化

2021年9月24日全身剥脱性皮炎，2021年10月13日剥脱性皮炎痊愈

病例点评：

1. 病例特点 患者病情危重，入院诊断多，有"广泛耐药肺结核、细菌性肺炎、真菌性肺炎、药物过敏反应、剥脱性皮炎、营养不良、低蛋白血症、中度贫血、Ⅱ型呼吸衰竭、3期压力性损伤"。既有严重的基础疾病，又有严重的药物不良反应，还存在营养不良和皮肤完整性受损的问题。

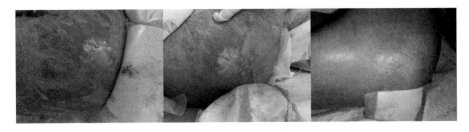

图 2 - 2 - 5　压力性损伤变化

2021 年 9 月 24 日右髋部有一 6.5cm×4cm×0.2cm 3 期压力性损伤，创面可见 100% 黄色脂肪组织，有少量浆液性液体渗出，边缘整齐，周围皮肤干燥、脱屑。其上方 2cm×2cm×0.1cm 3 期压力性损伤，创面可见 100% 黄色脂肪组织，有少量浆液性液体渗出，边缘整齐，周围皮肤干燥、脱屑，2021 年 10 月 9 日压力性损伤好转，2021 年 10 月 13 日压力性损伤愈合

2. 护理难点　剥脱性皮炎的护理是难点，剥脱性皮炎临床表现分为急性期、慢性期、全身并发症期三个期。急性期：起病急，全身皮肤广泛性（超过体表 2/3 面积）潮红、肿胀、渗液，有大片鳞屑脱落，伴明显全身症状，高热、寒战等，有眼睛、口腔、阴部等黏膜损害，自觉疼痛。慢性期：皮损暗红、干燥，浸润明显，上覆糠状鳞屑，可有头发、指（趾）甲脱落，掌处可呈手套、袜子状大片脱屑，常伴浅表淋巴结肿大，也可有肝脾大。自觉瘙痒、皮肤紧绷感，畏寒。全身并发症期：由于大量脱屑、蛋白质丢失、体质下降，可继发肺炎、贫血、心力衰竭及败血症等。本例患者入院时剥脱性皮炎处于慢性期，疼痛症状较轻，瘙痒症状明显，护理不当极有可能出现致命的并发症。此外，患者伴有两处 3 期压力性损伤，进一步增加了皮肤护理的难度。

3. 护理的关键措施　①专科护理；②皮肤护理；③营养支持；④VTE 的预防；⑤预防感染的传播；⑥心理护理。

4. 小结　本例患者为广泛耐药肺结核并发剥脱性皮炎，同时有 3 期压力性损伤，在护理皮肤问题的同时，包括遵医嘱给予抗感染、糖皮质激素、营养支持治疗等，避免了危及生命的后果。使用糖皮质激素期间，遵循起始用量足、撤减药慢的原则，同时监测药物的不良反应及可能出现的并发症，并注意观察有无真菌及细菌的感染，使患者的病情未出现反复。由于患者是广泛耐药肺结核，随着剥脱性皮炎好转，医嘱给予从小剂量的环丝氨酸 0.25g qd 开始抗结核治疗，并观察药物的不良反应，后因患者呕吐不能耐受更改为西他沙星抗结核治疗，利奈唑胺的应用，起到抗感染及抗结核的双重作用。患者在住院期间，医护团队给予精准施策，实现精准管理，最终好转出院。

（矫晓克　首都医科大学附属北京胸科医院）

病例 3 一例耐多药肺结核合并糖尿病患者的护理

患者陈某，男，59岁，2022年3月10日以"肺部阴影肺结核可能性大，细菌性肺炎，心功能不全（NYHA Ⅳ级），高血压，2型糖尿病，糖尿病足，双足皮肤软组织感染，双足坏疽，低钾血症，低蛋白血症，双侧胸腔积液，中度贫血"由急诊收入院。

主诉：间断咳嗽、咳痰1月，喘憋2周。

院外诊治经过：患者1月前无明显诱因出现咳嗽、咳白痰，就诊当地医院诊断"肺结核"，未治疗。2周前突发喘憋，就诊于某医院，肺CT：双肺斑片实变影，较前明显加重，为进一步治疗于2022年3月7日转入我院急诊。

结核病接触史：否认结核病接触史。卡介苗接种史不详。

既往史：发现高血压2周，未治疗，糖尿病5年，糖尿病足3月，未治疗。否认肝炎、疟疾病史，否认心脏病史，否认脑血管疾病、精神疾病史，否认手术、外伤、输血史，否认食物、药物过敏史。

个人史：生于陕西，久居当地，无疫区、疫情、疫水接触史，无牧区、矿山、高氟区、低碘区居住史，无化学性物质、放射性物质、有毒物质接触史，无吸毒史，吸烟30年，40支/天，戒烟1个月；否认饮酒史。育有子女1人，家人体健。

家族史：否认冠心病、高血压、糖尿病、肿瘤和遗传性疾病家族史。

入院查体：神志清楚，查体合作，患者发育正常，营养不良，慢性病容，表情痛苦，被动体位。生命体征：T：36℃，P：96次/分，R：20次/分，BP：136/82mmHg。双足坏疽，双足趾为干性坏疽，足背及足跟湿性坏疽，全身皮肤黏膜无黄染，无皮疹、皮下出血、皮下结节、瘢痕，毛发分布正常，皮下无水肿，无肝掌、蜘蛛痣。胸廓正常，胸骨无叩痛，乳房正常对称。呼吸运动正常，肋间隙正常，语颤正常，无胸膜摩擦感，无皮下握雪感，呼吸动度正常，叩诊清音，呼吸规整，双肺呼吸音粗，双侧肺可闻及散在干、湿性啰音。心前区无隆起，心尖搏动正常，无震颤，无心包摩擦感，心浊音界正常，心率96次/分，心音正常，律齐，无杂音，无心包摩擦音。无周围血管征。

入院诊断：肺部阴影肺结核可能性大，细菌性肺炎，心功能不全（NYHA Ⅳ级），高血压，2型糖尿病，糖尿病足，双足皮肤软组织感染，双足坏疽，低钾血症，低蛋白血症，双侧胸腔积液，中度贫血。

辅助检查：入院后完善胸部CT（图2-3-1）、血常规、血气分析、血生化、痰液等各项临床检测指标变化（表2-3-1~表2-3-6）。

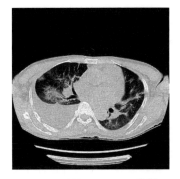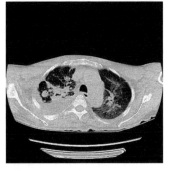

图 2 – 3 – 1　胸部 CT（2022 年 3 月 21 日）

双肺散在多发斑片、斑点影及结节影，磨玻璃密度影。右侧胸腔见液体密度影

表 2 – 3 – 1　血常规动态变化

	血红蛋白 （g/L）	白细胞 （×10⁹/L）	血小板 （×10⁹/L）	红细胞 （×10¹²/L）
参考范围	110 ~ 150	3.5 ~ 10	100 ~ 300	3.5 ~ 5.0
3 月 10 日	87 ↓	9.93	435 ↑	3.07 ↓
3 月 15 日	91 ↓	11.45 ↑	230	3.18 ↓
3 月 18 日	77 ↓	9.11	181	2.68 ↓

表 2 – 3 – 2　血生化动态变化

	白蛋白 （g/L）	总蛋白 （g/L）	C – 反应蛋白 （mg/L）	钾 （mmol/L）	铁 （μmol/L）	钙 （mmol/L）	糖 （mmol/L）
参考范围	35 ~ 55	55 ~ 85	0 ~ 5	3.5 ~ 5.5	11 ~ 32	2.1 ~ 2.8	3.9 ~ 6.1
3 月 10 日	30.1 ↓	54.8 ↓	38.8 ↑	4.14	—	—	5.8
3 月 11 日	28.1 ↓	53.1 ↓	37.63 ↑	3.86	2.8 ↓	1.94 ↓	5.9
3 月 15 日	26.2 ↓	49.5 ↓	36.27 ↑	3.43 ↓	—	—	4.6
3 月 18 日	26.4 ↓	48.2 ↓	25.84 ↑	3.52	—	—	6.6 ↑

表 2 – 3 – 3　凝血全项

	D – 二聚体（mg/L）	凝血酶原时间（s）
参考范围	0 ~ 0.55	9.8 ~ 12.1
3 月 10 日	4.02 ↑	13.5 ↑

表 2 – 3 – 4　N 端 – B 型钠尿肽原动态变化

	N 端 – B 型钠尿肽原（ng/L）
参考范围	0 ~ 300
3 月 10 日	22961.5 ↑
3 月 15 日	19277.6 ↑
3 月 18 日	15837.5 ↑

表 2 – 3 – 5　血气分析变化

	pH	PaO₂ （mmHg）	PaCO₂ （mmHg）	BE （mmol/L）	氧合指数 （mmHg）
参考范围	7.35 ~ 7.45	95 ~ 100	35 ~ 45	– 3 ~ + 3	400 ~ 500
3 月 10 日	7.41	74 ↓	38	– 0.4	255 ↓

表2-3-6 痰检结果

	结核分枝杆菌 耐药基因检测	直接涂片抗酸染色镜检	利福平耐药基因检测
3月14日	—	阴性	结核菌 DNA 阳性含量低 *rpoB* 基因有突变
3月15日	异烟肼耐药基因突变	阴性	结核菌 DNA 阳性含量低 *rpoB* 基因有突变
3月16日	—	阴性	—

入院后诊疗经过：2022年3月7日收入我院急诊，查血结核感染T细胞检测阳性，肿瘤标志物阴性，NT-proBNP 32239ng/L。给予美罗培南、莫西沙星、利奈唑胺抗感染及补充白蛋白、利尿等治疗。患者仍间断喘憋。2022年3月10日转入结核科病房，给予抗感染、抗结核、降血压、化痰平喘治疗（表2-3-7）。3月15日B超检查示中量积液，给予留置左侧胸腔闭式引流，3月23日，患者左侧胸腔积液减少，无引流液流出，拔除胸腔闭式引流管。

表2-3-7 药物治疗

开始时间	结束时间	主要作用	药物名称	
3月16日	3月30日		环丝氨酸胶囊 0.25g bid	口服
3月16日	3月30日		利奈唑胺 600mg qd	口服
3月16日	3月28日	抗结核	左氧氟沙星 0.5g qd	静脉滴注
3月29日	3月30日		左氧氟沙星片 500mg qd	口服
3月21日	3月30日		吡嗪酰胺 0.5g id	口服
3月10日	3月30日	止咳化痰	乙酰半胱氨酸胶囊 0.2g tid	口服
3月10日	3月16日		0.9%氯化钠 100ml + 盐酸氨溴索注射液 30mg qd	静脉滴注
3月10日	3月16日	平喘	0.9%氯化钠 100ml + 多索茶碱 0.2g qd	静脉滴注
3月10日	3月20日	抗感染	0.9%氯化钠 100ml + 注射用美罗培南 1g q8h	静脉滴注
3月21日	3月28日		0.9%氯化钠 100ml + 哌拉西林他唑巴坦钠 2.5g bid	静脉滴注
3月10日	3月30日	保肝治疗	双环醇 25mg tid	口服
3月10日	3月30日	营养支持	人血白蛋白 10g qd	静脉滴注
3月11日	3月29日	改善贫血	0.9%氯化钠 100ml + 蔗糖铁 100mg tid	静脉滴注
3月11日	3月30日		腺苷钴胺片 1.5mg tid	口服
3月14日	3月30日		诺和灵 R 早6U，午8U，晚6U	
3月14日	3月16日	降糖治疗	诺和灵 N 6U	
3月17日	3月26日		诺和灵 N 8U	
3月27日	3月29日		诺和灵 N 6U	
3月10日	3月13日		0.9%氯化钠 44ml + 硝酸甘油注射液 30mg 3ml/h	静脉泵入
3月11日	3月30日		阿司匹林肠溶片 100mg qd	口服
			缬沙坦氨氯地平片 80mg qd	口服
			螺内酯 20mg qd	口服
			呋塞米 20mg qd	口服
		对症治疗	阿托伐他汀钙片 20mg qd	口服
			氯化钾缓释片 1g bid	口服
3月15日	3月30日		单硝酸异山梨酯缓释片 40mg qd	口服
			琥珀酸美托洛尔缓释片 23.75mg qd	口服
			泮托拉唑钠肠溶片 40mg qd	口服
			枸橼酸莫沙必利片 5mg tid	口服

入院后护理评估：

1. 应用入院评估表评估患者的症状和体征（书末附表）。

2. 应用巴塞尔（Barthel）指数评定量表评估患者日常生活能力，入院得分80分，出院得分75分（表2－3－8）。

3. 应用营养风险筛查表（NRS2002）评估患者营养状况，患者进食量减少，饮食单一，白蛋白30.1g/L，存在营养风险，需营养支持治疗，得分4分（表2－3－8）。

4. 应用帕多瓦（Padua）内科住院患者静脉血栓栓塞症风险评估表评估患者血栓形成的风险，患者卧床及存在心脏衰竭，评估结果为高危，得分5分（表2－3－8）。

5. 监测患者生命体征（图2－3－2，图2－3－3）。

6. 监测患者平衡量（图2－3－4）。

7. 监测患者空腹及餐后2小时血糖（图2－3－5）。

表2－3－8　评估结果（分）

	Barthel 指数评定量表	NRS2002 营养风险筛查表	Padua 内科住院 患者静脉血栓栓塞 症风险评估表
3月10日	80 （轻度功能障碍）	—	5 （高危）
3月14日	—	4 （有营养不良的风险）	—
3月30日	75 （轻度功能障碍）	4 （有营养不良的风险）	0

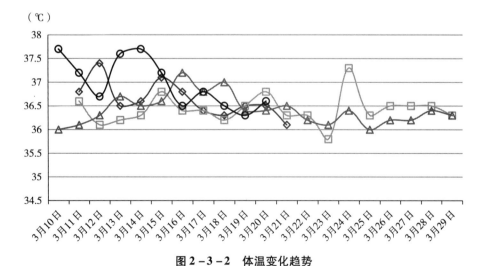

图2－3－2　体温变化趋势

6:00（空心菱形）；10:00（空心正方形）；14:00（空心三角形）；16:00（空心圆）

165

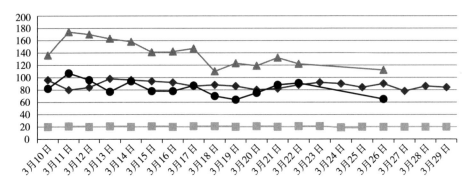

图 2 - 3 - 3　P、R、BP 变化趋势

脉搏（实心菱形）；呼吸（实心正方形）；收缩压（实心三角形）；舒张压（实心圆）

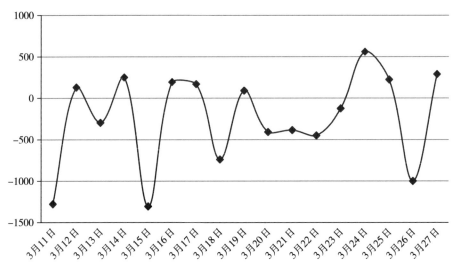

图 2 - 3 - 4　平衡量变化趋势

平衡量（实心菱形）

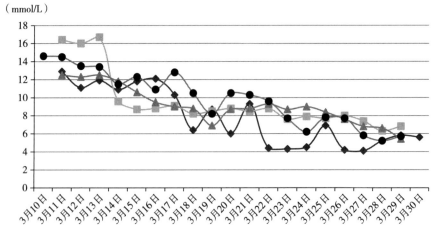

图 2 - 3 - 5　血糖变化趋势

空腹（实心菱形）；早餐后 2h（实心正方形）；午餐后 2h（实心三角形）；晚餐后 2h（实心圆）

护理诊断/问题：

1. 清理呼吸道无效 与肺部炎症，痰液黏稠，咳嗽无力有关。

2. 气体交换受损 与结核感染致呼吸面积减少有关。

3. 低效性呼吸型态 与胸腔积液导致肺组织不能充分扩张有关。

4. 活动无耐力 与患者心脏疾病有关。

5. 潜在并发症 低血糖与患者糖尿病注射胰岛素有关。

6. 营养失调 低于机体需要量与结核病慢性消耗有关。

7. 焦虑 与糖尿病足需截肢带来外观改变有关。

8. 知识缺乏 患者缺乏肺结核及糖尿病相关知识。

主要护理措施：

1. 专科护理

（1）评估患者呼吸的频率、节律、深度；评估口唇、肢端发绀及睡眠情况；评估咳痰能力，痰液的颜色、性质和量；评估体温变化。

（2）协助患者取舒适体位，将床头抬高30°，平卧、半卧位交替进行。

（3）遵医嘱给予低流量氧气吸入2L/min，密切观察用氧效果，持续血氧监测。

（4）遵医嘱给予降压治疗，密切监测患者生命体征。患者发现高血压2周，告知患者高血压需长时间或是一生均用药治疗，很多高血压患者没有按时用药，导致血压没有得到有效控制。需告知高血压患者规律用药的重要性，高血压患者需严格按照医嘱进行用药。

（5）胸腔闭式引流管护理，注意观察穿刺点有无渗血渗液，妥善固定管路，注意观察管路固定情况，在日常更换体位时需注意管路的摆放，防止管路滑脱，且引流袋应始终处在低于引流穿刺点的位置，注意观察引流液的颜色、性质、量并作好记录。

（6）遵医嘱给予降糖治疗，患者糖尿病5年并发糖尿病足3个月，未治疗。给予患者讲解糖尿病相关知识，包括饮食调整、合理运动、药物治疗、疾病监测及糖尿病自我管理。

（7）患者心功能不全（NYHA Ⅳ级），应绝对卧床休息，但长期卧床可引起严重的并发症如静脉血栓形成、便秘、压力性损伤等。在病情允许下可在床上进行被动活动，如无不适1周后在床上坐起进行自主活动；1周后再进行室内行走。整个过程需严密观察患者病情变化和各项生命体征的改变，全程需要护理人员的陪同，如有紧急情况给予及时有效的处理。

2. 糖尿病足的护理

（1）如何预防糖尿病足的发生 ①养成每天检查足的习惯，重点检查足底、趾间及足部变形部位。检查内容：各种损伤、擦伤、水疱，皮肤干燥、皲裂、鸡眼和胼胝（老茧），皮肤温度、颜色，趾甲异常，肿胀、溃疡、感染，真菌感染。②学会正确的洗脚方法：不要过分浸泡双脚，使用中性的肥皂，用手或温度计测量水的温度（水温低于37℃），用浅色毛巾擦干脚趾间的水分，并检查有无出血和渗液，保持脚趾间干爽。③保持足部皮肤健康：使用皮肤护理膏或霜，注意不要将护理霜涂抹于足趾间或溃疡伤口上同时适当按摩足部；严重的足跟皲裂，可使用含尿素的特殊皲裂霜。④剪趾甲时应注意：确保能看得很清楚；直着修剪，避免边上剪得过深，不要剪破硬茧和鸡眼剪去尖锐的部分，并用锉刀将边缘修光滑；不要让趾甲长得过长；不要到公共浴室修脚；如发现问题及时就医。⑤选择合适的鞋子：有足够的空间，透气性良好，鞋底较厚硬而鞋内较柔软，能够使足底压力分布更合理。⑥选择合适的袜子：糖尿病患者要有穿袜子的习惯，应选择吸水性好，透气性好，松软、浅色棉制品，袜腰要松，避免穿破洞或有补丁的袜子，应每天清洗，每天更换保持清洁。⑦选择合适的鞋子：合适的鞋子应该是一双鞋尖宽大，鞋头距足趾有一定距离，不能挤压脚趾，鞋面透气性好，尽量选用软皮或布面料，大小合适能够系带的平跟厚底鞋。买鞋的时间应选在下午或黄昏。购置的新鞋，初穿时应先试穿半小时，检查足部没有挤压或摩擦处才能逐步增加穿着时间。穿鞋前应检查鞋内是否有小砂砾等异物，鞋子有破损要及时更新，以免伤及足部皮肤。

（2）Wagner 分级糖尿病足分为 0～5 级。

0 级 有发生足溃疡的危险因素，目前无溃疡。

1 级 足部表浅溃疡，无感染征象。

2 级 较深溃疡，常合并软组织感染，无脓肿或者骨的感染。

3 级 深部溃疡，伴有骨组织病变或者脓肿。

4 级 局限性坏疽（趾、足跟或前足背）。

5 级 全足坏疽。

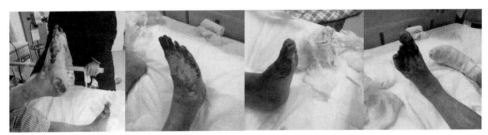

| 右脚侧面 | 右脚正面 | 左脚侧面 | 左脚正面 |

图 2 - 3 - 6　双足坏疽 Wagner 分级 4 级
双足趾干性坏疽，足背及足跟湿性坏疽

（3）骨科医生会诊意见

①每 2 日给予患者更换敷料，油纱覆盖创面。

②控制患者血糖，使患者血糖控制在空腹 3.9～7.2mmol/L，非空腹血糖控制目标在 <10mmol/L，糖化血红蛋白 <7.0% 较为理想。

③一般状况改善后，遵医嘱行截肢处理。

（4）糖尿病足伤口处理　多学科合作共同讨论，制订综合治疗计划，控制血糖。伤口处理：先用三氯甲烷棉球擦洗伤口，再用生理盐水彻底清洗后，机械清创，去除坏死组织后，用生理盐水进行冲洗。选择合适的伤口敷料：创面干燥，使用水凝胶敷料自溶性清创，保持创面湿润，外用泡沫敷料。创面渗液量大时，采用吸收渗液的藻酸盐银离子敷料和泡沫敷料，同时增加换药频次。

3. 营养支持

（1）进行营养风险筛查，关注患者营养状况。

（2）患者存在营养不良，请营养医师会诊，根据医嘱执行营养治疗，给予患者1300kcal糖尿病饮食，静脉补充白蛋白（10g，qd）。

（3）为了满足患者的饮食需求，与营养科积极协调，兼顾患者饮食习惯，制订个性化的饮食方案。

（4）根据营养处方给予患者饮食指导，根据饮食方案合理安排饮食，多食牛奶、鸡蛋等高蛋白食物，保证营养摄入，同时督导患者少食多餐，避免低血糖的发生。

4. VTE 的预防

（1）内科住院患者静脉血栓栓塞症风险评分5分，为高危，实施基本预防措施及药物治疗。

（2）合理饮食：指导患者进食低盐、低脂、低糖、高纤维饮食。蔬菜：芹菜、韭菜、白菜等；主食：燕麦、玉米、小米等。

（3）采用上肢留置针静脉输液，减少静脉内膜损伤，避免下肢静脉穿刺。

（4）指导患者进行踝泵运动，促进血液循环。方法：背屈、内翻、跖屈、外翻、环绕，最大幅度时保持3～5秒，20～30次/组，至少3～4组/日。

（5）指导患者进行深呼吸以增加膈肌运动，促进血液回流。联合踝泵运动使股静脉血流速度提高至2.6倍。方法：深吸气、用力呼气，10～20次/小时。

5. 心理护理，缓解患者焦虑

（1）评估患者的心理状态，了解心理感受。患者是一位中年男性，对于糖尿病足带来的外观变化表示焦虑。针对患者心理状况，给予心理支持，增强战胜疾病的信心。

（2）鼓励患者表达情感，消除焦虑，设立有利于疾病康复的目标，增强战胜疾病的信心。

（3）允许患者家属陪住，给予心理支持。

（4）为患者提供安静舒适的环境，保护隐私。

6. 结果与转归　经过20天的治疗和护理，患者咳嗽、咳痰、胸闷、喘憋症状改善，生命体征平稳，血糖控制良好，糖尿病足感染未进展，患者目前病情相对平稳，于2022年3月30日出院。

病例点评：

1. 病例特点　患者病情危重，入院诊断有"耐多药肺结核，细菌性肺炎，心功能不全（NYHA Ⅳ级），高血压，2型糖尿病，糖尿病足，双足皮肤软组织感染，双足坏疽，低钾血症，低蛋白血症，双侧胸腔积液，中度贫血"。既有严重的高血压，又有严重的糖尿病足，还存在营养不良和心功能的问题。

2. 护理难点　患者心功能Ⅳ级，心力衰竭，高血压，双足坏疽。定时监测血压，观察药物不良反应，以免发生低血压。预防双足感染加重，定时换药，定时监测血糖，预防低血糖的发生。

3. 护理的关键措施　①专科护理；②糖尿病足的护理；③心衰护理；④营养

支持；⑤VTE 的预防；⑥心理护理。

4. 小结　本例患者为耐多药肺结核合并糖尿病并发糖尿病足，同时患有高血压、心功能不全、营养不良。遵医嘱给予患者抗感染、抗结核、化痰平喘、降压降糖、营养支持等治疗。给予患者讲解耐多药肺结核坚持服药的重要性，注意监测服药后的药物不良反应。患者糖尿病并发双足坏疽，给予患者讲解控制血糖的方法，并讲解足部的护理知识，定时给予伤口换药，双足感染未继续加重，得到有效控制。患者在住院期间，医护人员密切关注患者血压、血糖、平衡量、心功能指标，在医护团队精心照护下，患者最终病情稳定，于 2022 年 3 月 30 日出院。

（赵越　首都医科大学附属北京胸科医院）

病例 4
一例结核病合并艾滋病患者的护理

患者王某，女性，23 岁，2021 年 2 月 27 日以"艾滋病、肺部感染、颈部肿物待查"由门诊收入院。

主诉：左颈部肿物半年，抗 HIV 抗体初筛阳性 1 天。

院外诊治经过：患者半年前无明显诱因出现左侧颈部肿块，于当地医院按感染进行抗感染治疗（具体不详），肿块有所减小，但之后再次出现肿大，并出现间断发热，体温最高 39℃。3 月前于通辽医院就诊行肿块穿刺术，病理考虑"炎症"未经特殊诊治。此后肿块反复肿大，并伴有化脓及破溃，同时出现咳嗽、咳痰，呈黄脓痰或白色泡沫样痰，伴有间断发热及畏寒、寒战，体温最高 39℃，口服退热药物体温可降至正常，伴乏力及周身不适，无胸闷、盗汗、咯血、腹痛、腹泻等症状。10 天前就诊于外院，并于 1 天前发现抗 HIV 抗体初筛阳性，现为进一步诊疗来我院。患者自发病以来，神志清醒，精神弱，进食少，大小便正常。体重近半年下降 10kg。

既往史：既往体健，否认高危性行为史。

个人史：否认吸烟史，否认饮酒史，已婚，已育。

家族史：否认艾滋病、结核病接触史。

入院查体：神志清醒，精神差。生命体征：T：39℃、P：120 次/分、R：19 次/分、BP：120/77mmHg，左颈部触及数个肿大淋巴结，最大 7cm×6cm，质软，可及波动感，触痛阳性，其余部位未及淋巴结肿大。睑结膜苍白，颈软，双肺呼吸音粗，未闻及干湿啰音及胸膜摩擦音。心率 110 次/分，心律齐，腹软，无压痛反跳痛，Murphy 征阴性，肝胆脾未触及，移动性浊音阴性，双下肢不肿。

入院诊断：艾滋病、颈部肿物性质待查、重度贫血、肺部感染、淋巴结核？

辅助检查：入院后完善胸部 CT 平扫（图 2 - 4 - 1）、胸椎 CT 平扫（图 2 - 4 - 2）、腰椎 CT 平扫（图 2 - 4 - 3）、完善血常规、血沉、电解质、肝肾功、颈部脓液、痰检、利福平耐药等各项临床检测指标变化、Ferritin、网织红细胞计数 RET、CD3$^+$、CD4、HIVRNA（病毒载量）、结核感染 T 细胞检查（表 2 - 4 - 1 ~ 表 2 - 4 - 5）。

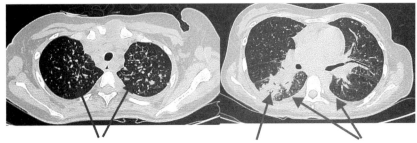

双肺可见多发结节　　右肺下叶实变影伴少许渗出　　双侧胸腔少量积液

图 2 − 4 − 1　胸部 CT（2021 年 3 月 2 日）

双肺多发结节及右肺下叶实变影伴少许渗出，双侧胸腔少量积液。

考虑结核可能大，建议结合临床进一步检查

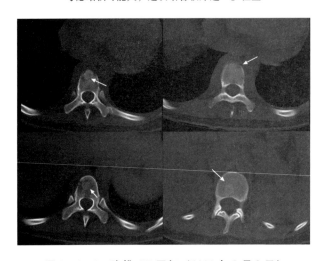

图 2 − 4 − 2　胸椎 CT 平扫（2021 年 3 月 8 日）

T_3、T_4、T_9、T_{10} 椎体边缘骨质虫蚀样改变，L_1 椎体内高密度结节，后缘局部骨质虫蚀样破坏；T_3、T_4 椎体左侧及 T_9、T_{10} 椎体周边可见软组织密度影，扫描层面内纵隔内多发肿大淋巴结，两肺多发斑片实影。结合病史，胸、腰椎多发椎体骨质破坏，考虑结核感染，伴相应节段性椎旁脓肿形成，两肺继发结核；纵隔淋巴结结核

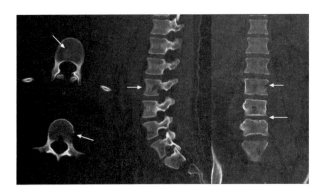

图 2 − 4 − 3　腰椎 CT 平扫（2021 年 3 月 8 日）

所见 $L_1 \sim S_1$ 多发骨质破坏，$L_2 \sim S_2$ 左侧椎旁及腰大肌可见长条状低密度影，骶尾椎前可见低密度影。结合病史，腰、骶椎多发椎体骨质破坏，考虑结核感染，伴左侧椎旁、腰大肌及骶尾椎前脓肿形成

表 2 - 4 - 1　血常规动态变化

	血红蛋白（g/L）	白细胞（×10⁹/L）	血小板（×10⁹/L）	红细胞（×10¹²/L）
参考范围	110 ~ 150	3.5 ~ 10	100 ~ 300	3.5 ~ 5.0
2 月 27 日	49 ↓	5.42	110	2.42 ↓
3 月 14 日	72 ↓	2.35 ↓	149	2.57 ↓
3 月 23 日	76 ↓	1.97 ↓	85 ↓	2.75 ↓
3 月 29 日	80 ↓	1.71 ↓	107	2.65 ↓
4 月 6 日	86 ↓	5.12	84 ↓	2.74 ↓

表 2 - 4 - 2　红细胞沉降率（mm/h）

	红细胞沉降率
参考范围	0 ~ 20
3 月 2 日	113 ↑
3 月 24 日	54 ↑
3 月 29 日	64 ↑

表 2 - 4 - 3　肝功能、肾功能及电解质动态变化

	白蛋白（g/L）	C - 反应蛋白（mg/L）	ALT（U/L）	肌酐（μmol/L）	钾（mmol/L）	钠（mmol/L）	钙（mmol/L）
参考范围	35 ~ 55	0 ~ 6	7 ~ 40	41 ~ 73	3.5 ~ 5.3	137 ~ 147	2.11 ~ 2.52
2 月 27 日	28.1 ↓	12.2 ↑	5.8 ↓	36.7 ↓	2.94 ↓	137.7	1.94 ↓
3 月 13 日	28.1 ↓	15 ↑	7.2 ↓	37.9 ↓	3.51	135.4 ↓	1.91 ↓
3 月 29 日	27.5 ↓	11.4 ↑	4.9 ↓	36.6 ↓	3.24 ↓	140.1	1.93 ↓
4 月 6 日	25.2 ↓	47.4 ↑	12.5	34.8 ↓	3.08 ↓	134 ↓	2.01 ↓

表 2 - 4 - 4　颈部脓液、痰检检测

	颈部脓液结果	痰液直接涂片抗酸染色镜检	利福平耐药基因检测
3 月 8 日	见到抗酸杆菌，痰抗酸染色：抗酸杆菌阳性（+ +）	抗酸菌（+）	结论 1：结核分枝杆菌复合群阳性（+）；结论 2：利福平耐药基因检测阴性（-）

表 2 - 4 - 5　Ferritin、网织红细胞百分比 RET%、CD4⁺T 淋巴细胞、
HIVRNA（病毒载量）、结核感染 T 细胞检查

	Ferritin（ng/ml）	网织红细胞百分比（RET%）（%）	CD4⁺T 淋巴细胞（cells/μl）	HIVRNA（病毒载量）（copies/ml）	结核感染 T 细胞检测
参考范围	11 ~ 306.8	0.59 ~ 2.07	706 ~ 1125	阴性（检测下限 <20）	<6 未存在结核感染 ≥6 提示有结核感染

续表

	Ferritin （ng/ml）	网织红细胞 百分比 （RET%）（%）	CD4+T淋 巴细胞 （cells/μl）	HIVRNA （病毒载量） （copies/ml）	结核感染T细胞检测
2月27日	>1500↑	1.530	4↓	370536↑	混合淋巴细胞培养＋干 扰素测定 A 1SFCs/2.5E ＋5PBMC，混合淋巴细 胞培养＋干扰素测定 B 50SFCs/2.5E＋5PBMC
3月18日	394.90↑	7.25↑	—	32524↑	—

确定诊断：艾滋病、肺结核、淋巴结结核、骨结核。

入院后诊治经过：患者艾滋病、结核病诊断明确，经下列药物治疗，患者体温逐渐恢复，咳嗽、咳痰症状减轻，经上级医师评估病情后启动抗病毒治疗，方案为TDF＋3TC＋EFV。患者体温降至正常，精神、食欲好转，咳嗽、咳痰症状明显好转，复查血常规较前恢复，炎性指标下降。病情好转出院。

表2-4-6　药物治疗

开始时间	结束时间	主要作用	药物名称	
2月27日 3月12日	4月6日 4月6日	治疗贫血	叶酸片5mg　tid 琥珀酸亚铁缓释片0.2g　qd 养血饮口服液10ml bid	口服 口服 口服
2月27日	3月5日	保肝药物	水飞蓟宾胶囊3粒　tid	口服
2月27日 3月1日 3月2日 3月2日 3月12日	3月1日 3月12日 3月17日 4月6日 4月6日	抗感染	0.9%氯化钠100ml＋头孢曲松钠2g　qd 0.9%氯化钠100ml＋注射用亚胺培南西司他丁钠1g 　　　　　　　　　　　　　　q8h 醋酸泼尼松片20mg　qd 氟康唑胶囊100mg　qd 盐酸莫西沙星氯化钠注射液0.4g　qd	静脉滴注 静脉滴注 口服 口服 静脉滴注
3月12日 2月28日 2月28日	4月6日 4月6日 4月6日	抗结核	异烟肼片0.3g　qd 异烟肼片0.6g　qd 利福平胶囊0.6g　qd 吡嗪酰胺0.5g　tid 盐酸乙胺丁醇0.75g　qd	口服 口服 口服 口服 口服
3月12日	4月6日	治疗痛风 营养神经	甲钴胺片0.5mg　tid 苯溴马隆片50mg　qd	口服 口服
4月2日	4月6日	抗艾滋病	富马酸替诺福韦二吡呋酯片（TDF）0.3g　qd 拉米夫定片（3TC）0.3g　qd 依非韦伦片（EFV）0.4g　qn	口服 口服 口服
2月28日	3月23日	改善缺氧 症状	氧气吸入	

入院后护理评估：

1. 应用入院评估表评估患者的症状和体征（书末附表）。

2. 应用巴塞尔（Barthel）指数评定量表评估患者日常生活能力，完全/部分生活自理，得分95分（表2-4-7）。

3. 应用巴顿（Barden）皮肤评估表评估患者皮肤情况，结果为无风险，得分23分（表2-4-7）。

4. 应用帕多瓦（Padua）内科住院患者静脉血栓栓塞症风险评估表评估患者血栓形成的风险，结果为低危，得分1分（表2-4-7）。

5. 监测患者生命体征（图2-4-4，图2-4-5，图2-4-6）。

表2-4-7 评估结果（分）

项目	Barthel 指数评定量表	Barden 皮肤评估表	Padua 内科住院患者 静脉血栓栓塞症风险评估表
2月27日	95（部分生活自理）	23（无风险）	1（低危）
3月1日	85（部分生活自理）	21（无风险）	1（低危）
4月6日	100（生活自理）		0

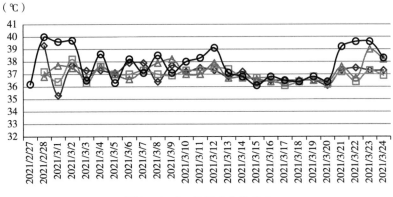

图2-4-4 体温变化趋势1

6:00（空心菱形）；10:00（空心正方形）；14:00（空心三角形）；16:00（空心圆）

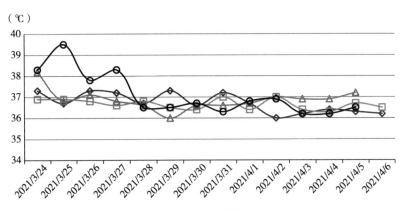

图2-4-5 体温变化趋势2

6:00（空心菱形）；10:00（空心正方形）；14:00（空心三角形）；16:00（空心圆）

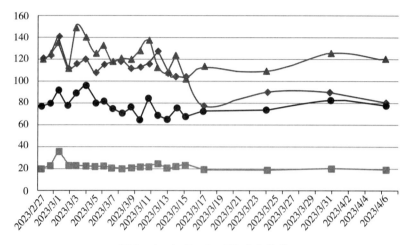

图 2 - 4 - 6 P、R、BP 变化趋势

脉搏（实心菱形）；呼吸（实心正方形）；收缩压（实心三角形）；舒张压（实心圆）

护理诊断／问题：

1. 活动无耐力 与结核病发热、艾滋病有关。

2. 体温过高 与结核感染、全身中毒症状有关。

3. 皮肤完整性受损 与颈部淋巴结肿大破溃有关。

4. 气体交换受损 与肺部感染有关。

5. 营养失调：低于机体需要量 与艾滋病、结核病消耗增多有关。

6. 有传播感染的危险 与艾滋病、结核病传播途径有关。

7. 有静脉血栓的风险 与艾滋病、结核病引起的乏力、虚弱有关。

8. 焦虑 与艾滋病、结核病双重感染、担心疾病预后有关。

9. 知识缺乏 缺乏结核病、艾滋病治疗及药物相关知识。

主要护理措施：

1. 专科护理

（1）患者全身中毒症状，盗汗、乏力明显，嘱患者卧床休息为主，适当活动，均衡营养，多食肉类、蛋类、牛奶及水果等食物，增加抵抗力。

（2）观察患者咳嗽咳痰的情况，咳痰能力，痰液的颜色、性质和量。

（3）监测生命体征变化，并注意观察患者的呼吸脉搏、血压、氧饱和度情况。给予鼻导管吸氧 3L/min。患者大汗时给予更换清洁衣物，注意保暖，防止受凉，适量补充水分。

（4）给予头孢曲松、盐酸莫西沙星、亚胺培南、醋酸泼尼松等抗感染治疗。

（5）保持室内空气清新，温度、湿度适宜，定时进行通风。

2. 皮肤护理

（1）评估颈部肿物的情况，观察患者淋巴结触痛、皮肤温度，波动感的变化，及时通知医生。

（2）肿物未破溃时，指导患者采取健侧卧位，避免肿物受压，不要用手挤压肿物，保持手部卫生。

（3）患者颈部肿物自行破溃后，护理过程中在标准防护的状态下，戴防护口罩，及时清理脓液，给予无菌纱布覆盖。观察脓液渗出情况，及时更换敷料。

（4）全身应用抗菌药物，抗感染。

（5）因患者多发骨结核、腰大肌脓肿形成，注意观察脓肿的进展情况，协助患者翻身，活动。必要时请外科会诊进行腰大肌脓肿引流。

3. 用药管理

（1）抗结核药早期、联合、足量、规律、全程服药。观察患者药物不良反应，如恶心、呕吐、食欲不振等胃肠道反应，手脚麻木、震颤等神经系统反应；氨基转移酶水平的一过性增高、过敏反应等。

（2）在患者接受艾滋病抗病毒药物初始治疗时，对该患者做好依从性教育，全面告知药物不良反应。替诺福韦（TDF）常见不良反应，如肾功能不全、骨密度降低，腹泻、恶心、呕吐、胃胀，头痛、衰弱，乳酸酸中毒并肝脏脂肪变；拉米夫定（3TC）不良反应较小；依非韦伦（EFV）常见皮疹，中枢神经系统症状如头晕、眩晕、失眠，氨基转移酶水平增高等。特别是服用依非韦伦时，护士严格宣教服用时间是睡前洗漱完毕后服用，服药后卧床休息，不要随意走动，次日感头晕时延长卧床时间，避免发生跌倒。而且要观察患者是否出现皮疹等不良反应。

（3）注重患者的主诉，严密观察患者出现的症状和体征，并定期配合医生检测血常规、肝功能电解质等相关指标的变化。

4. VTE 的预防

（1）患者静脉血栓栓塞症风险评分 1 分，为低危风险，实施基本预防措施。

（2）合理饮食：指导患者进食低脂高纤维饮食。

（3）患者每日饮水 1500ml 以上，以稀释血液，降低 VTE 形成的风险，采用上肢留置针静脉输液，注意观察穿刺点情况，有无静脉炎发生，减少静脉内膜损伤，避免下肢静脉穿刺。

（4）指导患者卧床时进行踝泵运动，促进血液循环。利用现场示范、观看床旁 PAD 中的 VTE 预防视频等方式指导患者掌握预防 VTE 的方法。

5. 预防感染的传播

（1）患者住单间病室，限制探视，陪护人员戴好口罩，根据痰涂片结果，在房间门上放置呼吸道传播的提示牌，避免交叉感染。

（2）颈部破溃处换药时注意做好防护，严格处理废弃物，避免随意丢弃，污染环境。

（3）房间物体表面使用 1000mg/L 含氯消毒剂进行擦拭，每日 2 次。仪器使用 75% 乙醇或消毒湿巾进行擦拭。

（4）嘱患者在房间内或外出检查时戴口罩，教会患者咳嗽礼仪，咳嗽、打喷嚏时用纸巾或者肘部遮住口鼻，禁止随意吐痰。

（5）加强病房管理，禁止患者互串病房，做好所有患者的健康教育，避免造成病房其他患者的感染。

6. 心理疏导

（1）艾滋病患者合并结核，也是 HIV/AIDS 患者死亡的主要原因之一。患者恐惧感增加。护理人员日常给予加强巡视，多与患者进行沟通，讲解疾病知识，了解患者的需求，为患者提供个性化的心理疏导。

（2）必要时可采用同伴教育，志愿者床旁心理辅导，帮助患者建立战胜疾病的信心。

（3）通过每周 2 次配送爱心汤的关爱方式，既调节患者的情绪，又增加患者的营养，同时增进医护人员与患者的感情，提升患者的治疗配合度。

7. 职业暴露的预防

（1）医务人员为该患者进行操作时务必戴医用帽、穿防水隔离衣、戴 N95 防护口罩、乳胶手套进行换药、穿刺等操作。有喷溅可能时佩戴防护屏。

（2）增强职业防护的意识，掌握职业暴露的应急处理流程，规范自身操作程序，杜绝职业暴露的发生。

8. 结果与转归　患者颈部肿物破溃处无分泌物，范围减小至 3cm×4cm，体温正常，未发生下肢静脉血栓及其他并发症。4 月 6 日好转出院。

9. 出院教育

（1）出院后继续规律服用抗结核药物以及艾滋病抗病毒药物，保持服药依从性 >95%，不得擅自停药，以免产生耐药。

（2）指导患者如何自我观察药物不良反应，不能自行处理药物不良反应时及时感染门诊随诊。

（3）定期门诊复诊，复查血常规、肝肾功能、结核相关指标、HIV－RNA。

（4）给予生活指导。患者做好居住环境的清洁通风，注意饮食卫生。

（5）注意维护家庭其他成员的安全。指导家庭环境消毒，日常物体表面做好清洁，如有血液污染时，使用吸湿性隔离垫吸附血液，然后使用 2000mg/L 的含氯消毒剂进行消毒。如为家庭成员进行处理，注意告知家庭成员戴好橡胶手套，清洁后注意手卫生。保护家人不被感染。

（6）因自身免疫力低下，不要到人群密集的密闭场所，如必须到访，做好防护措施，防止感染。

10. 随访　半年后复查 HIVRNA ＜40copies/ml，CD4 细胞计数 144 个/μl，复查胸部 CT 及胸椎、腰椎 CT 提示病变部位较前吸收。

病例点评：

1. 病例特点　此病例以颈部包块为首发症状，并无明显的呼吸道症状及骨质破坏相关的症状，在完善检查后发现除淋巴结结核外，还同时存在肺结核、腰骶椎多发骨结核、椎旁脓肿和腰大肌结核脓肿，艾滋病、结核双重感染，患者存在体温异常、肿物破溃、结核症状明显、心理压力极大。处理肿物时应注意做好职业防护，防止脓液分泌物污染环境及医护人员皮肤及周围环境。

2. 护理难点　艾滋病、结核病叠加，抗结核药物和艾滋病抗病毒药物间存在相互作用，部分程度影响患者服药的耐受性、依从性。做好肿物的观察，清洁、消毒、清创，避免感染。颈部肿物一定程度上影响患者的活动度，甚至是外在形象，患者的心理压力极大。做好患者的心理疏导尤为关键。

3. 护理要点　①专科护理；②皮肤护理；③用药管理；④VTE 的预防；⑤预防感染的传播；⑥心理疏导；⑦职业暴露的预防；⑧出院教育。

4. 小结　本例患者艾滋病合并多发结核，伴有颈部淋巴结破溃，并伴有全身中毒症状，重度贫血。遵医嘱给予抗感染、抗结核、抗艾滋病的联合治疗。在给予患者抗结核治疗 3 周时启动艾滋病抗病毒治疗。使用抗结核药遵循早期、联合、足量、规律、全程服药；使用艾滋病抗病毒药时严格遵循良好的依从性。抗结核药物和抗艾滋病药物均有胃肠道、神经系统、肝肾功能的损害及过敏反应等。充分告知不良反应，以便保证良好的依从性，重视患者的主诉，严密观察患者出现的症状和体征，定期监测肝功能电解质肾功能等相关指标，以便及时发现抗结核和抗 HIV 药物双重药物的不良反应及可能出现的并发症。患者在住院期间，感染控制有效，无菌操作下给予换药，颈部淋巴结破溃处皮肤范围减小，病情好转出院。医护同心，对患者一视同仁，多加关爱，多加沟通，通过医护人员不懈努力、志愿者的同伴教育，共同帮助患者建立了良好的服药依从性，提升其生活质量，没有出现药物不良反应及相关并发症，最终好转出院。给予出院教育，不得擅自停药，避免产生耐药。学会自我观察病情，保护自身及家人安全。定期门诊随诊。

（马晓靖　首都医科大学附属北京地坛医院）

病例5 一例肺结核、肺癌合并多重耐药菌感染患者的护理

患者韩某，72岁，2021年8月8日以"继发性肺结核，异烟肼、氟喹诺酮、乙胺丁醇耐药，肺部感染，肺小细胞癌，冠状动脉粥样硬化性心脏病，冠状动脉支架植入术后，2型糖尿病，高血压"收入急诊留观。

主诉：患者家属诉患者呼吸困难4个月，加重1天。

院外诊治经过：2021年4月前无明显诱因下出现呼吸困难，伴咳嗽，咳少许白痰，于我院结核二科住院治疗，查肺CT示右肺门不规则团块影，考虑中心性肺癌伴远端肺内阻塞性炎症及不张、病变增大、局部肺动静脉受侵可能。行支气管病理活检：分化差的癌瘤组织，考虑小细胞肺癌；痰查异烟肼、乙胺丁醇、氟喹诺酮检出耐药基因突变，给予抗结核治疗，1天前患者呼吸困难明显加重，就诊我科，测血氧饱和度45%，为进一步诊治收入急诊留观。

结核病接触史：否认结核病接触史。

既往史：糖尿病病史10年，规律口服"二甲双胍、拜糖平"治疗；高血压病史20年，规律服用缬沙坦治疗；冠状动脉粥样硬化性心脏病病史5年、冠状动脉支架植入术后5年，否认肝炎、疟疾病史，否认精神疾病史，否认手术、外伤、输血史，可疑为伏立康唑过敏，否认食物过敏史。

个人史：生于原籍，久居当地，无疫区、疫情、疫水接触史，无牧区、矿山、高氟区、低碘区居住史，无化学性物质、放射性物质、有毒物质接触史，无吸毒史，吸烟50年，20支/日，饮酒50年，250g/日。

家族史：否认冠心病、高血压、糖尿病、肿瘤和遗传性疾病家族史。

入院查体：神志嗜睡，查体不合作，患者发育正常，营养不良，慢性病容，表情痛苦，自主体位。生命体征：T：36.6℃、P：115次/分、R：28次/分、BP：123/72mmHg，全身皮肤无黄染、无水肿，无肝掌、蜘蛛痣。胸廓正常，乳房正常对称。呼吸运动正常，肋间隙正常，语颤正常，无胸膜摩擦感，无皮下握雪感，呼吸动度正常，呼吸规整，右肺呼吸音减弱，左肺未闻及干湿啰音。心前区无隆起，心尖搏动正常，无震颤，无心包摩擦感，心浊音界正常，心率115次/分，心音正常，律齐，无杂音，无心包摩擦音。无周围血管征。

入院诊断：继发性肺结核，异烟肼、氟喹诺酮、乙胺丁醇耐药，肺部感染，肺小细胞癌，冠状动脉粥样硬化性心脏病，冠状动脉支架植入术后，2型糖尿病，高血压。

辅助检查：入院后完善胸部CT（图2-5-1）、B超（图2-5-2）、血常规、血气分析、血生化、痰液等各项临床检测指标变化（表2-5-1~表2-5-6）。

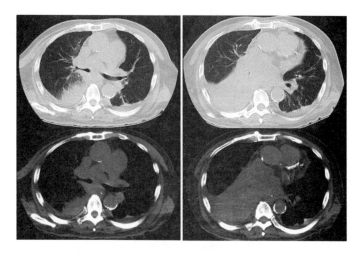

图 2 - 5 - 1 胸部 CT（2021 年 8 月 9 日）

右肺门不规则团块影，考虑中心型肺癌伴远端肺内阻塞性炎症及不张，右肺中叶
及下叶不张较前进展；右肺门、纵隔、心包旁淋巴结转移，较前增大，双肺结节
影，转移可能；右肺上叶癌性淋巴管炎不除外，有所进展；双肺间质性改变伴感
染，大致同前；右侧胸腔积液，较前有所吸收，右侧胸膜局限增厚，大致同前；
少量心包积液，有所增多

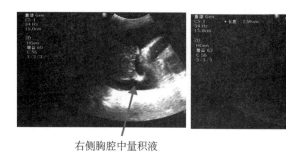

右侧胸腔中量积液

图 2 - 5 - 2 B 超（2021 年 8 月 8 日）

右侧胸腔积液（中量）

表 2 - 5 - 1 血常规动态变化

	血红蛋白 （g/L）	白细胞 （×10⁹/L）	血小板 （×10⁹/L）	中性粒细胞百分比 （%）
参考范围	110 ~ 150	3.5 ~ 10	100 ~ 300	50 ~ 75
8 月 8 日	101 ↓	5.79	256	78.6 ↑
8 月 9 日	108 ↓	10.86 ↑	350 ↑	89.3 ↑
8 月 12 日	107 ↓	9.35	348 ↑	87.2 ↑
8 月 15 日	120	11.67 ↑	398 ↑	85.3 ↑
8 月 17 日	120	11.29 ↑	325 ↑	82.2 ↑
8 月 19 日	116	12.21 ↑	251	91.4 ↑

续表

	血红蛋白 （g/L）	白细胞 （×10⁹/L）	血小板 （×10⁹/L）	中性粒细胞百分比 （%）
8月22日	98 ↓	10. 14 ↑	227	90. 2 ↑
8月24日	92 ↓	8. 16	261	87. 6 ↑
8月26日	96 ↓	14. 37 ↑	327 ↑	93. 3 ↑
8月27日	93 ↓	13. 46 ↑	347 ↑	96. 2 ↑

表2-5-2　肝功能、肾功能及电解质动态变化

	丙氨酸氨基转移酶（U/L）	天冬氨酸氨基转移酶（U/L）	C-反应蛋白（mg/L）	肌酐（μmol/L）	钠（mmol/L）	钾（mmol/L）	糖（mmol/L）	白蛋白（g/L）
参考范围	0~40	0~40	0~5	45~104	135~145	3.5~5.5	3.9~6.1	35~55
8月8日	21	31	28. 99 ↑	94. 5	133. 1 ↓	6. 46 ↑	8. 7 ↑	37. 6
8月9日	16	25	39. 37 ↑	104. 6 ↑	138. 2	5. 41	8. 8 ↑	30. 6 ↓
8月12日	28	41 ↑	80. 71 ↑	81. 3	138. 5	5. 08	9. 9 ↑	26. 8 ↓
8月15日	16	41 ↑	111. 06 ↑	90. 3	142. 9	5. 14	9. 6 ↑	25. 9 ↓
8月17日	15	40	83. 08 ↑	113. 1 ↑	145. 8 ↑	5. 19	9. 9 ↑	23. 1 ↓
8月19日	11	34	153. 59 ↑	143 ↑	143. 6	4. 45	9. 6 ↑	21. 1 ↓
8月22日	18	46 ↑	122. 9 ↑	112. 9 ↑	137. 7	3. 81	8. 2 ↑	23. 8 ↓
8月24日	26	45 ↑	78. 97 ↑	197. 7 ↑	132. 2 ↓	3. 45 ↓	9. 0 ↑	24 ↓
8月26日	24	34	92. 99 ↑	212. 8 ↑	129. 7 ↓	3. 69	10. 5 ↑	26. 6 ↓
8月27日	19	29	66. 27 ↑	200. 9 ↑	131. 5 ↓	3. 83	10 ↑	26. 2 ↓

表2-5-3　降钙素原动态变化（ng/ml）

	PCT
参考范围	0-0.25
8月9日	0. 27 ↑
8月12日	0. 14
8月19日	2. 07 ↑
8月24日	1. 86 ↑
8月27日	1. 52 ↑

表2-5-4　心肺功能五联检动态变化

	CKMB（ng/ml）	MYO（ng/ml）	TNI（ng/ml）	BNP（pg/ml）	DDIM（ng/ml）
参考范围	0~4.3	0~107	0~0.4	0~100	0~600
8月8日	3. 5	146 ↑	0. 08	553 ↑	3040 ↑
8月9日	3. 6	369 ↑	0. 09	650 ↑	2910 ↑
8月12日	1. 3	197 ↑	0. 05	269 ↑	1740 ↑
8月15日	5. 9 ↑	362 ↑	<0. 05	160 ↑	1080 ↑
8月17日	4. 8 ↑	339 ↑	0. 2	399 ↑	4850 ↑

续表

	CKMB （ng/ml）	MYO （ng/ml）	TNI （ng/ml）	BNP （pg/ml）	DDIM （ng/ml）
8月19日	7.2↑	>500↑	0.21	411↑	2780↑
8月22日	2.8	363↑	0.1	602↑	2450↑
8月24日	4.0	>500↑	0.08	678↑	2580↑
8月26日	7.7↑	424↑	0.07	741↑	3310↑
8月27日	6.1↑	437↑	0.13	852↑	2560↑

表2-5-5 血气分析动态变化

	pH	PaO$_2$ （mmHg）	PaCO$_2$ （mmHg）	CHCO$_3$ （mmol/L）	乳酸 （mmol/L）
参考范围	7.35~7.45	80~100	35~45	21~27	0.5~1.70
8月8日 9：29	7.15↓	89	82↑	28.6↑	1.40
8月8日 23：50	7.19↓	138↑	80↑	30.6↑	1.10
8月9日	7.3↓	111↑	57↑	28↑	1.30
8月10日	7.41	144↑	50↑	31.7↑	1.50
8月12日	7.43	176↑	50↑	33.2↑	1.70
8月13日	7.4	151↑	53↑	32.8↑	1.90↑
8月15日	7.38	164↑	51↑	30.2↑	2.20↑
8月17日	7.41	138↑	44	27.9↑	2.00↑
8月19日	7.36	138↑	43	24.3	2.60↑
8月22日	7.38	289↑	39	23.1	1.60
8月23日	7.23	243↑	60↑	25.1	1.30
8月24日	7.38	350↑	36	21.3	1.70
8月26日	7.34	230↑	38	20.5↓	1.60
8月27日	7.36	279↑	34↓	19.2↓	1.50

表2-5-6 痰检结果

	院外药敏结果	一般细菌培养+ 鉴定+药敏培养	直接涂片抗酸 染色镜检
院外结果	INH、RFP、AK、Mfx 耐药	—	—
8月11日	—	耐碳青霉烯肺炎克雷伯菌	—
8月24日	—	—	抗酸菌（-）

入院后诊疗经过：2021年8月8日收入我院急诊留观，患者呼吸困难，喘憋明显，遵医嘱给予鼻导管吸氧10L/min，9：29急查血气危急值回报：PaCO$_2$：82mmHg，17：57患者SpO$_2$：45%，BP：96/57mmHg，P：106次/分，R：29次/分。给予面罩吸氧10L/min，18：45给予患者经口气管插管接呼吸机辅助呼吸，模式P

－SIMV，PS：16cmH$_2$O，PEEP：6cmH$_2$O，RR：18 次/分，FiO$_2$：100%。给予呼吸兴奋剂，升压药，抗感染，止咳化痰，保肝治疗（表2－5－7）。

表2－5－7　药物治疗

开始时间	结束时间	主要作用	药物名称
8月8日	9月4日	保护肝脏	0.9%氯化钠注射液100ml＋还原型谷胱甘肽2.4g　qd　静脉滴注
8月8日	9月3日	止咳化痰	0.9%氯化钠注射液100ml＋盐酸氨溴索30mg　bid　静脉滴注
8月8日 8月11日 9月3日	8月11日 8月19日 9月4日	抗感染	0.9%氯化钠注射液100ml＋比阿培南0.6g　q12h　静脉滴注 0.9%氯化钠注射液100ml＋替加环素50mg　q12h　静脉滴注 0.9%氯化钠注射液100ml＋哌拉西林舒巴坦钠5g　q12h　静脉滴注
8月26日	8月30日	化疗	0.9%氯化钠注射液250ml＋依托泊苷0.1g　隔天1次　静脉滴注
8月8日	8月8日	兴奋呼吸中枢	0.9%氯化钠注射液500ml＋尼可刹米1.875g＋盐酸洛贝林15mg　静脉滴注
8月8日 8月8日	8月8日 8月28日	升压药	0.9%氯化钠注射液500ml＋多巴胺100mg　qd　静脉滴注 5%葡萄糖注射液40ml＋去甲肾上腺素20mg　静脉泵入
9月1日	9月3日	补充白蛋白	0.9%氯化钠注射液100ml＋白蛋白20g　qd　静脉滴注
8月18日	9月2日	补液	5%葡萄糖注射液500ml＋RI 4U　bid　静脉滴注
8月17日	8月17日	退热药	吲哚美辛栓50mg　肛入
8月12日	9月1日	镇静	0.9%氯化钠注射液32ml＋咪达唑仑40mg　静脉泵入
8月13日	9月4日	保护胃黏膜	0.9%氯化钠注射液100ml＋艾司奥美拉唑钠40mg　bid　静脉滴注
8月9日 8月11日	8月17日 8月13日	肠内营养	肠内营养乳剂（TPF－D）1000ml　鼻饲 灭菌注射用水1000ml　鼻饲

入院后护理评估：

1. 应用入院评估表评估患者的症状和体征（书末附表）。

2. 应用巴顿（Barden）皮肤评估表评估患者皮肤情况，患者完全卧床，在他人协助下改变体位，进食量少于机体需要量，体位存在剪切力，评分结果为中度高危，得分13分（表2－5－8）。

3. 应用患者坠床风险评估表及预防措施，评估结果为患者有坠床风险（表2－5－8）。

4. 应用营养风险筛查表（NRS2002），评估结果为患者存在营养不良风险，得分5分（表2－5－8）。

5. 应用帕多瓦（Padua）内科住院患者静脉血栓栓塞症风险评估表评估患者血栓形成的风险，患者卧床及存在急性感染，评估结果为高危，得分4分（表2－5－8）。

6. 监测患者生命体征及血糖变化（图2－5－3～图2－5－5）。

表 2 - 5 - 8 评估结果

	NRS2002 营养风险筛查表（分）	危重患者风险评估表	坠床风险评估表	Barden 皮肤评估表（分）	Padua 内科住院患者静脉血栓栓塞症风险评估表（分）
8 月 8 日 8:58	5（有营养不良的风险）	危重	有	13（中度高危）	4（高危）
8 月 8 日 18:45	—	危重	有	11（高危）	—
8 月 15 日	5（有营养不良的风险）	危重	—	11（高危）	—
8 月 22 日	5（有营养不良的风险）	危重	—	11（高危）	—
8 月 29 日	5（有营养不良的风险）	危重	—	11（高危）	—
9 月 4 日	5（有营养不良的风险）	危重	—	11（高危）	4（高危）

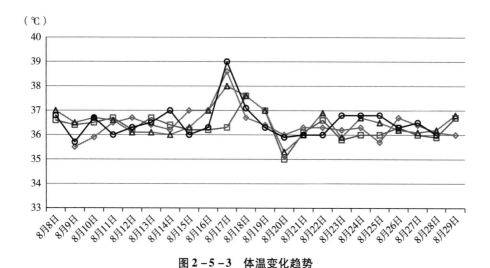

图 2 - 5 - 3 体温变化趋势

6:00（空心菱形）；10:00（空心正方形）；14:00（空心三角形）；16:00（空心圆形）

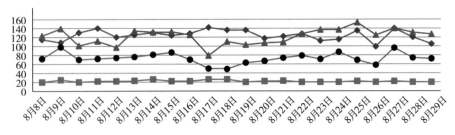

图 2 - 5 - 4　P、R、BP 趋势

脉搏（实心菱形）；呼吸（实心正方形）；收缩压（实心三角形）；舒张压（实心圆形）

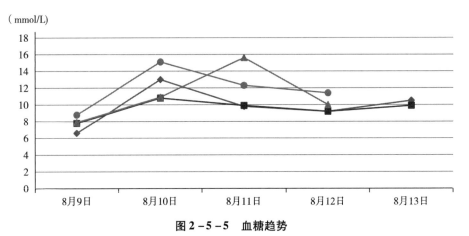

图 2 - 5 - 5　血糖趋势

6:00（实心菱形）；9:00（实心正方形）；14:00（实心三角形）；19:00（实心圆形）

护理诊断/问题：

1. 清理呼吸道无效　与患者机械通气、无主动咳嗽有关。

2. 有窒息的危险　与患者痰液黏稠不易吸出有关。

3. 气体交换受损　与患者肺部感染有关。

4. 体温过高　与患者感染有关。

5. 有感染传播的危险　与患者结核菌经呼吸道传播、多重耐药菌经接触传播有关。

6. 营养失调：低于机体需要量　与患者疾病消耗、摄入不足有关。

7. 有皮肤完整性受损的危险　与患者营养不良、长期卧床有关。

8. 有导管滑脱的危险　与患者留置气管插管等管路有关。

9. 有血栓形成的危险　与患者确诊肿瘤、长期卧床有关。

10. 有低血糖的危险　与患者既往 2 型糖尿病病史有关。

主要护理措施：

1. 重症护理

（1）评估患者生命体征变化，呼吸的频率、节律、深度；口唇、肢端发绀情况。

（2）密切观察呼吸机参数，气道湿化情况，观察用氧效果，持续心电图、血压、血氧监测，定时监测血气指标。

（3）定时给予患者气管内吸痰，观察痰液的颜色、性质和量。

（4）定时协助患者每 2 小时翻身一次，预防压力性损伤，鼻饲前，将床头抬高 30°，每 4 小时回抽胃液，防止胃内容物反流引发窒息。

（5）定时给予口腔护理，保持口腔清洁、湿润，对存在医院内获得肺部感染高危因素的患者，建议使用洗必泰或口腔冲洗。

（6）评估配合程度，发生非计划性拔管的风险，遵医嘱给予保护性约束。

（7）给予去甲肾上腺素等升压治疗，根据患者血压情况遵医嘱动态调节用药剂量。

（8）化疗期间密切观察患者生命体征变化及排泄情况，定期监测血常规。

（9）每日 4 次血糖监测，密切观察血糖变化。

（10）保持室内空气清新，温度、湿度适宜，定时进行通风。

2. 预防非计划性拔管

（1）及时有效的镇静，遵医嘱使用镇静药物，评估镇静效果，观察患者肌力、意识、躁动、谵妄情况，动态调整镇静剂量，防止镇静效果欠佳患者无意识拔管。

（2）适当实施保护性约束，医护人员向患者和（或）家属告知约束的必要性、时间等，征得患者和（或）家属的同意，并在告知书上签字后护理人员遵医嘱实施保护性约束。

（3）护理人员应密切观察患者病情变化及约束情况，如约束松紧度、约束肢体血运及皮肤情况等，适时协助患者活动约束肢体，防止肢体损伤。每班做好交接工作。

（4）妥善固定各类管路，胶布脱离及时更换，按要求规范固定，防止管路滑脱。

（5）规范操作流程、加强管路规范固定培训。

（6）评估拔管指征，无使用指征遵医嘱拔除各种管路。

3. 压力性损伤护理

（1）床头一览表设压力性损伤标识。

（2）动态评估患者皮肤情况，使用 Barden 皮肤评估表每 7 天评估一次。

（3）使用气垫床，压力适宜，使用软垫局部减压。

（4）设翻身卡，至少每 2 小时翻身一次，30°侧卧位左右交替。

（5）局部受压皮肤给予皮肤保护剂涂抹或泡沫敷料保护。

（6）严格交接班，每个班次查看患者皮肤变化，避免发生压力性损伤。

4. VTE 的预防

（1）内科住院患者静脉血栓栓塞症风险评分 4 分，为高危，鉴于患者病情，实施基本预防措施。

（2）合理饮食：遵医嘱每日给予患者肠内营养乳剂（TPF－D）1000ml 胃管内注入。

（3）遵医嘱每日给予患者灭菌注射用水 1000ml 鼻饲，以稀释血液，降低 VTE 形成的风险。

（4）采用上肢留置针静脉输液，减少静脉内膜损伤，避免下肢静脉穿刺。

（5）给予患者进行踝泵运动，促进血液循环。方法：背屈、内翻、跖屈、外翻、环绕，最大幅度时保持 3~5 秒，20~30 次/组，至少 3~4 组/日。

5. 预防多重耐药菌感染的传播（图 2-5-6）

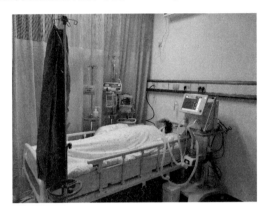

图 2-5-6　多重耐药菌控制措施落实

（1）患者安置单间病房，避免交叉感染。

（2）悬挂醒目的蓝色接触隔离标识，物品专人专用，患者间避免相互传递物品。

（3）开窗通风，房间恒时灯 24 小时持续消毒，病房及楼道次氯酸消毒液喷雾消毒，地面、床单位用 1000mg/L 含氯消毒剂擦拭。

（4）所使用的呼吸机、监护仪、输液泵、微量注射泵、心电图机等，尤其是频繁接触的物体表面及墙壁各种阀门出口每日用 75% 乙醇擦拭消毒。呼吸机使用过程中，装有过滤纸的湿化器内衬过滤纸每天更换，呼吸机湿化器内的湿化液用无菌水，每天更换，管路及湿化罐每周更换。

（5）多重耐药菌感染患者的诊疗尽量安排在最后进行，以减少病区内传播机会。

（6）为多重耐药菌感染患者会诊、床边检查或患者转诊、外出检查时必须告知相关医务人员，做好接触隔离。

（7）医务人员在实施各种操作时应穿隔离衣，实施各种侵入性操作时，应严格执行无菌操作规程，接触患者的伤口、血液、体液等时，应当戴手套、穿隔离衣，必要时戴护目镜；完成诊疗护理操作后，要及时脱去手套和隔离衣，并进行手卫生。

（8）指导家属、护理员及保洁人员等严格遵守手卫生及接触隔离措施。

（9）患者使用后的废弃物统一装入一次性黄色医用垃圾袋中，按医疗垃圾统一处理，床单被套等更换后统一放入水溶性降解袋中，贴好感染性被服标识由洗衣房统一清理。

（10）科室设置院感专管员严格落实消毒隔离措施。

7. 结果与转归　患者急诊留观 27 天，通过呼吸机机械通气、抗感染等治疗，低氧状态改善，生命体征平稳，吸痰护理到位未发生痰堵窒息，多重耐药菌防控措施落实到位，未发生院内感染暴发，但患者病情危重，于 2021 年 9 月 4 日死亡。

病例点评：

1. 病例特点　患者病情危重，入院诊断较多，"继发性肺结核，异烟肼、氟喹诺酮、乙胺丁醇耐药，肺部感染，肺小细胞癌，冠状动脉粥样硬化性心脏病，冠状动脉支架植入术后，2型糖尿病，高血压"。有严重的基础疾病，使用呼吸机机械通气治疗，同时存在多重耐药菌感染。

2. 护理难点　肺结核患者使用呼吸机机械通气同时存在多重耐药菌感染，呼吸道传播和接触传播双重传染的护理是难点，结核病是一种以呼吸道为主要传播途径的慢性传染性疾病。因此做好结核病的感染控制工作，对防止或减少疾病的传播至关重要。为了有效控制结核病的传播，需要通过管理控制、环境控制、个人呼吸防护这三个层次的管理而实现结核病的感染控制。长期接受广谱抗菌药物治疗或抗菌药物治疗效果不佳的患者，留置各种管路以及合并慢性基础疾病的患者易产生多重耐药菌，多重耐药菌防控措施落实不到位，极有可能出现院内感染暴发。此外，患者是呼吸道传染病合并多重耐药菌感染，同时使用呼吸机机械通气治疗，进一步增加了预防感染传播的难度。

3. 护理的关键措施　①重症护理；②预防非计划性拔管；③预防压力性损伤护理；④VTE的预防；⑤预防多重耐药菌感染的传播。

4. 小结　本例患者为肺结核、肺癌合并多重耐药菌感染，同时使用呼吸机机械通气治疗，重症患者的吸痰护理、管路护理、皮肤护理的同时，包括遵医嘱给予抗感染、化疗、升压、兴奋呼吸中枢、营养支持治疗等，监测药物的不良反应及可能出现的并发症，并密切观察患者生命体征变化，呼吸机参数，用氧情况。由于患者存在多重耐药菌感染，严格落实耐药菌防控措施，指导家属、护理员及保洁人员等严格遵守手卫生及接触隔离措施，并且在为患者会诊和床边检查，做到提前告知相关医务人员，做好接触隔离。患者在留观期间，医护团队、陪护、保洁等辅助部门严格落实防控措施，实现精准管理，最终未发生院内感染。

（高建楠　首都医科大学附属北京胸科医院）

病例6 一例继发性肺结核合并心力衰竭患者的护理

患者叶某，女，74岁，2021年4月2日以"继发性肺结核，心力衰竭起搏器植入术后，心功能Ⅳ级，肺部感染，营养不良，低蛋白血症，慢性肾功能不全，高尿酸血症，肝脏淤血，腹腔少量积液，心包积液"由急诊收入院。

主诉：咳嗽、咳中量黄白黏痰，胸闷，憋气，呼吸困难，纳差，不思饮食。

院外诊治经过：患者于30年前患肺结核，于我院治疗1年，具体治疗不详，疗程1年，遵医嘱停药。近3年来反复间断出现喘憋，双下肢水肿，就诊于潞河医院，诊断为心功能不全，予以对症治疗。于1月前再次出现喘憋，双下肢水肿，咳嗽，咳中等量黄白黏痰、无发热、无胸痛症状，有纳差，无腹泻、腹痛症状。就诊于潞河医院，拍胸CT示双肺阴影，就诊于我院门诊查痰X-pert阳性，利福平耐药基因突变；痰结核分枝杆菌培养＋鉴定示结核分枝杆菌复合群；血ProBNP 14735.7ng/L。诊断为肺结核，就诊于我院急诊留观，急诊给予利尿剂减轻心脏负荷、左氧氟沙星、比阿培南抗结核、抗感染治疗，为进一步治疗收入院。患者自发病以来，神志清，精神弱，饮食睡眠差，大便正常，小便少，体重近3个月下降20kg。

结核病接触史：无家庭结核病接触史。卡介苗接种史不详。

既往史：2年前行ICD起搏器，近3年诊断为心功能不全。院外曾诊断石棉肺。否认肝炎、疟疾病史，否认高血压、心脏病史，否认糖尿病、脑血管疾病、精神疾病史，否认手术、外伤、输血史、青霉素过敏史，否认食物过敏史。

个人史：生于原籍，久居当地，无疫区、疫情、疫水接触史，无牧区、矿山、高氟区、低碘区居住史，无化学性物质、放射性物质、有毒物质接触史，无吸毒史，无吸烟、饮酒史，丧偶，育有1子1女、子女均健康，50岁绝经。

家族史：否认冠心病、高血压、糖尿病、肿瘤和遗传性疾病家族史。

入院查体：患者神志清醒，查体合作，发育正常，营养不良，表情自如，自主体位，生命体征：T：36.6℃、P：96次/分，R：21次/分，BP：87/64mmHg，全身皮肤黏膜无黄染，无皮疹、皮下出血、皮下结节、瘢痕，毛发分布正常，双下肢水肿，无肝掌、蜘蛛痣。胸廓正常，胸骨无叩痛，乳房正常对称。呼吸运动正常，肋间隙正常，语颤正常，无胸膜摩擦感，无皮下握雪感，叩诊清音，呼吸规整，双肺呼吸音粗，双侧肺可闻及湿啰音。心前区无隆起，心尖搏动正常，无震颤，无心包摩擦感，心浊音界正常，心率96次/分，心音正常，律齐，无杂音，无心包摩擦音。无周围血管征。肾脏无叩击痛，无移动性浊音。

入院诊断：继发性肺结核，心力衰竭起搏器植入术后，心功能Ⅳ级，肺部感染，营养不良，低蛋白血症，慢性肾功能不全，高尿酸血症，肝脏淤血，腹腔少量积液，心包积液。

辅助检查：入院后完善B超检查、胸部CT（图2-6-1）、血常规、血气分析、血生化、痰液等各项临床检测指标变化（表 2 - 6 - 1 ~ 表 2 - 6 - 6）。

　　B 超检查示：双侧胸腔积液；腹腔少量积液；心包少量积液。

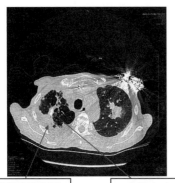
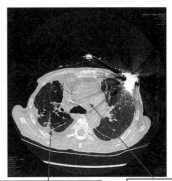

双侧胸腔积液　　右肺上叶继发性肺结核　　双侧胸膜增厚、粘连　　心脏增大，心包积液

图 2 - 6 - 1　胸部 CT（2021 - 4 - 2）

右肺上叶继发性肺结核；双肺间质性改变；双侧胸膜增厚、粘连，双侧胸腔积液；心脏增大，心包积液；肝脏多发低密度灶；与前次 2019 - 1 - 16 片对比，双肺病变增多，双侧胸腔积液新发，心包积液新发，心脏较前增大

表 2 - 6 - 1　血常规动态变化

	淋巴细胞绝对值（×10⁹/L）	淋巴细胞百分比（%）	嗜酸粒细胞绝对值（×10⁹/L）	嗜酸粒细胞百分比（%）	血小板（×10⁹/L）
参考范围	0.80 ~ 4.00	20 ~ 40	0.05 ~ 0.5	3.5 ~ 5.0	100 ~ 300
4 月 2 日	0.75 ↓	15.1 ↓	0.01 ↓	0.2 ↓	126
4 月 10 日	0.72 ↓	11.6 ↓	0.07 ↓	1.1 ↓	94 ↓
4 月 12 日	0.61 ↓	10.4 ↓	0.02 ↓	0.9 ↓	87 ↓

表 2 - 6 - 2　肝功能、肾功能及电解质动态变化

	白蛋白（g/L）	C - 反应蛋白（mg/L）	尿素氮（mmol/L）	肌酐（μmol/L）	尿酸（μmol/L）	钾（mmol/L）	钠（mmol/L）	氯（mmol/L）
参考范围	35 ~ 55	0 ~ 5	1.7 ~ 8.3	45 ~ 104	150 ~ 440	3.5 ~ 4.5	135 ~ 145	96 ~ 108
4 月 2 日	34.1 ↓	15.18 ↑	13.69 ↑	128.8 ↑	933 ↑	3.85	132.2 ↓	94.3 ↓
4 月 5 日	33.6 ↓	11.29 ↑	12.57 ↑	112 ↑	983.1 ↑	4.85 ↑	132.1 ↓	92.5 ↓
4 月 6 日	32.5 ↓	9.38 ↑	11.67 ↑	115 ↑	1007.2 ↑	3.92	134 ↓	93.1 ↓
4 月 10 日	32 ↓	17.02 ↑	10.37 ↑	110 ↑	932.6 ↑	4.42	134 ↓	91.9 ↓
4 月 12 日	26.3 ↓	29.38 ↑	10.71 ↑	109 ↑	884.6 ↑	3.95	134.9 ↓	92.9 ↓

表 2 - 6 - 3　凝血全项

	D - 二聚体（mg/L）	凝血酶时间（s）	凝血酶原时间（s）
参考范围	0 ~ 0.55	14 ~ 21	9.8 ~ 12.1
4 月 6 日	6.52 ↑	21.7 ↑	13.1 ↑

表 2 - 6 - 4   N 端 - B 型钠尿肽原动态变化

	N 端 - B 型钠尿肽原（ng/L）
参考范围	0 ~ 300
4 月 2 日	14996.4 ↑
4 月 5 日	14435.4 ↑
4 月 7 日	16260.9 ↑
4 月 10 日	17654.3 ↑
4 月 12 日	10998.4 ↑

表 2 - 6 - 5   血气分析变化

	pH	PaO_2 (mmHg)	$PaCO_2$ (mmHg)	BE (mmol/L)	氧合指数 (mmHg)
参考范围	7.35 ~ 7.45	80 ~ 100	35 ~ 45	- 3 ~ + 3	400 ~ 500
4 月 2 日	7.37	82	47 ↑	1.3	390 ↓
4 月 7 日	7.39	83	49 ↑	3.5 ↑	395 ↓

表 2 - 6 - 6   痰检结果

	直接涂片抗酸染色镜检	利福平耐药基因检测
4 月 7 日	阴性	结核菌 DNA 阳性含量低 rpoB 基因有突变

入院后诊疗经过：患者咳嗽、咳痰，喘憋明显，双下肢水肿，予以患者抗感染、强心、利尿治疗（表 2 - 6 - 7）。遵医嘱予以患者肺内科一级护理，氧气吸入，低盐、低脂饮食，心电图、血压、血氧长期监护，记 24 小时出入量，使用防压力性损伤气垫床。

表 2 - 6 - 7   药物治疗

开始时间	停止时间	药物作用	药物名称	药物剂量	使用方法
2021 - 4 - 2	2021 - 4 - 7	抗感染	0.9% NS	100ml	ivgtt bid
			注射用比阿培南	0.6g	
2021 - 4 - 2	2021 - 4 - 3	祛痰	0.9% NS	100ml	ivgtt bid
			盐酸溴己新	4mg	
2021 - 4 - 2	2021 - 4 - 12	抗结核	利奈唑胺葡萄糖注射液	0.4g	ivgtt qd
2021 - 4 - 9	2021 - 4 - 12	扩张肾动脉	0.9% NS	44ml	4ml/h 微量泵入
			多巴胺	60mg	
2021 - 4 - 2	2021 - 4 - 12	抗感染、抗结核	左氧氟沙星片	400mg	po qd
2021 - 4 - 2	2021 - 4 - 12	降尿酸	苯溴马隆	100mg	po qd
2021 - 4 - 2	2021 - 4 - 12	保肝	双环醇	25mg	po tid
2021 - 4 - 9	2021 - 4 - 13	强心	地高辛	0.125mg	po qd
2021 - 4 - 7	2021 - 4 - 13	扩张血管	单硝酸异山梨酯胶囊	200mg	po tid

续表

开始时间	停止时间	药物作用	药物名称	药物剂量	使用方法
2021 - 4 - 2	2021 - 4 - 13	利尿剂	呋塞米、托拉塞米、布美他尼		静脉入壶
2021 - 4 - 2	2021 - 4 - 13	祛痰	吸入用乙酰半胱氨酸溶液	0.6g	雾化吸入 bid
			吸入用异丙托溴铵溶液	2.5ml	
2021 - 4 - 7	2021 - 4 - 9	保护胃黏膜	奥美拉唑注射液	40mg	静脉入壶 qd
2021 - 4 - 2	2021 - 4 - 13		吉法酯	50mg	po tid
2021 - 4 - 2	2021 - 4 - 13	补钾	氯化钾缓释片	1g	po bid
2021 - 4 - 5	2021 - 4 - 10	营养支持	人血白蛋白	10g	ivgtt st
2021 - 4 - 2	2021 - 4 - 13		肠内营养粉（安素）	55.8g	po tid

入院后护理评估：

1. 应用入院评估表评估患者的症状和体征（书末附表）。

2. 应用巴塞尔（Barthel）指数评定量表评估患者日常生活能力为重度功能障碍，大部分日常生活活动不能完成或完全需人照顾，得分40分（表2-6-8）。

3. 应用营养风险筛查表（NRS2002）评估患者营养状况，患者身高160cm，轮椅推入病房，体重近3月下降20kg，白蛋白34.1g/L，进食量减少，有营养不良的风险，需营养支持治疗，得分5分（表2-6-8）。

4. 应用巴顿（Barden）皮肤评估表评估患者皮肤情况，患者偶尔下床行走，进食量为常规量的1/2，得分20分（表2-6-8），但患者双下肢水肿，需关注皮肤情况。

5. 应用帕多瓦（Padua）内科住院患者静脉血栓栓塞症风险评估表评估患者血栓形成的风险，年龄≥70岁，有心脏和（或）呼吸衰竭，评估结果为高危，得分4分（表2-6-8）。

6. 评估患者有坠床的风险。

7. 监测患者生命体征（图2-6-2，图2-6-3），监测患者出入量（图2-6-4）。

表2-6-8 评估结果

	Barthel 指数评定量表（分）	Barden 皮肤评估表（分）	坠床风险评估	营养风险筛查表（NRS2002，分）	Padua 内科住院患者静脉血栓栓塞症风险评估表（分）
4月2日	40（重度功能障碍）	20（无风险）	有坠床风险	5（有风险）	4（高风险）
4月9日	—	—	—	5（有风险）	—
4月13日	40（重度功能障碍）	20（无风险）	有坠床风险	5（有风险）	4（高风险）

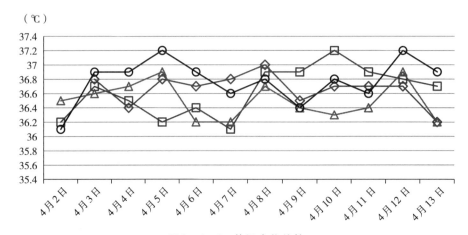

图 2 - 6 - 2　体温变化趋势

6:00（空心菱形）；10:00（空心正方形）；14:00（空心三角形）；16:00（空心圆形）

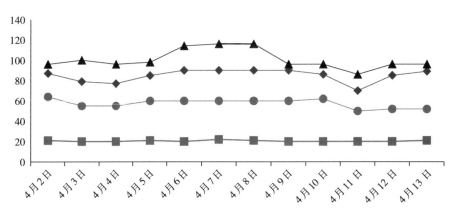

图 2 - 6 - 3　P、R、BP 变化趋势

脉搏（实心三角形）；呼吸（实心正方形）；收缩压（实心菱形）；舒张压（实心圆形）

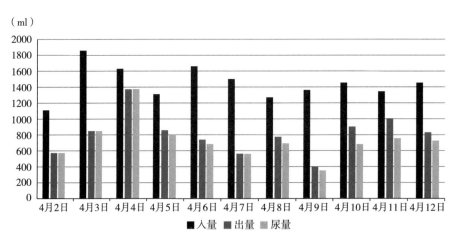

图 2 - 6 - 4　患者出入量及尿量柱状图

入量（左 1）；出量（左 2）；尿量（左 3）

护理诊断/问题：

1. 气体交换受损 与患者肺淤血有关。

2. 清理呼吸道低效 与肺部感染有关。

3. 心排血量减少 与患者心力衰竭有关。

4. 体液过多 与心力衰竭致体循环淤血及肾血液灌注不足有关。

5. 活动无耐力 与心排血量下降有关。

6. 自理能力缺陷综合征 与患者卧床、输液不能完成日常活动有关。

7. 有皮肤完整性受损的危险 与患者消瘦、水肿及营养不良有关。

8. 营养失调：低于机体需要量 与患者食欲低下摄入不足有关。

9. 焦虑 与患者担心疾病预后有关。

10. 有受伤的风险 患者有坠床的风险。

11. 知识缺乏 缺乏心力衰竭及肺结核相关知识。

12. PC 心源性休克、洋地黄中毒、电解质失衡、下肢静脉血栓。

主要护理措施：

1. 呼吸功能护理

（1）评估患者呼吸的频率、节律、深度；口唇、肢端发绀；评估咳痰能力，痰液的颜色、性质和量；评估患者生命体征的变化、饮食情况及睡眠情况。

（2）根据患者病情取舒适体位，协助患者平卧、半卧位、端坐卧位交替进行，减轻患者喘憋症状。

（3）遵医嘱给予低流量氧气吸入 2L/min，避免加重二氧化碳潴留，密切观察用氧效果，持续血氧监测，定时监测血气指标，及时了解结果变化，给予对症处理。

（4）给予利奈唑胺、比阿培南等抗感染治疗，观察患者用药后效果。

（5）监测患者生命体征，监测体温变化，监测患者心率、血压变化，发现异常及时处理，以免加重患者喘憋症状。

（6）呼吸功能训练，缩唇呼吸、腹式呼吸，每天 2 次，每次 10~20min。

（7）指导患者有效咳嗽，示范正确咳痰方法，鼓励患者适量饮水，稀释痰液，促进痰液排出，遵医嘱使用化痰药物治疗，观察患者用药后的反应，及时帮助患者叩背体疗，以利于患者将痰液咳出。

（8）保持室内空气清新，温度、湿度适宜，定时进行通风。

2. 心功能衰竭的护理

（1）心排血量减少的护理

①观察患者生命体征的变化，监测患者心律（率）、血压、血氧饱和度，发现异常及时报告医生进行处理。

②给予患者强心治疗，遵医嘱给予患者使用单硝酸异山梨酯胶囊扩张血管治疗，观察患者血压变化，避免血压过低；遵医嘱给予患者使用地高辛等强心药物进行治疗，给药前监测患者心率达到 60 次/分以上；观察患者有无洋地黄中毒表现，如心律失常、黄绿视等；遵医嘱给予患者小剂量多巴胺泵入，增强心肌收缩力，扩张肾动脉，从而达到利尿的作用，观察患者尿量及平衡量的变化，避免患者血容量

不足。

③给予患者氧疗，增加患者血液中氧气含量，减轻患者缺氧症状。参考呼吸功能护理用氧。

④控制输液量及输液速度，减轻患者心脏负荷，于明显位置悬挂"控制滴速"标识，并给予患者及陪护人员严格的健康教育，不能自行调节滴速，护士勤巡视。

⑤准确记录患者出、入量，使用有刻度的杯子喝水，测量所食食物重量，根据食物含水量表准确记录患者入量。使用带刻度的便器，测量大便重量，准确记录出量，及时平衡患者出入量，给予医生反馈，给予患者处理。避免患者正平衡过多，增加心脏负担，也避免患者负平衡过多，血容量不足。

⑥遵医嘱合理给予患者利尿剂治疗，减少回心血量，减轻患者心脏做功，并注意利尿剂的副作用，观察患者尿量，关注患者电解质变化水平。

⑦患者心功能Ⅳ级，需卧床休息，减轻心脏负荷。逐步增加运动量，增加患者活动耐力。

（2）体液过多的护理

①观察患者水肿的情况，每天在同一时间、着同类服装、用同一体重计测量体重。每日测量水肿肢体的围度并记录。

②严格控制患者出入量，及时提醒医生患者出入量水平，给予患者及时处理。

③改善患者营养水平，给予患者提高血清白蛋白水平，减轻患者水肿，并及时给予患者利尿剂治疗，避免回心血量过多，加重心脏负担。

④患者肾功能不全，利尿剂利尿效果不佳，请心内科会诊，遵医嘱给予患者多巴胺低剂量（滴注速度约为每分钟 $2\mu g/kg$）静脉泵入，扩张肾脏血管，增加肾脏血流量，以利于尿液排出。

3. 皮肤护理

（1）设翻身卡，使用气垫床，压力适宜。至少每 2 小时更换体位，根据患者病情取舒适体位，协助患者平卧、半卧位、端坐卧位交替进行，避免出现压力性损伤。

（2）严格交接班，每个班次查看患者皮肤情况。

（3）观察患者下肢水肿情况，测量围度并记录，观察有无水疱及破溃。

（4）营养医师会诊，给予营养支持。

4. 营养支持

（1）24 小时内进行营养风险筛查，第一时间关注患者营养状况。

（2）患者存在营养不良风险，请营养医师会诊，根据医嘱执行营养治疗。静脉补充白蛋白 10g qd；口服肠内营养粉剂，200ml 温水 +55.8g（6 匙），3 次/日。

（3）由于结核科病房封闭管理，为了满足患者的饮食需求，与营养科积极协调，兼顾患者饮食习惯，制订个性化的饮食方案。

（4）给予患者低盐、低脂、易消化饮食，少量多餐，食物细软易消化，鼓励经口进食，多食牛奶、鸡蛋等高蛋白食物，保证营养摄入，同时督导患者规律饮食，避免低血糖的发生。

（5）每周进行营养评估，根据评估结果及时调整营养支持方案。

5. VTE 的预防

（1）内科住院患者静脉血栓栓塞症风险评分 4 分，为高危，鉴于患者皮肤及病情，实施基本预防措施。

（2）合理饮食：指导患者进食低脂高纤维饮食。水果：香蕉、猕猴桃等；蔬菜：芹菜、韭菜、白菜等；主食：燕麦、玉米、小米等。

（3）根据患者病情增加饮水量，以稀释血液，降低 VTE 形成的风险，采用上肢留置针静脉输液，减少静脉内膜损伤，避免下肢静脉穿刺。

（4）指导患者进行踝泵运动，促进血液循环。方法：背屈、内翻、跖屈、外翻、环绕，最大幅度时保持 3～5 秒，20～30 次/组，至少 3～4 组/日。

（5）指导患者进行深呼吸以增加膈肌运动，促进血液回流。联合踝泵运动使股静脉血流速度提高至 2.6 倍。方法：深吸气、用力呼气，10～20 次/小时。

6. 心理护理

（1）评估患者的心理状态，了解心理感受。患者是一位老年女性，对于疾病带来的喘憋不适表示焦虑，对肺结核合并心力衰竭的预后表现出担忧。针对患者心理状况，给予心理支持，增强战胜疾病的信心。

（2）鼓励患者表达情感，消除焦虑，使其接纳这种心理感受，设立有利于疾病康复的小目标，每天进步一点点；同时向患者介绍目前国内抗结核新药治疗效果显著，增强战胜疾病的信心。

（3）讲解疾病的知识，使患者了解结核病是可以治愈的，心力衰竭是可以缓解的，使患者保持良好的心态，能够积极地配合治疗。

（4）允许患者家属陪住，给予患者家庭支持。

（5）为患者提供安静舒适的环境，保护隐私。

7. 结果与转归　经过 10 天的治疗和护理，患者胸闷、憋气、呼吸困难改善，双下肢水肿减轻，生命体征平稳，营养状况改善，于 2021 - 4 - 13 出院。

病例点评：

1. 病例特点　患者病情危重，入院诊断"继发性肺结核，心力衰竭起搏器植入术后，心功能Ⅳ级，肺部感染，营养不良，低蛋白血症，慢性肾功能不全，高尿酸血症，肝淤血，腹腔少量积液，心包积液"。既有呼吸系统疾病又有循环系统疾病，还有慢性肾功能不全和营养不良的问题。

2. 护理难点　继发性肺结核合并心力衰竭患者的护理难点：患者心功能不全近 3 年，肺结核及肺部感染等呼吸系统疾病诱发加重了患者的心力衰竭症状，患者喘憋等呼吸困难症状加重，治疗肺部感染及提高心功能必须要双管齐下，才能缓解患者症状。肺结核是一种慢性消耗性疾病，营养充足是治疗肺结核患者的重要环节，患者营养状况差，更需要加大力度补充营养。但是心力衰竭患者，需要减少回心血量，减少摄入，如何保证结核的营养补充充足，又不增加患者的心脏负担是患者的护理难点。此病例又一难点是患者肾功能不全，身体里面多余的水分无法排出，又是增加心脏负担的一大危险因素，如何做到治疗结核，减轻心脏负担，过多的体液排出是此患者的护理难点。

3. 护理的关键措施　①呼吸功能护理；②心功能衰竭的护理；③皮肤护理；

④营养支持；⑤ VTE 的预防；⑥心理护理。

4. 小结 本病例为继发性肺结核合并心力衰竭（心功能Ⅳ级）及肾功能不全患者的护理。在护理上，首先减轻患者喘憋等呼吸困难的症状，根据患者病情变化给予患者采取平卧位，保证患者症状缓解时能够休息，半卧位及端坐卧位保证患者呼吸困难症状加重时增大呼吸面积，以期减轻患者症状并保证患者安全。给予患者氧疗，锻炼呼吸功能，增加患者血液携氧量，促进二氧化碳排出。严格控制出入量，及时向医生汇报患者出入量水平，保证患者体液平衡状态，减轻患者心脏负担。请营养师会诊，保证患者在有限的摄入量内能够营养充足。同时遵医嘱给予抗感染、强心、利尿、扩血管、营养支持治疗等，并观察患者用药作用及副作用。患者使用利尿剂后效果不佳，请心内科会诊，遵医嘱给予患者多巴胺低剂量（滴注速度约为每分钟 $2\mu g/kg$）静脉泵入，扩张肾脏血管，增加肾脏血流量，以利于尿液排出，用药效果好。经过十余天的治疗和护理，患者胸闷、憋气、呼吸困难改善，双下肢水肿减轻，生命体征平稳，营养状况改善，于 2021 - 4 - 13 出院。

（曹艳华　首都医科大学附属北京胸科医院）

病例7 一例重症肺结核合并噬血细胞综合征患者的护理

患者赵某，男，16岁，2022年7月16日以"血行播散性肺结核、结核性胸膜炎、结核性腹膜炎、低蛋白血症、肝功能异常、电解质紊乱、噬血细胞综合征"由门诊收入我院。

主诉：咳嗽、咳痰、间断发热、乏力、盗汗5个月，近1个月咳嗽、咳痰加重，出现胸痛、腹胀、水肿。

院外诊治经过：患者于2022年2月中旬因发热、咳嗽就诊于当地医院，给予抗感染、止咳药物治疗，症状有所好转后出院；2022年6月6日因乏力、腹胀、胸痛、咳嗽加重至当地医院就诊，血结核杆菌抗体试验（阳性），查胸部CT提示双肺多发斑片状阴影、支气管扩张合并感染、纵隔淋巴结肿大、胸腔积液、严重贫血、重症肺炎，给予抗感染、纠正贫血、胸腔穿刺抽液并留置引流管、纠正电解质、利尿等治疗，症状未见好转，7月16日以"咳嗽、咳痰、间断发热、乏力、盗汗5个月，近1个月咳嗽、咳痰加重，出现胸痛、腹胀、水肿"由门诊收入我院继续治疗。

结核病接触史：否认结核病接触史。卡介苗已接种。

既往史：否认肝炎、疟疾病史，否认高血压、心脏病史，否认糖尿病、脑血管疾病、精神疾病病史，否认手术、外伤、输血，否认药物食物过敏史。

个人史：生于原籍，久居当地，无疫区、疫情、疫水接触史，无牧区、矿山、高氟区、低碘区居住史，无化学性物质、放射性物质、有毒物质接触，无吸毒史，无吸烟、饮酒史。

家族史：家族无传染病及遗传病史。

入院查体：T：38℃，P：137次/分，R：50次/分，BP：116/81mmHg。神志清醒，精神差，严重消瘦，贫血貌，端坐呼吸，口唇无明显发绀，四肢皮肤散在小瘀斑；口腔黏膜散在溃疡，可见白色溃疡面；双肺呼吸音粗，左下肺可闻及少量湿性啰音，未闻及胸膜摩擦音；腹部稍膨隆，肝脾触诊不满意，墨菲征呈阴性，移动性浊音阳性，肠鸣音减弱，左下腹可见胸腔置管接引流袋固定好，引流通畅；阴囊及双足可见水肿。

入院诊断：血行播散型肺结核，结核性胸膜炎，结核性腹膜炎，低蛋白血症，肝功能异常，电解质紊乱，噬血细胞综合征。

辅助检查：胸部CT（图2-7-1，图2-7-2）、血常规、血生化、腹部超声、凝血六项、腹水常规、痰培养、便常规、骨髓穿刺活检等各项临床检测指标变化（表2-7-1～表2-7-3）。

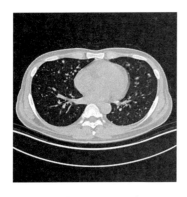

图 2 - 7 - 1　胸部 CT（2022 年 7 月 17 日）
双肺多发斑片状、斑条状结节状高密度影，两侧胸膜局限性增厚

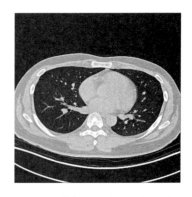

图 2 - 7 - 2　胸部 CT（2022 年 8 月 1 日）
双肺多发斑片状、斑条状结节状高密度影较前好转

表 2 - 7 - 1　血常规动态变化

	血红蛋白 （g/L）	白细胞 （×10⁹/L）	血小板 （×10⁹/L）	红细胞 （×10¹²/L）
参考范围	110 ~ 160	4 ~ 10	100 ~ 300	3.5 ~ 5.5
7 月 16 日	97.7 ↓	3.0 ↓	34 ↓	2.7 ↓
7 月 18 日	98.2 ↓	3.1 ↓	55 ↓	3.0 ↓
7 月 21 日	98.3 ↓	3.0 ↓	67 ↓	3.1 ↓
7 月 25 日	99.6 ↓	3.7 ↓	66 ↓	2.9 ↓
7 月 28 日	97.7 ↓	3.5 ↓	89 ↓	2.8 ↓
7 月 31 日	100.4 ↓	3.6 ↓	99 ↓	2.8 ↓
8 月 2 日	102.4 ↓	3.9 ↓	97 ↓	3.0 ↓
8 月 5 日	105.5 ↓	4.1	106	3.3 ↓
8 月 8 日	108 ↓	4.1	150	3.4 ↓
8 月 15 日	112.4	4.9	160	3.8
8 月 22 日	116.6	5.7	169	3.9
8 月 29 日	120.8	6.3	177	4.1

表 2 - 7 - 2　血生化结果变化

	白蛋白 （g/L）	乳酸 脱氢酶 （U/L）	丙氨酸氨 基转移酶 （U/L）	天冬氨酸 氨基转移酶 （U/L）	钾 （mmol/L）	钙 （mmol/L）	钠 （mmol/L）	氯 （mmol/L）
参考范围	35 ~ 50	40 ~ 250	0 ~ 42	0 ~ 37	3.5 ~ 5.5	2.2 ~ 2.6	135 ~ 145	99 ~ 111
7 月 16 日	15.3 ↓	850 ↑	51.5 ↑	211 ↑	3.22 ↓	1.69 ↓	127 ↓	94 ↓
7 月 18 日	16.4 ↓	800 ↑	52.7 ↑	199 ↑	3.3 ↓	1.72 ↓	129	93 ↓
7 月 21 日	16.9 ↓	655 ↑	52.1 ↑	178 ↑	3.5	1.69 ↓	133	95 ↓
7 月 25 日	17.8 ↓	578 ↑	49.5 ↑	189 ↑	3.9	2.11 ↓	139	99
7 月 28 日	18.5 ↓	419 ↑	43 ↑	165 ↑	3.8	2.34	143	102

续表

	白蛋白 （g/L）	乳酸 脱氢酶 （U/L）	丙氨酸氨 基转移酶 （U/L）	天冬氨酸 氨基转移酶 （U/L）	钾 （mmol/L）	钙 （mmol/L）	钠 （mmol/L）	氯 （mmol/L）
8月5日	23 ↓	321 ↑	42.8 ↑	103 ↑	4.2	2.33	146	106
8月8日	29 ↓	288 ↑	40.4	98 ↑	3.8	2.2	142	105
8月15日	33.6 ↓	243 ↑	41.4	67 ↑	3.9	2.37	138	104
8月29日	35.8	142	38.9	40 ↑	4.2	2.28	139	108

表2-7-3 凝血功能测定

	凝血酶原时间 （s）	凝血酶时间 （s）	纤维蛋白原 （g/L）	D-二聚体 （μg/L）
参考范围	8.8~12.8	12~18	2.0~4.4	0~500
7月16日	34.8 ↑	51.8 ↑	0.563 ↓	119
7月18日	38.4 ↑	65.1 ↑	0.578 ↓	134
7月21日	37.2 ↑	64.2 ↑	0.673 ↓	125
7月25日	32.1 ↑	52.1 ↑	0.915 ↓	135
7月28日	29.8 ↑	48.3 ↑	1.432 ↓	139
8月5日	24.1 ↑	32.1 ↑	1.942 ↓	268
8月8日	15.3 ↑	24.1 ↑	2.14	275
8月15日	13.1 ↑	18.6 ↑	2.83	289
8月29日	12.7	17.2	3.21	243

痰培养结果：革兰阳性球菌生长少量，白色假丝酵母菌中量，革兰阴性杆菌少量。

痰涂片查抗酸杆菌结果：阴性。

便常规结果：大便潜血强阳性，可见少量真菌孢子，伴球菌增多。

骨髓涂片显示：增生活跃，M（骨髓粒细胞）＝69.5%，E（有核红细胞）＝14.5%，M∶E（骨髓粒红比值）＝4.79∶1，粒系各阶段比例大致正常，部分中幼阶段细胞核发育不平衡，多数细胞胞浆颗粒多、粗；红系中幼比例减低，红细胞中心淡染区扩大，淋巴细胞比例形态正常，可见吞噬现象；骨髓活检结果：可见小肉芽样组织。

入院后的诊疗经过：2022年7月16日收入我科，遵医嘱给予吸氧4L/min；给予改善凝血功能、升高白细胞、保肝、抗结核、抗感染、调整肠道菌群、利尿等治疗（表2-7-4）。留置胸腔引流管定期维护防止感染，保持引流管通畅，密切观察引流液的颜色、性质、量，准确记录24小时引流量，8月3日由主管医生拔除胸腔引流管。期间患者出现意识改变、呼吸衰竭、血压下降，立即予气管插管、呼吸机辅助呼吸、多巴胺升压，治疗3天后脱机拔管，治疗10天后患者体温恢复正常，全身瘀点减少，水肿消失，胸腔积液引流减少，肝功能明显好转。治疗30天后患者全身瘀斑消退、血压平稳、体温正常、白细胞维持在正常范围，血小板、血红蛋白接近正常，凝血功能恢复，结核病灶部分吸收，患者病情好转出院。

表 2 - 7 - 4　药物治疗

开始时间	结束时间	主要作用	药物名称	
7 月 16 日	8 月 29 日		异烟肼片 0.3g　qd	口服
7 月 16 日	8 月 29 日	抗结核	盐酸乙胺丁醇 0.75g　qd	口服
7 月 16 日	8 月 29 日		吡嗪酰胺片 0.5g　tid	口服
7 月 28 日	8 月 5 日		左氧氟沙星氯化钠注射液 0.2g　bid	静脉滴注
			硫酸依替米星氯化钠注射液 0.15g　qd	静脉滴注
7 月 18 日	8 月 5 日	激素治疗	注射用甲泼尼龙琥珀酸钠 80mg　bid	静脉滴注
7 月 18 日	8 月 8 日		冰冻血浆 200ml　st	静脉滴注
		改善凝血	人纤维蛋白原 1g　st	静脉滴注
			维生素 K_1 注射液 10mg　qd	肌内注射
7 月 18 日	8 月 18 日	利尿	呋塞米注射液 20mg　qd	静脉滴注
7 月 16 日	8 月 15 日		0.9% 氯化钠 100ml + 注射用美罗培南 1g　q8h	静脉滴注
7 月 16 日	8 月 12 日		0.9% 氯化钠 250ml + 注射用盐酸万古霉素 1000mg q12h	静脉滴注
7 月 16 日	8 月 29 日	抗感染	盐酸莫西沙星氯化钠注射液 250ml　qd	静脉滴注
7 月 25 日	8 月 20 日		0.9% 氯化钠 100ml + 注射用头孢哌酮钠舒巴坦钠 3g bid	静脉滴注
7 月 20 日	8 月 12 日		氟康唑氯化钠注射液 0.2g　qd	静脉滴注
7 月 16 日	8 月 27 日	保护胃黏膜	0.9% 氯化钠 100ml + 注射用奥美拉唑 40mg　bid	静脉滴注
7 月 18 日	8 月 29 日		0.9% 氯化钠 100ml + 异甘草酸镁注射液 50mg　qd	静脉滴注
7 月 18 日	8 月 20 日	保肝	5% 葡萄糖注射液 250ml + 多烯磷脂酰胆碱注射液 30ml qd	静脉滴注
7 月 18 日	8 月 12 日		0.9% 氯化钠 100ml + 注射用丁二磺酸腺苷蛋氨酸 1000mg qd	静脉滴注
7 月 16 日	8 月 29 日		吸入用乙酰半胱氨酸溶液 6ml　bid	雾化吸入
7 月 16 日	8 月 29 日	化痰	盐酸溴己新葡萄糖注射液 100ml　q12h	静脉滴注
7 月 16 日	8 月 29 日		盐酸氨溴索注射液 45mg　q12h	静脉注射
7 月 16 日	8 月 3 日	改善贫血	重组人促红素注射液 4000IU　qd	皮下注射
			生血宝合剂 15ml	口服
7 月 19 日	8 月 24 日	抗过敏	地塞米松磷酸钠注射液 5mg　qd	静脉注射

入院后护理评估：

1. 应用入院评估表评估患者的症状和体征（书末附表）。

2. 应用跌倒、坠床风险评估表评估患者跌倒、坠床风险，得分 2 分，为易跌倒人群（表 2 - 7 - 5）。

3. 应用营养风险筛查表（NRS2002）评估患者营养状况，有营养不良的风险，需营养支持治疗，得分 4 分（表 2 - 7 - 5）。

4. 应用巴顿（Barden）皮肤评估表评估患者皮肤情况，患者行动受限，在他人协助下改变体位，活动受限，营养不足，评分结果为中度高危，得分 14 分（表 2 - 7 - 5）。

5. 应用 Padua 内科住院患者静脉血栓栓塞症风险评估表评估患者血栓形成的风险，患者行卧床及存在急性感染，评估结果为高危，得分 4 分（表 2-7-5）。

6. 应用导管滑脱风险评估，患者存在风险，得分详见表 2-7-5。

7. 监测患者生命体征（图 2-7-3，图 2-7-4）。

表 2-7-5　评估结果（分）

	跌倒、坠床风险评估表	NRS2002营养风险筛查表	导管滑脱风险评估表	Barden皮肤评估表	Padua 内科住院患者静脉血栓栓塞症风险评估表
7 月 17 日	2（易跌倒人群）	4（有营养不良的风险）	7（低度）	14（中度）	4（高危）
7 月 20 日	2（易跌倒人群）	4（有营养不良的风险）	14（高危）	14（中度）	4（高危）
7 月 30 日	2（易跌倒人群）	4（有营养不良的风险）	10（中度）	14（中度）	3（高危）
8 月 10 日	2（易跌倒人群）	4（有营养不良的风险）	7（低度）	14（中度）	3（高危）
8 月 21 日	2（易跌倒人群）	4（有营养不良的风险）	5（低度）	14（中度）	3（高危）

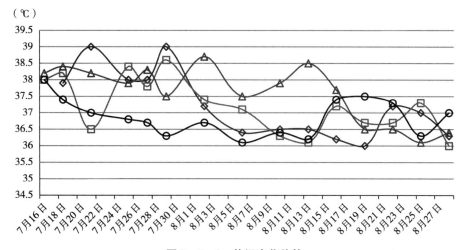

图 2-7-3　体温变化趋势

6:00（空心菱形）；10:00（空心正方形）；14:00（空心三角形）；20:00（空心圆）

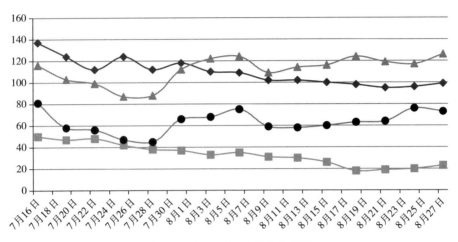

图 2 - 7 - 4　P、R、BP 变化趋势

脉搏（实心菱形）；呼吸（实心正方形）；收缩压（实心三角形）；舒张压（实心圆）

护理诊断/问题：

1. 体温过高　与结核菌感染有关。

2. 营养失调：低于机体需要量　与疾病消耗、患者食欲下降有关。

3. 潜在并发症再次出血　与疾病本身有关。

4. 体液过多　与患者腹腔积液、双下肢水肿有关。

5. 有感染的危险　与免疫缺陷、留置各种管路有关。

主要护理措施：

噬血细胞综合征：以发热、肝脾大、全血细胞减少为突出表现，伴有肝功能异常、凝血功能障碍、骨髓象中可见吞噬血细胞的异常组织，起病凶险、进展急剧，不及时治疗病死率高。

1. 病情观察

（1）注意观察生命体征，体温变化及热型。

（2）观察皮肤黄染、水肿程度，黏膜及内脏出血情况，咳嗽、咳痰、腹水情况；注意口腔、呼吸道、尿道等感染情况。

（3）根据病情制订护理计划，采取针对性护理措施，实施护理。着重观察患者的体温、意识、呼吸频率、体位、血氧饱和度、皮肤瘀斑、阴囊及双足水肿及引流液的情况。

2. 加强保护性隔离，预防感染

（1）入院后安排患者空气流通、阳光充足的单人间病室，室内通风良好，保持空气新鲜，室内温、湿度适宜，限制人员探视。

（2）准备专用血压计、听诊器、皮尺等测量工具。病室内安放专用注射盘和抢救车。

（3）床边交接班时，护士接触患者前穿隔离衣、戴口罩，并用消毒剂擦拭双手。

（4）严格无菌操作，避免交叉感染。

（5）加强基础护理，保持皮肤及床单位清洁干燥，预防皮肤黏膜感染，加强口腔护理，饭后、睡前用西比氯胺漱口液漱口，患者入院时口腔黏膜散在溃疡，可见白色溃疡面，经过精心护理患者在入院1周内口腔溃疡痊愈。

3. 严格执行消毒隔离制度

（1）房间开窗通风，2次/天，由于患者体质较弱，开窗通风时注意保暖，预防感冒。

（2）每天用紫外线灯照射消毒1小时，每天用1000 mg/L含氯消毒剂擦拭医疗器械、地面、家具、物品1次。

（3）患者使用的被服以及便器用500 mg/L含氯消毒剂浸泡30 min，被服要经常日光暴晒消毒。

（4）患者使用的呼吸治疗装置均使用一次性无菌用品。

4. 心理护理

（1）护理人员鼓励、关心、体贴、同情、安慰患者。

（2）评估患者的情况制订相应的心理护理对策，并有计划地进行疾病相关的科普知识宣传教育。

（3）积极与患者及家属沟通，争取家属和亲友的配合。

（4）创造优美舒适的环境，充分发挥患者主观能动性，有针对性地进行心理干预和支持性心理治疗，用成功案例、其他患者的现身说法等多种方式，鼓励患者及家属树立战胜疾病的信心，从而消除和降低不良情绪反应。让患者处于接受治疗的最佳心理状态，积极配合，加速疾病的好转或痊愈。

5. 营养支持　患者严重消瘦，贫血貌，恶病质，低蛋白血症、电解质紊乱，同时由于患者应用大剂量激素治疗，可能会导致胃肠道出血，在护理上要格外注意饮食护理。

（1）入院初期采取静脉营养支持。

（2）入院1周后指导患者进食优质高蛋白、低脂、富含维生素的易消化食物，饮食宜柔软，避免进食生、冷、硬、烫、粗糙、油煎炸以及辛辣刺激性的食物，少量多餐。

（3）对患者进行饮食重要性的健康宣教，由医院专业营养师根据患者病情配餐，提供色、香、味俱全且营养丰富、有助于疾病恢复的饮食，鼓励患者进食，患者住院期间体重平均增长1kg/周。

6. 对症护理

（1）气管插管的护理　保证气管插管位置的正确，气管插管插入后妥善固定，班班交接、定时检查；气囊充气应适度维持气囊压力在1.57~2.55kPa。每4小时测一次；正确实施吸痰，保持气道通畅，吸痰前后2~3分钟加压给100%的氧，以预防患者吸痰时引起的缺氧现象；加强呼吸道湿化，定时观测患者气道的湿化效果；加强口腔护理，防止意外情况发生，对患者每4小时进行一次口腔护理，每24小时更换牙垫、胶布后牢固固定。操作时加强防护，防止意外脱管，患者脱机拔管后每天进行2次口腔护理，认真观察口腔黏膜有无糜烂、出血、溃疡等情况，必要时予药物预防口腔感染。

（2）胸腔留置引流管的护理　保持引流管通畅，定时观察引流管的情况，防止管道阻塞。密切观察引流液的颜色、性质、量，准确记录24h引流量，做好穿刺处皮肤的护理，仔细观察穿刺部位敷料，如有渗湿，及时更换，防止伤口感染。防止逆行感染，每日更换引流袋，严格执行无菌操作，妥善固定引流袋，方便患者活动。

（3）高热的护理　在给予小剂量解热镇痛剂同时予冰袋或头部冷敷，不宜用乙醇擦浴，以防血管扩张皮肤黏膜出现瘀点、瘀斑，患者退热时出汗较多，及时更换内衣、被单等，使患者感到舒适。嘱患者多饮水。监测体温波动及发热时全身情况。

（4）出血的护理　密切观察患者全身皮肤黏膜有无出血情况，注意有无颅内、消化道、泌尿道及呼吸道等出血征象；告知患者避免情绪紧张和波动，改变体位时动作要轻柔，避免碰撞硬物及尖锐的物品，衣着要宽松，用软毛牙刷刷牙，禁止挖鼻孔，饮食方面避免粗硬食物，不宜过热等，本例患者在行深静脉置管有创性穿刺后按压30~60分钟，并加压包扎8小时，以防出血不止或形成皮下血肿。

（5）用药的护理　注意患者服药的依从性，督促按时服药；噬血细胞综合征患者肝功能明显增高，部分结核药物不良反应对肝功能也有影响，注意观察有无恶心、呕吐等胃肠道反应，密切监测肝功能和电解质的变化，及时了解病情，调整用药。

7. 结果与转归　经过近40天的治疗和护理，患者咳嗽、胸闷、憋气、呼吸困难改善，生命体征平稳，凝血功能改善，营养状况改善，于2022年8月30日出院。

病例点评：

1. 病例特点　噬血细胞综合征患者容易发生感染、出血、弥散性血管内凝血、多脏器功能障碍综合征等各种并发症，死亡率高。本例患者为重症结核合并噬血细胞综合征的患者，由于患者出现多种并发症，病情危重。

2. 护理难点　在治疗护理时要争分夺秒抢救患者的生命，注意密切观察患者的病情变化，根据患者症状输注红细胞、血小板、纤维蛋白原，给予抗感染、抗休克、抗结核等对症支持治疗和护理，还要做好心理护理，提高患者战胜疾病的信心。根据患者疾病发展的不同时期，实施针对性的护理和健康教育，还要兼顾患者的保护性隔离、结核的消毒隔离。从而减少各种并发症的发生，降低病死率和复发率，提高患者的生存质量。

3. 护理的关键措施　①病情观察；②消毒隔离；③预防感染；④心理护理；⑤营养支持；⑥对症处理、

4. 小结　本例为重症结核合并噬血细胞综合征的患者，病情凶险，出现多种并发症。在疾病发进展的不同阶段，根据患者症状给予吸氧，输注红细胞、血小板、纤维蛋白原，抗感染、抗休克、抗结核等对症治疗，同时加强营养支持，纠正电解质紊乱，保护胃黏膜，调整肠道菌群失调及利尿等治疗。实施针对性的护理和健康教育，同时兼顾保护性隔离、结核病的消毒隔离，从而减少各种并发症的发生。在本例患者住院期间针对患者出现不同的病情变化，医护团队精心治疗、对症处理，住院近40天，患者病情好转出院。

（何珂　中国人民解放军第八医学中心）

病例8 一例继发性肺结核、重症肺炎并发下肢静脉血栓患者的护理

患者李某，男，27岁，2020年2月21日以"重症肺炎，I型呼吸衰竭，继发性肺结核，初治涂（＋）"急诊收入我院结核ICU。

主诉： 2020年2月10日受凉后出现发热，体温最高38.5℃，伴咳嗽、咳痰，咳黄黏痰，无畏寒、寒战，无喘息，无胸闷、憋气。

院外诊治经过： 2020年2月11日就诊于平泉市医院，完善胸片示左肺炎，予隔离观察，奥司他韦抗病毒、头孢曲松联合阿奇霉素抗感染治疗，期间4次新型冠状病毒核酸检测阴性，2月13日复查胸部CT提示肺部感染加重，且出现喘憋。2月14日转至当地医院，予头孢及补液治疗，期间喘憋逐渐加重，完善痰抗酸染色（2＋）。2月19日转至某部队医院，诊断为"重症肺炎、I型呼吸衰竭、继发性肺结核"，予抗结核、无创呼吸辅助呼吸后体温恢复正常，喘憋有所改善。为求进一步治疗转入我院。

结核病接触史： 否认结核病接触史。卡介苗已接种。

既往史： 否认"高血压"等病史，否认肝炎、结核、疟疾等传染病史，否认手术史，否认外伤史，否认输血史，否认药物、食物过敏史，预防接种随当地进行。

个人史： 生于原籍，久居当地，否认疫区居住史，否认疫水、疫源接触史，否认放射物、毒物接触史，否认毒品接触史，否认冶游史，否认吸烟史，否认饮酒史。已婚，适龄结婚，配偶身体健康，育有1女，身体健康。

家族史： 父母健在，身体健康，有1个妹妹，身体健康，家族中无传染病及遗传病史。

入院查体： 神志清醒，查体合作，平车推入病房，精神差，慢性病容，自动体位，生命体征：T：37.5℃，P：108次/分，R：26次/分，BP：122/78mmHg。全身皮肤未见皮疹、出血点，毛发分布正常，皮下无水肿，无肝掌、蜘蛛痣，皮肤及黏膜无黄染。全身浅表淋巴结未触及肿大。头颅无畸形，结膜正常，双侧瞳孔等大、等圆，直径约3mm，对光反射灵敏。各副鼻窦区无压痛。口唇无发绀，咽部无充血，双侧扁桃体无肿大，伸舌居中。颈软，气管居中，颈部血管无异常搏动，肝颈静脉回流征阴性。胸廓外形无异常，双侧胸廓呼吸动度对称，双肺触觉语颤对称，双肺叩诊清音，双肺呼吸音略粗，左肺呼吸音低，左下肺可闻及少量湿性啰音。心界正常，心律齐整，心率108次/分，心音有力，心脏各瓣膜听诊区未闻及病理性杂音及心包摩擦音。腹软，腹肌不紧张，肝脾肋下未触及，Murphy征阴性，全腹未触及异常包块，腹部无明显压痛、反跳痛（－），移动性浊音（－），肠鸣

音 3 次/分。肛门生殖器未查。脊柱四肢无畸形，各关节活动无异常，双下肢无水肿。四肢肌力、肌张力正常，双侧膝腱反射正常对称，双侧巴宾斯基征未引出。

入院诊断： 重症肺炎，Ⅰ型呼吸衰竭，继发性肺结核，初治涂阳。

辅助检查： 入院后完善血常规、凝血、血气分析、血生化、痰液等各项临床检测指标变化（表 2-8-1~表 2-8-5）。

表 2-8-1 血常规动态变化

	白细胞 （×10^9/L）	中性粒细胞 （×10^9/L）	中性粒细胞 百分比（%）	血小板 （×10^9/L）
参考范围	4~10	2~7.5	50~70	100~300
2 月 21 日	13.03	9.94	76.3	151
2 月 24 日	12.90	10.07	78.1	245
2 月 27 日	10.37	7.78	75	252
3 月 4 日	12.04	10.13	84.1	315
3 月 11 日	11.47	7.33	64	421
3 月 16 日	11.02	7.79	70.8	307
3 月 20 日	9.31	6.26	67.2	306
3 月 23 日	8.89	5.95	66.9	248

表 2-8-2 凝血全项动态变化

	D-二聚体 （μg/L）	凝血酶原时间 （s）	纤维蛋白原含量 （g/L）	凝血酶时间 （s）
参考范围	0~500	8.8~12.8	2.0~4.4	12~18
2 月 21 日	27530	12.4	3.68	12.4
2 月 24 日	5206	11.5	4.57	13.3
2 月 27 日	14304	11.7	2.93	14.6
3 月 4 日	3295	11.5	3.15	12.6
3 月 11 日	2256	10.5	2.41	16.4
3 月 16 日	2598	11	1.63	14.8
3 月 20 日	862	10.9	1.5	17.8
3 月 23 日	443	10.7	1.57	17.5

表 2-8-3 肝功能、肾功能及电解质动态变化

	总蛋白 （g/L）	白蛋白 （g/L）	总胆红素 （μmol/L）	肌酐 （μmol/L）	尿酸 （μmol/L）	钾 （mmol/L）
参考范围	60~80	35~50	2~21	44~97	202~417	3.5~5.5
2 月 21 日	69.8	33	28	80.9	414	4.19
2 月 24 日	62.8	30.4	12.4	68.3	486	4.12
2 月 27 日	68.4	31.5	13	68.1	618	4.0
3 月 4 日	63	35.5	25.1	98	473	3.78
3 月 11 日	74.9	38.9	8.1	192.1	314	4.32
3 月 16 日	64.4	35.9	8.9	90.8	376	3.96

表2-8-4 血气分析动态变化

	pH	PaO$_2$ (mmHg)	PaCO$_2$ (mmHg)	BE (mmol/L)	HCO$_3^-$ (mmol/L)
参考范围	7.35~7.45	80~100	35~45	-3~+3	18~23
2月21日	7.43	63	42	3.6	27.1
2月24日	7.44	80	44	5.7	28.7
2月27日	7.42	67	41	2.1	26.3
3月4日	7.48	108	37	4.1	28.1
3月6日	7.44	85	35	-0.4	23

表2-8-5 痰检结果

	分枝杆菌快速培养	涂片查抗酸杆菌
参考范围	阴性（-）	阳性（+）
2月24日	阳性（+）	阳性（+）
2月28日	-	阳性（+）
3月4日	-	阳性（+）
3月12日	-	阳性（+）
3月19日	-	阳性（+）

入院后诊疗经过：2020年2月21日收入我院结核ICU，患者憋气明显，遵医嘱给予面罩吸氧10L/min，急查血气示：PaO$_2$：63mmHg，PaCO$_2$：42mmHg。诊断为Ⅰ型呼吸衰竭。左肺呼吸音低，左下肺可闻及湿性啰音，床旁胸片提示双肺炎症、左侧为著，于2月22日由右侧股静脉穿刺置入双腔中心静脉导管。予抗感染、抗结核、抗凝、止咳化痰等综合治疗（表2-8-6）。在结核ICU住院期间出现间断痰中带血丝，2月28日患者右下肢肿胀、疼痛，双侧腿围不一致，D-二聚体明显升高，考虑下肢静脉导管内血栓形成，予低分子肝素钙抗凝，并拔除右侧股静脉置管，3月3日病情稳定后转至结核普通病区继续治疗，行超声示右侧股总静脉、股深静脉、股浅静脉及腘静脉血栓形成，继续抗真菌、抗结核、保肝、溶栓等治疗。3月6日行下腔静脉滤器植入+下肢深静脉血栓抽吸术；3月8日超声示右下肢深静脉血栓再次形成，继续予低分子肝素抗凝治疗；3月17日至3月21日行右下肢局部静脉穿刺溶栓每日2次（表2-8-7）；3月23日，停止溶栓，予以利伐沙班20mg，每日1次口服抗凝治疗；3月24日再次复查超声示右侧股深、股浅静脉内可见稀疏彩色血流信号，股深静脉较上次超声检查彩色血流明显改善。治疗好转，于2020年3月25日出院。

表 2-8-6　药物治疗

开始时间	结束时间	主要作用	药物名称	
2 月 22 日	3 月 2 日	抗结核	0.9% 氯化钠注射液 100ml + 异烟肼 0.4g　qd	静脉滴注
			5% 葡萄糖注射液 250ml + 利福平 0.6g　qd	静脉滴注
			乙胺丁醇 0.75g　qd	口服
			吡嗪酰胺 0.5g　tid	口服
2 月 22 日	3 月 2 日	抗感染	0.9% 氯化钠 100ml + 注射用伏立康唑 0.4g　q12h	静脉滴注
			0.9% 氯化钠 250ml + 血必净 100ml　qd	静脉滴注
			5% 葡萄糖 100ml + 注射用甲泼尼龙琥珀酸钠 40mg qd	静脉滴注
2 月 22 日	3 月 2 日	抗凝	灭菌注射用水 1ml + 注射用低分子量肝素钙 5000IU qd	皮下注射
2 月 22 日	3 月 2 日	营养支持	肠内营养粉剂：200ml 温水 + 55.8g 粉（6 匙）　tid	口服
2 月 22 日	3 月 2 日	化痰	氨溴索注射液 30mg　bid	静脉注射

表 2-8-7　药物治疗

开始时间	结束时间	主要作用	药物名称	
3 月 3 日	3 月 25 日	抗结核	甲磺酸左氧氟沙星氯化钠注射液 0.2g　bid	静脉滴注
3 月 4 日	3 月 25 日		0.9% 氯化钠 100ml + 阿米卡星 0.4g　qd	静脉滴注
3 月 3 日			乙胺丁醇 0.75g　qd	口服
3 月 3 日			吡嗪酰胺 0.5g　tid	口服
3 月 3 日			利福平胶囊 0.45g　qd	口服
3 月 3 日			帕司烟肼片 0.3g　tid	口服
3 月 3 日	10 月 9 日	抗感染	0.9% 氯化钠 100ml + 注射用伏立康唑 0.2g　qd	静脉滴注
3 月 4 日	3 月 6 号		甲泼尼龙片 28mg　qd	口服
3 月 7 日	3 月 11 号		甲泼尼龙片 24mg　qd	口服
3 月 12 日	3 月 15 号		甲泼尼龙片 20mg　qd	口服
3 月 16 日	3 月 19 号		甲泼尼龙片 16mg　qd	口服
3 月 20 日	3 月 23 号		甲泼尼龙片 12mg　qd	口服
3 月 24 日			甲泼尼龙片 8mg　qd	口服
3 月 3 日	3 月 25 日	保肝	5% 葡萄糖 100ml + 舒肝宁注射液 6ml　qd	静脉滴注
3 月 8 日			5% 葡萄糖 250ml + 注射用还原型谷胱甘肽 1.8g　qd	静脉滴注
3 月 3 日	3 月 25 日	化痰	氨溴索注射液 30mg　bid	静脉注射
			桉柠蒎肠溶胶囊 0.3g　tid	口服
3 月 6 日	3 月 10 日	补液	葡萄糖氯化钠注射液 500ml　qd	静脉滴注
			5% 葡萄糖 500ml + B₆ 注射液 100mg + 注射用复合酶 200U qd	静脉滴注
3 月 11 日	3 月 21 日		5% 葡萄糖 500ml + 三磷酸腺苷二钠注射液 40mg　qd	静脉滴注
			5% 葡萄糖 250ml + B₆ 注射液 100mg + 三磷酸腺苷二钠注射液 40mg　qd	静脉滴注
3 月 3 日	3 月 10 日	抗凝、溶栓	灭菌注射用水 2ml + 注射用低分子量肝素钙 5000IU q12h	皮下注射
3 月 10 日	3 月 23 日		灭菌注射用水 2ml + 注射用低分子量肝素钙 7000IU q12h	皮下注射
3 月 17 日	3 月 19 日		0.9% 氯化钠注射液 50ml + 注射用尿激酶 20IU　bid	泵入
3 月 20 日	3 月 21 日		0.9% 氯化钠注射液 100ml + 注射用尿激酶 30IU　bid	泵入
3 月 23 日			利伐沙班 20mg　qd	口服

入院后护理评估：

1. 应用入院评估表评估患者的症状和体征（书末附表）。

2. 应用巴塞尔（Barthel）指数评定量表评估患者日常生活能力，中度功能障碍，大部分日常生活活动不能完成或部分需人照顾，得分45分（表2－8－8）。

3. 应用营养风险筛查表（NRS2002）评估患者营养状况，患者体重指数（BMI）22.85，白蛋白33g/L，进食量减少，近1月体重下降4kg，有营养不良的风险，需营养支持治疗，得分3分（表2－8－8）。

4. 应用巴顿（Barden）皮肤评估表评估患者皮肤情况，患者完全卧床，在他人协助下改变体位，进食量少于需要量，体位存在剪切力，评分结果为中度高危，得分14分（表2－8－8）。

5. 应用帕多瓦（Padua）内科住院患者静脉血栓栓塞症风险评估表评估患者血栓形成的风险，患者卧床、呼吸衰竭、存在急性感染及接受激素治疗，评估结果为高危，得分6分（表2－8－8）。

6. 监测患者生命体征（图2－8－1，图2－8－2）。

表2－8－8　评估结果（分）

	Barthel 指数评定量表	NRS2002 营养风险筛查表	Barden 皮肤评估表	Padua 内科 住院患者静脉血栓 栓塞症风险评估表
2月22日	45 （中度功能障碍）	3 （有营养不良的风险）	14 （中度高危）	6 （高危）
2月28日	-	-	-	下肢深静脉血栓形成
3月3日	70 （轻度功能障碍）	2 （无风险）	17 （无风险）	-
3月24日	100 （完全自理）	-	-	4 （高危）

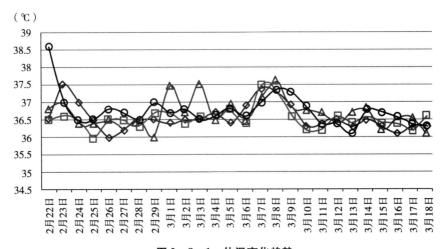

图2－8－1　体温变化趋势

6:00（空心菱形）；10:00（空心正方形）；14:00（空心三角形）；20:00（空心圆）

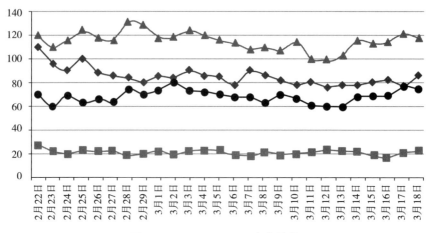

图 2 - 8 - 2　P、R、BP 变化趋势

脉搏（实心菱形）；呼吸（实心正方形）；收缩压（实心三角形）；舒张压（实心圆）

护理诊断：

1. 焦虑　与患者不了解疾病相关知识担心预后有关。

2. 疼痛　与患者右下肢深静脉血栓形成及肢体肿胀有关。

3. 有出血的危险　与使用抗凝药、溶栓药物有关。

4. 潜在并发症　肺栓塞与深静脉血栓栓子脱落有关。

5. 自理能力缺陷　与肺部感染、下肢深静脉血栓形成、活动受限有关。

6. 气体交换受损　与肺部感染有关。

7. 清理呼吸道无效　与痰液黏稠、排痰无力有关。

主要护理措施：

1. 心理护理　由于患者肺结核复发且合并感染，起病急，病情进展快，入住 ICU 期间无家人陪伴，因此患者表现出极度沮丧、烦躁、恐惧等情绪。针对患者不良情绪，科室安排临床经验丰富、沟通能力强的老年资护士为其责任护士，并建立"医护一体化"诊疗模式。共同制订诊疗计划及护理方案，向家属及患者详细讲解肺结核相关知识及下肢深静脉血栓治疗方案，消除患者疑虑及悲观情绪。创造良好的诊疗氛围，给予患者社会支持，使其树立战胜疾病的信心。

2. 患肢护理　患者严格卧床休息，并抬高患肢高于心脏平面 20 ~ 30cm，以利于下肢静脉回流。指导患者正确穿戴弹力袜以减轻症状。严禁按摩、推拿、热敷、碰撞、挤压患肢，翻身时避免幅度过大。避免用力大便、咳嗽等，以免造成腹压突然增加而导致血栓脱落。密切观察患肢皮肤颜色、温度、弹性及足背动脉搏动情况。每班测量双下肢同一位置双侧腿围并详细记录，观察患肢肿胀情况，为调整治疗方案提供资料。每日观察患肢足背穿刺点有无渗血及血肿。

3. 抗凝治疗的护理　抗凝治疗最常见并发症为出血，治疗期间应密切关注患者有无出血倾向，观察患者皮肤黏膜瘀斑、出血点、牙龈出血、鼻出血、黑便、咯血等；注射部位皮肤护理，准确掌握低分子肝素注射技术，每次注射前观察注射部位皮肤，出现瘀斑、硬结及时更换注射部位；高钾血症，定期抽血，监测血钾水平。

4. 介入手术后的护理

（1）术后护理 穿刺处加压包扎 24 小时，穿刺肢体制动 12 小时，患者绝对卧床休息；观察穿刺点有无渗血，观察患侧肢体足背动脉搏动情况，每班次测量并记录双下肢腿围，观察水肿消退情况。

（2）并发症护理 ①预防肺栓塞：术后予以心电监护，密切观察患者生命体征，询问患者有无呼吸困难、胸痛、咯血、烦躁不安、濒死感等症状。②出血：观察患者全身有无出血点，牙龈有无异常出血，有无血尿、黑便；患者有无持续性头痛、恶心、呕吐、神志不清，预防脑出血。

5. 局部溶栓的护理

（1）溶栓前护理 做好患者心理护理，详细告知治疗过程，取得患者信任；备好心电监护、吸氧、负压吸引装置；保持两条静脉通路。

（2）溶栓中护理 遵医嘱使用微量泵，按要求泵入药物；用药期间医护陪同患者，密切观察患者生命体征，发现异常及时停止泵入；密切观察患者有无出血倾向，牙龈出血，皮肤瘀点、瘀斑；密切观察患者意识、瞳孔、呼吸情况，预防脑出血；观察扎止血带处皮肤。

（3）溶栓后护理 术后患肢抬高至 30°，溶栓后及时松解止血带，观察穿刺处敷料，患侧肢体皮温、皮色、足背动脉搏动情况；观察患者有无出现胸闷、呼吸困难与胸痛等异常症状，警惕肺栓塞发生的可能；保持病房安静、舒适，减少搬动及探视，保证患者得到充足休息；进食易消化、高蛋白、高热量、富含维生素的食物。

6. 生活护理 安排患者亲属在床旁陪护，协助患者如厕、洗漱、进餐等日常生活所需，家属短暂离开病房时将日常用品放于患者触手可及处；护理人员加强巡视，从生活上关心体贴患者，以理解宽容的态度与患者交流，了解患者所需，尽量满足患者的要求。

7. 气道护理 营造舒适的住院环境，病房内温湿度适宜，定时通风，指导患者有效吸氧，必要时予以无创呼吸机辅助呼吸；促进有效排痰，指导患者有效咳嗽，鼓励患者多饮水，稀释痰液，护理人员给予胸背部叩击进行人工排痰；密切观察患者生命体征、意识、咳嗽力度、痰量及性状。

8. 结果与转归 患者转入普通病房后，经过二十余天的治疗和护理，胸闷、憋气、呼吸困难改善，肺部感染情况好转（图 2 - 8 - 3）；DVT 经过放置滤网及溶栓治疗，静脉血流较前改善（表 2 - 8 - 9），于 2020 - 3 - 25 出院。

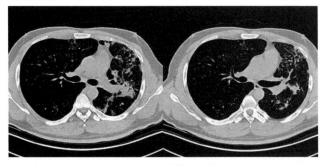

图 2 - 8 - 3 胸部 CT（左侧 3 月 11 日，右侧 3 月 24 日）

患者结核合并肺部感染较前好转

表 2 - 8 - 9　B 超动态变化

	右下肢动、静脉超声结果	左下肢动、静脉超声结果
3 月 3 日	右侧股总、股深、股浅及腘静脉壁增厚,结构显示不清,内壁粗糙,回声增强,管腔内可见实性较强回声,与壁相连,不移动,不变形。彩色多普勒未见血流信号	左侧股、腘静脉管壁显示清晰,管径对称,腔内为无回声,探头加压后管腔可被压瘪,CDFI 显示上述血流通畅,充盈良好,呈自发性血流
3 月 10 日	右侧股深、股浅及腘静脉壁增厚,结构显示不清,内壁粗糙,回声增强,管腔内可见实性较强回声,与壁相连,不移动,不变形。股深静脉内可见稀疏彩色血流信号;股总、股浅及腘静脉彩色多普勒未见血流信号	左侧股、腘静脉管壁显示清晰,管径对称,腔内为无回声,探头加压后管腔可被压瘪,CDFI 显示上述血流通畅,充盈良好,呈自发性血流
3 月 19 日	右侧股深、股浅及腘静脉壁增厚,结构显示不清,内壁粗糙,回声增强,管腔内可见实性较强回声,与壁相连,不移动,不变形。股深、浅静脉内可见稀疏彩色血流信号,股深静脉较上次检查彩色血流明显改善。腘静脉彩色多普勒未见血流信号	左侧股、腘静脉管壁显示清晰,管径对称,腔内为无回声,探头加压后管腔可被压瘪,CDFI 显示上述血流通畅,充盈良好,呈自发性血流
3 月 20 日	右侧股深、股浅及腘静脉壁增厚,结构显示不清,内壁粗糙,回声增强,管腔内可见实性较强回声,与壁相连,不移动,不变形。股深、浅静脉内可见彩色血流信号,股深静脉较上次检查彩色血流明显改善。腘静脉彩色多普勒未见血流信号	左侧股、腘静脉管壁显示清晰,管径对称,腔内为无回声,探头加压后管腔可被压瘪,CDFI 显示上述血流通畅,充盈良好,呈自发性血流

病例点评:

1. 病例特点　患者病情危重,高危因素多,诊断为"继发性肺结核、重症肺炎、Ⅰ型呼吸衰竭、肺部真菌感染、慢性肝损害、右下肢深静脉血栓形成(右侧股总、股深、股浅及腘静脉血栓形成)",该患者在入院初期为治疗重症肺炎,予右侧股静脉置入双腔静脉导管,在使用过程中,出现下肢深静脉血栓。血栓形成后,因患者前期痰中带血丝,因此治疗过程中首选下腔静脉滤器植入 + 下肢深静脉血栓抽吸术,但效果不佳,在患者咯血症状好转后,采取溶栓治疗。

2. 护理难点　深静脉血栓的护理是难点,治疗方法分为非手术治疗和手术治疗,两种方法均需使用大量抗凝或者溶栓药物,因此主要并发症是出血,在治疗过程中要严密观察患者有无全身性出血和咯血。本例患者 2 月 28 日出现右下肢肿胀、疼痛,3 月 3 日查超声示右侧股总、股深、股浅及腘静脉血栓形成,于 3 月 6 日行下腔静脉滤器植入 + 下肢深静脉血栓抽吸术,术后继续抗凝治疗(低分子肝素7000U,皮下,bid),期间患者出现间断鼻出血,予以对症治疗,鼻出血停止,术后复查 2 次超声均提示右侧股深、股浅及腘静脉血栓形成,予以连续 3 天右下肢局部溶栓(0.9% 氯化钠注射液 50ml + 20IU 尿激酶,由右足背静脉留置针以 150ml/h泵入,泵时膝上 10 cm加压带绷扎,2 次/日),之后 2 天溶栓(0.9% 氯化钠注射液100ml + 30IU 尿激酶,由右足背静脉留置针以 200ml/h泵入,泵时膝上 10 cm加压带绷扎,2 次/日),共 5 天。患者先后采取了手术治疗及药物溶栓,操作过程中有出血及栓子脱落风险,增加护理难度。

3. 护理的关键措施 ①心理护理；②患肢观察；③患肢护理；④抗凝治疗的护理；⑤介入手术后的护理；⑥局部溶栓的护理。

4. 小结 DVT（深静脉血栓）已成为临床上的一种常见病、多发病。本例患者因继发性肺结核、重症肺炎、Ⅰ型呼吸衰竭、肺部真菌感染、慢性肝损害等疾病，致使患者长时间卧床和血液高凝状态，同时右侧股静脉穿刺置入双腔中心静脉导管，多因素共同导致患者出现DVT。其主要临床表现为下肢肿胀、疼痛、浅表静脉扩张，皮温增高和低热。在给予该患者一般护理的同时，护理人员强化对深静脉血栓的警惕性，及早干预，采取相应的预防血栓脱落的护理措施。避免因血栓脱落进入肺部而引起的肺栓塞的发生。溶栓治疗，在下肢深静脉血栓患者的治疗中可快速改善患肢血栓情况，加快下肢静脉血流速度。溶栓过程中的病情观察、溶栓后的患肢护理以及并发症的预防尤为重要。在该患者治理与护理过程中，医生护士共同参与，溶栓过程中医生在旁检测，溶栓后护理人员做好穿刺点的护理及病情观察，实现医护一体化诊疗。最终在医护一体化的精准管理下，患者好转出院。

（李夏南　中国人民解放军第八医学中心）

病例 9　一例右肺结核、毁损肺行全肺切除＋粘连松解术患者的护理

患者刘某，女，33 岁，2022 年 7 月 19 日以"肺结核、右侧毁损肺"由门诊收入胸外三科，于 2022 年 7 月 20 日在全麻下行"右全肺切除＋粘连松解术"，术毕转入重症医学科。

主诉： 患者主诉诊断双肺结核 1 年，右肺不张，未诉咳嗽、胸闷、憋气、呼吸困难、胸痛等不适，针对右肺不张计划行手术治疗。

诊治经过： 患者 2021 年因咳嗽、咳痰、发热就诊于当地医院，全面检查后，胸部 CT 提示双肺阴影，考虑结核，支气管镜灌洗液诊断结核，遂开始抗结核治疗，双肺炎症病灶好转，患者症状于 2021 年 7 月基本好转，后持续规律抗结核治疗，但此次患者于我院复查胸部 CT 提示右侧胸廓塌陷，纵隔右偏。双肺散在树芽征样改变，斑片、结节及索条影，边界欠清，密度欠均匀，右肺可见多发含气溶解空洞形成，病变远端与胸膜粘连。临床考虑右侧毁损肺，建议手术，门诊以"肺结核、右侧毁损肺"收入胸外科。患者精神状态良好，体力情况良好，食欲良好，睡眠情况良好，体重无明显变化，大便正常，小便正常。新冠核酸阴性。完善术前检查后，于 2022 年 7 月 20 日在全麻下行"右全肺切除＋粘连松解术"，术毕转入重症医学科。

既往史： 2012 年双侧乳腺假体植入手术。2016 年黄体破裂手术治疗。雾化乙酰半胱氨酸过敏。否认肝炎、疟疾病史，否认高血压、心脏病史，否认糖尿病、脑血管疾病、精神病病史，否认其他手术、外伤、输血史，否认食物过敏史，预防接种史不详。

个人史： 久居当地，无疫区、疫情、疫水接触史，无牧区、矿山、高氟区、低碘区居住史，无化学性物质、放射性物质、有毒物质接触史，无吸毒史，无吸烟、饮酒史，适龄成婚，配偶健康，月经周期规则，月经量中等，颜色正常。无血块、无痛经。

家族史： 否认冠心病、高血压、糖尿病、肿瘤和遗传性疾病家族史。

入院查体： 患者发育正常，营养良好，正常面容，表情自如，自主体位，神志清醒，查体合作。生命体征：T：36.8℃，P：84 次／分，R：20 次／分，BP：120/80mmHg。全身皮肤无黄染，无皮疹、皮下出血、皮下结节、瘢痕，毛发分布正常，皮下无水肿，无肝掌、蜘蛛痣。全身或局部浅表淋巴结未触及肿大。头颅大小正常，无肿物、压痛，眼睑无水肿，结膜正常，巩膜无黄染，瞳孔等大等圆，对光反射正常，外耳道无异常分泌物，乳突无压痛，无听力测试障碍。嗅觉正常。口唇无发绀，口腔黏膜正常。舌苔正常，伸舌无偏斜、震颤，齿龈正常，扁桃体无肿大。颈软无抵抗、颈动脉搏动正常，颈静脉正常，气管居中，肝颈静脉回流征阴性，甲状腺正

常，无压痛、震颤、血管杂音。右侧胸廓塌陷，乳房正常对称。呼吸运动正常，肋间隙正常，无胸膜摩擦感，无皮下握雪感。心前区无隆起，心尖搏动正常，无震颤，无心包摩擦感，心浊音界正常，心率 84 次/分，心音正常，律齐，无杂音，无心包摩擦音。无周围血管征。腹平坦，无腹壁静脉曲张，腹部柔软，无压痛、反跳痛，腹部无包块。肝脏未触及，脾脏未触及，Murphy 征阴性，肾脏无叩击痛，无移动性浊音。肠鸣音正常，4 次/分。脊柱正常生理弯曲，四肢活动自如，无畸形、下肢静脉曲张、杵状指，关节正常，双下肢无水肿。四肢肌力、肌张力未见异常，生理反射存在，病理反射未引出。

入院诊断： 双肺继发性肺结核、右侧毁损肺、乳腺假体植入术后、黄体破裂术后。

辅助检查： 术前完善胸部 CT（图 2 - 9 - 1）、血常规、血气分析、血生化等各项临床检测指标变化（表 2 - 9 - 1 ~ 表 2 - 9 - 5）。

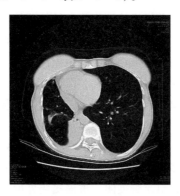

图 2 - 9 - 1 胸部 CT（2022 年 7 月 6 日）
双肺散在树芽征样改变，斑片、结节及索条影，右肺可见多发空洞形成

表 2 - 9 - 1 血常规动态变化

	血红蛋白 （g/L）	白细胞 （×10⁹/L）	血小板 （×10⁹/L）	红细胞 （×10¹²/L）
参考范围	110 ~ 150	3.5 ~ 10	100 ~ 300	3.5 ~ 5.0
7 月 21 日	101 ↓	9.79	362 ↑	3.16
7 月 25 日	63 ↓	8.42	316 ↑	2.00 ↓

表 2 - 9 - 2 肝功能、肾功能及电解质动态变化

	白蛋白 （g/L）	总蛋白 （g/L）	C - 反应蛋白 （mg/L）	钾 （mmol/L）	钠 （mmol/L）	糖 （mmol/L）
参考范围	35 ~ 55	55 ~ 85	0 ~ 5	3.5 ~ 5.5	135 ~ 145	3.9 ~ 6.1
7 月 21 日	36.8	60.1	36.90 ↑	4.46	133.6 ↓	5.6

表 2 - 9 - 3 凝血全项

	D - 二聚体（mg/L）	凝血酶原时间（s）
参考范围	0 ~ 0.55	11 ~ 15
6 月 29 日（院外检查）	0.99 ↑	12.9

表 2 - 9 - 4 N 端 - B 型钠尿肽原及降钙素原动态变化

	N 端 - B 型钠尿肽原（ng/L）	降钙素原（PCT，ng/ml）
参考范围	0 ~ 300	<0.1
7 月 20 日	490 ↑	<0.1
7 月 21 日	200	<0.1

表 2 - 9 - 5 血气分析变化

	pH	PaO_2（mmHg）	$PaCO_2$（mmHg）	乳酸（mmol/L）
参考范围	7.35 ~ 7.45	95 ~ 100	35 ~ 45	0.5 ~ 1.6
7 月 20 日	7.29 ↓	223 ↑	46.6 ↑	0.4 ↓
7 月 21 日	7.35	134 ↑	42.1	0.7

术中标本行结核分枝杆菌扩增检测报告：结核分枝杆菌 DNA 检测阳性。

术中病理检查报告：（右全肺）肺叶切除标本，肺组织慢性肉芽肿性炎伴坏死；支气管断端及血管断端慢性炎；周围肺组织慢性炎。

诊疗经过：患者 2022 年 7 月 19 日收入我院胸外科，完善术前检查，给予患者备皮、灌肠。2022 年 7 月 20 日在全麻下行"右全肺切除 + 粘连松解术"，术毕全麻清醒后转入重症医学科治疗，患者神志清醒，立即给予面罩吸氧，氧浓度为 41%，指氧饱和度为 100%，呼吸 19 次/分，血压 89/48mmHg，脉搏 63 次/分，疼痛评分为 2 分。持续给予多功能心电监测；患者留置双上肢留置针固定良好；留置尿管通畅；留置右胸腔闭式引流管夹闭，玻璃接头处可见有暗血性液体充盈。遵医嘱给予抗炎、补液、化痰、止痛等治疗（表 2 - 9 - 6）。

表 2 - 9 - 6 药物治疗

开始时间	结束时间	药物名称	使用方法	主要作用
2022 年 7 月 19 日	2022 年 7 月 19 日	甘油灌肠剂 110ml	直肠灌入	润肠通便，清洁肠道
2022 年 7 月 20 日 2022 年 7 月 24 日 2022 年 7 月 25 日	2022 年 7 月 20 日 2022 年 7 月 24 日 2022 年 7 月 25 日	艾司唑仑片 1mg	口服	抗焦虑、失眠
2022 年 7 月 20 日	2022 年 7 月 21 日	混合糖电解质注射液 500ml + 若和灵 R 10U + 维生素 C 注射液 2g + 维生素 B_6 注射液 100mg + 氯化钾注射液 1.5g	静脉滴注 qd	补充电解质
2022 年 7 月 20 日	2022 年 7 月 28 日	5% 葡萄糖注射液 100ml + 注射用盐酸溴己新 4mg	静脉滴注 qd	化痰
2022 年 7 月 20 日	2022 年 7 月 28 日	吸入布地奈德混悬液 2mg	雾化吸入 tid	
2022 年 7 月 20 日	2022 年 7 月 21 日	卡络磺钠氯化钠注射液 80mg	静脉滴注 bid	止血
2022 年 7 月 22 日	2022 年 7 月 28 日	0.9% 氯化钠注射液 100ml + 白眉蛇毒血凝酶 1kU	静脉滴注	

开始时间	结束时间	药物名称	使用方法	主要作用
2022 年 7 月 20 日	2022 年 7 月 21 日	复方氨基酸注射液 250ml	静脉滴注 qd	补充营养
2022 年 7 月 23 日	2022 年 7 月 26 日	肠内营养粉剂 50g/次	水溶后口服	
2022 年 7 月 20 日	2022 年 7 月 24 日	0.5% 氯化钠注射液 250ml + 多种微量元素 40ml	静脉滴注 qd	补充营养
2022 年 7 月 20 日	2022 年 7 月 21 日	0.9% 氯化钠注射液 100ml + 头孢呋辛钠 1.5g	静脉滴注 bid	抗感染
2022 年 7 月 22 日	2022 年 7 月 28 日	左氧氟沙星氯化钠注射液 0.5g	静脉滴注 bid	
2022 年 7 月 20 日	2022 年 7 月 21 日	盐酸曲马多氯化钠注射液 0.1g	静脉滴注 qd	止痛
2022 年 7 月 20 日	2022 年 7 月 21 日	盐酸哌替啶注射液 50mg	肌内注射 qd	
2022 年 7 月 22 日	2022 年 7 月 28 日	酮铬酸氨丁三醇注射液 15mg	静脉入壶	

入院后护理评估：

1. 应用入院评估表评估患者的症状和体征（书末附表）。

2. 应用巴塞尔（Barthel）指数评定量表评估患者日常生活能力，评估结果为 100 分，患者生活能完全自理。

3. 应用营养风险筛查表（NRS2002）评估患者营养状况，得分 0 分，不存在营养风险。

4. 应用巴顿（Barden）皮肤评估表评估患者皮肤情况，得分 23 分，不存在压力性损伤的风险。

5. 应用 Morse 跌倒风险评估表评估患者跌倒风险，得分为 0 分，不存在跌倒风险。

6. 应用坠床风险评估表评估患者坠床风险，评估结果为患者不存在跌倒风险。

7. 主管医生应用外科患者静脉血栓栓塞症风险评估表（Caprini 评分）评估患者血栓形成的风险，得分 0 分，为低危。

8. 主管医生应用外科住院患者出血风险评估表评估患者出血风险，因患者拟行胸部手术：全肺切除术，故存在出血风险。

手术后护理评估：

1. 应用 Morse 跌倒风险评估表评估患者跌倒风险，患者术后留置胸腔引流管、静脉输液进行药物治疗，评分为 20 分，为跌倒低风险。

2. 应用坠床风险评估表评估患者坠床风险，术后患者自控体位能力下降，存在坠床风险。

3. 应用数字疼痛评估表（NRS）评估动态评估患者术后疼痛程度，疼痛程度为 2 分。

4. 应用危重症患者风险评估表系统评估患者在病情变化、心理因素、潜在并发症、护理安全等方面可能存在的风险并给予相应的预防措施。

5. 应用巴顿（Barden）皮肤评估表评估术后患者皮肤情况，因患者感觉轻度受损、完全卧床、移动轻微受限，卧位存在一定摩擦力和剪切力，得分为17分，有发生压力性损伤的风险。

6. ICU医生应用外科患者静脉血栓栓塞症风险评估表（Caprini评分）评估患者血栓形成的风险，因行大型开放手术，得分为2分，为低危。

7. ICU医生应用外科住院患者出血风险评估表评估患者出血风险，因患者行胸部手术：全肺切除术，故存在出血风险。

生命体征变化趋势（图2-9-2，图2-9-3）

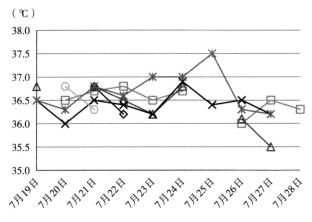

图2-9-2 体温变化趋势

2:00（空心菱形）；6:00（空心正方形）；10:00（空心三角形）；
14:00（乘号形）；18:00（"米"字形）；22:00（空心圆）

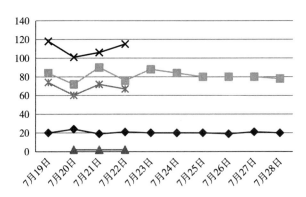

图2-9-3 呼吸、脉搏、血压、疼痛变化趋势图

呼吸（实心菱形）；脉搏（实心正方形）；疼痛（实心三角形）；
收缩压（乘号形）；舒张压（"米"字形）

护理诊断/问题

术前护理诊断/问题：

1. 焦虑 与担心术后效果有关。

2. 睡眠型态紊乱 与担心术后效果焦虑有关。

3. 知识缺乏 缺乏疾病及术前准备相关知识。

术后护理诊断/问题：

1. 低效性呼吸型态 与手术的损伤、疼痛有关。

2. 清理呼吸道无效 与疼痛无力咳痰有关。

3. 疼痛 与手术切口、放置引流管有关。

4. 潜在并发症 胸腔内出血、急性肺水肿、支气管胸膜瘘、呼吸衰竭、感染等。

5. 有皮肤完整性受损的危险 与手术后卧床、手术切口、放置引流管有关。

6. 自理能力缺陷 与伤口疼痛、卧床有关。

7. 知识缺乏 缺乏疾病相关治疗和护理知识。

术前护理措施：

1. 手术区皮肤准备 术前一日备皮并于晚 8 时消毒皮肤，并用无菌胸带包紧，有伤口的或带引流管的患者，术晨 6 时换药后消毒皮肤并包以无菌胸带，更换清洁病服。

2. 消化道准备 按全麻术前消化道准备。术前 12 小时禁食、6 小时禁水，以防因麻醉手术过程中的呕吐而引起窒息或吸入性肺炎。

3. 呼吸道的准备 指导患者进行呼吸功能锻炼。呼吸功能锻炼可以增强呼吸肌肌力和耐力，改善肺功能，加大呼吸幅度，减少解剖死腔，提高肺泡通气量和血氧饱和度。包括腹式呼吸、缩唇呼吸、呼吸功能锻炼器。

（1）腹式呼吸 指吸气时腹部凸起，吐气时腹部凹入的呼吸法。患者取坐位或平卧位、半卧位、屈膝，放松腹部肌肉，将双手分别放在上腹部和前胸部。用鼻较慢、较深的吸气，屏气几秒钟，呼气时，腹肌收缩，腹部的手有下降感。每天进行练习，每次做 5 ~ 15 分钟，每次训练以 5 ~ 7 次为宜。训练腹式呼吸有助于增加通气量，降低呼吸频率，还可增加咳嗽、咳痰能力。

（2）缩唇呼气法 是以鼻吸气、缩唇呼气，即在呼气时，收腹、胸部前倾，口唇缩成吹口哨状，使气体通过缩窄的口型缓缓呼出。吸气与呼气时间比为 1 ∶ 2 或 1 ∶ 3，要尽量做到深吸慢呼，缩唇程度以不感到费力为适度。每分钟 7 ~ 8 次，每天锻炼 2 次，每次 10 ~ 20 分钟。

4. 健康教育 讲解有关疾病与手术知识，说明手术的必要性，增强患者手术治疗的信心；讲解术后功能锻炼对身体恢复和提高术后生活质量的意义，术前让患者熟悉术后各种功能锻炼方案，以便术后有效执行。

5. 心理护理

（1）了解患者的心理状态，耐心倾听患者的诉说，关心、体贴患者，针对不同问题（担心手术效果、生活质量、经济负担等）进行心理疏导，缓解紧张、焦虑、恐惧情绪。

（2）为患者提供安静舒适的环境，配合医生适当使用镇静药物，改善患者不良情绪，保证休息与睡眠，使机体处于接受手术的最佳状态。

术后护理措施：

1. 生命体征监测 全麻苏醒前，平卧头偏向一侧，观察患者意识和表情、面色、呼吸，严密监测血压、心率、血氧饱和度，及时发现病情变化。保持病室安静，减少刺激。

2. 体位护理 全肺切除患者术后体位护理非常重要。如术后完全卧于患侧，可使纵隔过度移位，大血管扭曲引起休克；完全卧于健侧，则可压迫唯一的肺，造成严重缺氧。因此，术后应给予平卧位，头偏向一侧；麻醉清醒且生命体征平稳后予以抬高床头30°半卧位，半卧位可使膈肌下降至正常位置，增加胸腔容量，减少肺血容量，利于通气；术后8小时可予以术侧1/4侧卧位，以保护纵隔和健侧肺。术后术侧卧位与半卧位交替进行，以术侧卧位为主，半卧位为辅。

3. 吸氧护理 手术后由于麻醉药抑制、手术创伤疼痛、肺容量减少等因素，使患者常有缺氧表现，因此应根据血氧饱和度和血气分析结果采用适当的氧流量和吸氧方式。术后全麻清醒、脉氧饱和度正常者可选择面罩吸氧，吸氧浓度为41%；术后第1天，可根据患者血气分析结果遵医嘱使用鼻塞吸氧。

4. 呼吸道管理 由于手术时气管插管损伤气道黏膜，术中肺受到牵拉等引起支气管分泌物增加，术后患者害怕疼痛，无力咳嗽，使分泌物易贮留在气管和支气管内，严重影响肺通气功能，易并发肺不张。因此做好术后排痰护理是术后呼吸道管理的重要环节。常采用雾化吸入、拍背咳痰、机械振动排痰等辅助措施，促进痰液排出。

（1）雾化吸入 临床常采用氧气面罩雾化的方法，遵医嘱将稀释痰液的雾化药物加入至雾化罐中，以氧气作为驱动力，利用高速氧流造成的负压直接将液滴撞击成微小颗粒，使药液雾化并推动雾化颗粒进入气道深部，达到稀释痰液，利于痰液排出的目的。

（2）协助患者咳嗽排痰 手术后第1日上午开始进行。

①拍背咳嗽法：将手空心握拳，适度拍打震动患者背部，由下及上、由两侧至中央，避开手术切口，反复进行8~10分钟。让患者做有效咳嗽，咳嗽前嘱其深吸气，之后用力咳出痰液。当患者在呼气期或咳嗽时，护士可用两手固定其胸部，患者深吸气时护士双手放松，长呼气时加压，以加强咳嗽效果。

②指压咳痰法：护士站在患者术侧，一手放在患者颈后稍向前用力抵住患者，另一手食指和中指放在胸骨上窝气管处，先让患者轻咳后深吸气用力做暴发性咳嗽，吸气末食指和中指给予压力刺激气管使其咳嗽。

③振动排痰机：机械辅助排痰是根据胸部物理治疗原理（定位体位引流），在患者身体表面产生特定方向周期变化的治疗力，对患者进行叩击和震颤，促进呼吸道黏液表面黏膜的代谢物松动和液化，有利于气道分泌物的排出。每日2次，每次20分钟。

④气管镜吸痰：对于咳嗽无力、反应迟钝或上述协助咳嗽排痰无效的患者，根据气道分泌物情况早期进行纤维支气管镜吸痰。

5. 严格控制输液的量和速度 如果输入液量太多或输入速度过快。使肺组织不能耐受，会导致出现急性肺水肿症状。因此，应严格控制钠盐的摄入，避免增加循环血量和加重心脏前负荷。24 小时补液量应控制在 2000ml 内，速度以 20 ～ 30 滴/分为宜。

6. 疼痛护理 术后伤口的疼痛影响休息和饮食，更影响患者的呼吸深度和有效咳嗽。因此做好疼痛护理至关重要。遵医嘱采用静脉自控镇痛（patient - controlled analgesia，PCA）技术给予止痛。PCA 能保持体内有效的止痛药物浓度，镇痛效果好。在使用 PCA 过程中，教会患者使用 PCA 技术，并注意观察镇痛效果。当患者自觉疼痛难以忍受时，可以手动控制给药，每 15 ～ 20 分钟手动控制给药一次以缓解疼痛。

7. 胸腔闭式引流装置的护理 全肺切除患者胸腔闭式引流管呈夹闭状态。目的是为了保证术后患侧胸腔有一定的渗液量。以减轻和纠正明显的纵隔移位而影响呼吸容量。夹闭期间要严密观察有无皮下气肿、气管移位。如出现皮下气肿，应检查引流管口是否松动，管口松动立即用凡士林纱布重新包扎引流管周围并纠正引流管位置。皮下气肿一般 1 周内吸收消散。如果胸腔内有大量的积液积气，导致气管和纵隔向健侧移位，应立即通知医生。开放引流管，放出适量的引流液或气体 100 ～ 150ml，一般每次放液量 ≤500ml 以维持纵隔于正常位置。放液速度宜慢，避免快速多量放液引起纵隔再次移位，导致心脏停搏。

8. 指导活动与锻炼 为了防止术侧肌肉粘连、肩关节强直及废用性萎缩，需协助患者进行臂部、躯干和四肢的轻度活动及肩臂的主动运动；为了使患者肩关节活动范围恢复至术前水平，应指导肩关节的活动锻炼，如术侧手臂上举，做爬墙及肩关节向前、向后旋转活动。术后 1 ～ 2 天患者生命体征平稳，每天可进行 4 ～ 6 次锻炼，运动量以不引起患者疲倦和疼痛为度。

9. 术后并发症的观察与护理 全肺切除术后患者宜出现急性肺水肿、支气管胸膜瘘、呼吸衰竭等严重并发症，要严密观察患者生命体征变化，严格控制输液速度；指导患者进行呼吸功能锻炼、有效咳痰，预防并发症的发生。

10. 健康教育

（1）饮食指导，以高蛋白、高维生素饮食为佳。

（2）躯体活动及患侧肢体功能锻炼。指导患者坚持患侧肢体功能锻炼，最大限度恢复功能。

（3）遵医嘱坚持治疗，早期、联合、适量、规律、全程服药，并定期到医院检查。

（4）加强呼吸功能锻炼。

（5）术后定期随诊、复查。

结果与转归：经过精心的治疗和护理，患者术后生命体征平稳，触及气管位置居中、未触及皮下气肿，于术后第 4 天拔除胸内单腔闭式引流管，患者未诉胸闷、憋气、呼吸困难等不适，于 2022 - 7 - 28 出院。

病例点评：

1. 病例特点 此病例为一年轻女性因毁损肺行右全肺切除术，术前要做好充分的术前准备，术后为避免并发症的发生，需加强护理，保持呼吸道通畅，观察皮下气肿、气管位置，做好胸腔闭式引流管的护理。

2. 护理难点 全肺切除术后患者易出现肺水肿、急性呼吸衰竭等危及患者生命的并发症。因此要加强术后的护理，保持呼吸道通畅，给予合适的吸氧方式和浓度；做好胸腔闭式引流管的护理，保持纵隔平衡；同时要严格做好液体管理，控制输液速度及输液量，以减少术后并发症，促进患者早日康复。

3. 护理的关键措施 ①术前肠道及呼吸道准备；②体位护理；③胸腔闭式引流管的护理；④疼痛护理；⑤肢体及呼吸功能锻炼；⑥心理护理。

4. 小结 结核性毁损肺是由于肺结核的反复感染引起一侧肺广泛性病变（纤维空洞或干酪性空洞），出现大量纤维干酪病灶。广泛支气管扩张和（或）支气管所致的肺不张，肺纤维化和肺功能丧失。毁损肺是慢性纤维空洞性肺结核的一种临床表现，属于重症难治性肺结核。多数患者经过长期的内科治疗，效果不佳，患侧肺组织已经失去了肺功能。全肺切除术是治疗结核性毁损肺最有效的方法。但手术难度大，术中出血及术后并发症较多，做好充分的术前准备、术后护理对疾病康复具有非常重要的意义。该患者术前护理人员给予充分的肠道准备及呼吸道准备，为保证手术顺利奠定了良好的基础。术后在医护的配合下，给予患者正确卧位，做好胸腔闭式引流管的护理、肢体及呼吸功能锻炼、疼痛管理等，有效促进了患者的康复，于术后第 8 天出院。

（陈晓凤　首都医科大学附属北京胸科医院）

病例 10 一例肺结核、新冠病毒 感染、呼吸衰竭患者的护理

患者王某，男性，83 岁，于 2023 年 1 月 10 日因"重症肺炎、新冠病毒感染、Ⅰ型呼吸衰竭、肺结核、营养不良、中度贫血、高凝状态、阿尔兹海默症"由结核科转入重症医学科。

主诉：胸闷，憋气，呼吸困难，咳嗽，痰多黏稠不易咳出，不思饮食，无胸痛，无咯血。

诊治经过：患者 1 月前受凉后出现间断咳嗽，有痰不易咳出，自觉发热、乏力，测体温最高可达 38.5℃，无明显规律性，给予退热药物 3 天，体温降至正常，伴纳差，无恶心、呕吐，轻微胸闷、气短，就诊于外院急诊科，血标本化验结果示 C－反应蛋白：166.6mg/L（↑），肝功能示 AST：70U/L（↑），行胸部 CT 示右肺上叶结节、条索、斑片影，左肺上叶磨玻璃增高影，两肺下叶胸膜下大片状密度增高影，诊断为"坠积性肺炎、呼吸衰竭、阿尔茨海默病"，先后给予"美罗培南、莫西沙星、头孢哌酮舒巴坦抗感染治疗，同时给予补液、吸氧"等治疗。仍有咳嗽、乏力等症状，考虑"肺结核可能"，于 2023 年 1 月 2 日收入我院结核科，给予抗炎、吸氧、化痰、鼻饲营养支持及对症治疗。2023 年 1 月 10 日患者仍痰多，无力咳痰，呼吸频率较快，血气分析结果示氧合指数 81mmHg，胸部 CT 显示肺部病灶较前增多；血常规显示白细胞及中性粒细胞较前升高，考虑重症肺炎。请 ICU 医师会诊，符合气管插管机械通气指征，转入 ICU 病房继续治疗。

结核病接触史：否认结核病接触史，卡介苗已接种。

既往史：否认肝炎，否认高血压、心脏病史，否认糖尿病史，否认精神病史，否认手术、外伤、输血史，否认过敏史，确诊阿尔兹海默病 6 个月。

个人史：生于原籍，久居当地，无疫区、疫情、疫水接触史，无牧区、矿山、高氟区、低碘区居住史，无化学性物质、放射性物质、有毒物质接触史，无吸毒史，吸烟、嗜酒 60 年，吸烟 20 支/日，饮白酒 100g/日，育有 2 女，均健康，配偶死于"输卵管癌"。

家族史：否认冠心病、高血压、糖尿病、肿瘤和遗传性疾病家族史。

转入查体：患者发育正常，营养不良，慢性病容，表情淡漠，查体不合作。全身皮肤黏膜无黄染，无皮疹、皮下出血、皮下结节、瘢痕，毛发分布正常，皮下无水肿，无肝掌、蜘蛛痣。全身或局部浅表淋巴结未及肿大。胸廓正常，胸骨无叩痛，双肺呼吸音粗，双侧肺闻及干、湿性啰音。体温 36.5℃，脉搏 70 次/分，呼吸 21 次/分，血压 135/75mmHg。

转入诊断：重症肺炎，新冠病毒感染，Ⅰ型呼吸衰竭，肺结核，营养不良，中

度贫血，高凝状态，阿尔兹海默病。

辅助检查：胸部CT检查（图2-10-1）、血常规、血生化、血气分析、凝血一套、痰液等各项临床检测指标变化（表2-10-1～表2-10-6）

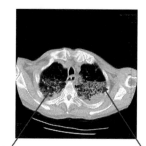

条索样影　　　　大面积斑片影

图2-10-1　胸部CT（2023-1-6）

双肺见多发斑片、结节、锁条影及树芽征，边界不清远端与邻近胸膜粘连

表2-10-1　血常规动态变化

	白细胞（×10⁹/L）	中性粒细胞百分比（%）	淋巴细胞百分比（%）	血红蛋白（g/L）	红细胞（×10¹²/L）
参考范围	3.5~9.5	50~75	20~50	120~160	4.0~5.5
1月11日	10.29↑	83.2↑	5.9↓	94↓	2.77↓
1月16日	19.69↑	84.6↑	4.9↓	91↓	2.76↓
1月19日	27.38↑	86.9↑	3.6↓	92↓	2.79↓
1月24日	12.7↑	82.7↑	5.8↓	85↓	2.52↓
2月1日	10.89↑	76.3↑	10.9↓	92↓	2.88↓
2月3日	7.93	71	13.4↓	91↓	2.9↓

表2-10-2　血生化的动态变化

	白蛋白（g/L）	C-反应蛋白（mg/L）	糖（mmol/L）
参考范围	35~55	0~5	3.9~6.1
1月11日	29.5↓	40.55↑	9.2↑
1月13日	30↓	143.83↑	8.4↑
1月19日	27.3↓	105.96↑	6.7↑
1月24日	30.3↓	58.3↑	6.7↑
2月1日	32.1↓	23.23↑	6.2↑
2月2日	32.2↓	18.25↑	6.2↑

表2-10-3　血气分析动态变化

	呼吸机参数	pH	PCO₂（mmHg）	PO₂（mmHg）	Lac（mmo/L）	氧合指数（mmHg）
参考范围		7.35~7.45	35~45	83~108	0.5~1.6	400~500
1月10日	PSV PS：12 PEEP：6 FiO₂：80%	7.472	34.9↓	65.5↓	0.5	81↓

	呼吸机参数	pH	PCO$_2$（mmHg）	PO$_2$（mmHg）	Lac（mmo/L）	氧合指数（mmHg）
1月13日	PSV PS：12 PEEP：6 FiO$_2$：80%	7.397	40.4	79.3↓	1.2	132↓
1月21日	PSV PS：12 PEEP：6 FiO$_2$：40%	7.431	44.4	108	0.8	270↓
2月2日	人工鼻吸氧 FiO$_2$：41%	7.446	41.4	108	0.7	270↓

表2-10-4　凝血动态变化

	凝血酶原时间（s）	D-二聚体（mg/L）
参考范围	9.8~12.1	0~0.55
1月11日	13.8↑	2.65↑
1月17日	13.3↑	2.2↑
1月24日	14.7↑	1.13↑
2月2日	13.2↑	0.62↑

表2-10-5　一般细菌培养+鉴定+药敏检查结果（痰）

微生物名称	抗生素名称	药敏结果
鲍曼不动杆菌	氨苄西林/舒巴坦	敏感
鲍曼不动杆菌	妥布霉素	敏感
鲍曼不动杆菌	庆大霉素	敏感
鲍曼不动杆菌	头孢他啶	敏感
鲍曼不动杆菌	复方新诺明	敏感
鲍曼不动杆菌	左旋氧氟沙星	中介
鲍曼不动杆菌	头孢曲松	中介
鲍曼不动杆菌	头孢唑林	耐药
鲍曼不动杆菌	头孢吡肟	耐药
鲍曼不动杆菌	亚胺培南	耐药
鲍曼不动杆菌	环丙沙星	耐药

表2-10-6　痰利福平耐药快速检测

检查日期	名称	结果
1月29日	结核/非结核分枝杆菌核酸检测（TB-DNA）	结核菌DNA阳性无利福平耐药基因突变

表2-10-7　新冠病毒核酸检测

检查时间	检查结果
1月3日	阳性

转入后治疗过程：患者于 2023 年 1 月 10 日由我院结核科转入 ICU 病房诊治，痰普通细菌培养回报为鲍曼不动杆菌，先后给予替加环素、伏立康唑、头孢他啶、俯卧位通气，气管镜吸痰等对症处理（表 2 – 10 – 8）。于 2023 年 1 月 10 日行气管插管进行有创呼吸机辅助通气，于 2023 年 1 月 13 日行经皮气管切开术，气管切开处接呼吸机辅助通气，模式 PSV，PS：12cmH$_2$O，PEEP：6 cmH$_2$O，FiO$_2$：80%。继续抗感染、吸痰等对症处理。患者病情好转于 2023 年 1 月 26 日脱离呼吸机，接人工鼻吸氧，患者无憋气、呼吸困难等症状，生命体征较平稳，胸部 CT 检查示右肺复张良好，转入结核科继续给予抗感染、吸氧、鼻饲营养支持巩固治疗。

表 2 – 10 – 8　治疗

开始时间	结束时间	主要作用	药物名称	
1 月 12 日	2 月 2 日		0.9% NS 100ml + 注射用替加环素 50mg　bid	静脉滴注
1 月 16 日	2 月 2 日	抗感染	0.9% NS 100ml + 注射用头孢他啶 2g　bid	静脉滴注
1 月 17 日	2 月 2 日		0.9% NS 100ml + 注射用伏立康唑 0.2g　bid	静脉滴注
1 月 10 日	2 月 2 日	止咳化痰	盐酸氨溴索注射液 30mg　tid	静脉注射
			吸入用乙酰半胱氨酸溶液 0.3g　tid	雾化吸入
1 月 10 日	2 月 2 日	保护胃黏膜	注射用艾司奥美拉唑钠 40mg　bid	静脉注射
1 月 10 日	2 月 2 日	营养支持	5% GS 100ml + VitC 1g + 10% CaGS 1g　qd	静脉滴注
			20% 人血白蛋白 20g　qd	静脉泵入
			肠内营养乳剂 1000ml　qd	鼻饲
1 月 10 日	2 月 2 日	调节肠道菌群	地衣芽孢杆菌活菌胶囊 0.5g　tid	鼻饲
1 月 10 日	2 月 2 日	抗血栓	低分子量肝素钙注射液 0.4ml　qd	皮下注射
1 月 29 日	2 月 2 日	抗结核	异烟肼　300mg　qd	空腹
1 月 29 日	2 月 2 日	保肝治疗	双环醇　25mg　tid	鼻饲
1 月 11 日	1 月 28 日	改善呼吸功能	俯卧位通气	
1 月 11 日	1 月 24 日	镇痛镇静	0.9% NS 100ml + 枸橼酸芬太尼 0.5mg + 力月西 20mg 静脉泵入	

常规护理评估：

1. 应用患者坠床风险评估表评估患者坠床风险，评估结果为患者有坠床风险。

2. 应用巴顿（Barden）皮肤评估表评估患者皮肤情况，因患者完全卧床，需在他人协助下改变体位，鼻饲饮食等评分结果为中度高危，得分 14 分。

3. 应用营养风险筛查表（NRS2002）评估患者营养状况，患者体重指数（BMI）20.58，白蛋白 27.3g/L，存在营养风险，需营养支持治疗，得分 6 分。

4. 应用巴塞尔（Barthel）指数评定量表评估患者日常生活能力为重度功能障碍，大部分日常生活活动不能完成或完全需人照顾，得分 10 分。

5. 应用帕多瓦（Padua）内科住院患者静脉血栓栓塞症风险评估表评估患者血栓形成的风险，患者卧床及存在急性感染，评估结果为高危，得分 4 ~ 7 分（表 2 – 10 – 9）。

专科护理评估：

1. 应用危重患者风险评估，从病情变化、心理因素、护理并发症、患者安全四大方面进行评估并给予相应防范措施（书末附表）。

2. 应用管路滑脱危险因素评估，从留置管路、精神状态、意识、沟通、疼痛进行评估并给予相应护理措施预防非计划性拔管的发生，评估结果为 8～10 分，属于"容易发生导管滑脱"（书末附表）。

3. 应用 RASS 评估表，对患者镇静程度进行评估（表 2 - 10 - 10）。评估生命体征变化趋势（图 2 - 10 - 2～图 2 - 10 - 3）。

表 2 - 10 - 9　常规护理评估结果

护理评估项目	得分（分）		
	转入	动态	转出
坠床风险	有	有	有
皮肤评估 （Braden 评分表）	14 分 （中度高危）	14 分 （中度高危）	14 分 （中度高危）
营养评估 （NRS2002）	6 分 （存在营养风险）	6 分 （存在营养风险）	6 分 （存在营养风险）
生活自理能力 （Barthel 评分表）	入院 10 分 （重度功能障碍）	—	10 分 （重度功能障碍）
帕多瓦（Padua）内科住院患者静脉血栓栓塞症风险评估	4 分 （高危）	7 分 （高危）	7 分 （高危）

表 2 - 10 - 10　RASS 镇静程度评估表（分）

+4	有攻击性	有暴力行为
+3	非常躁动	试着拔出呼吸管、胃管或静脉滴注
+2	躁动焦虑	身体激烈移动，无法配合呼吸机
+1	不安焦虑	焦虑紧张但身体只有轻微移动
0	清醒平静	清醒自然状态
-1	昏昏欲睡	没有完全清醒，但可保持清醒超过 10 秒
-2	轻度镇静	无法维持清醒超过 10 秒
-3	中度镇静	对声音有反应
-4	重度镇静	对身体刺激有反应
-5	昏迷	对声音及身体刺激均无反应

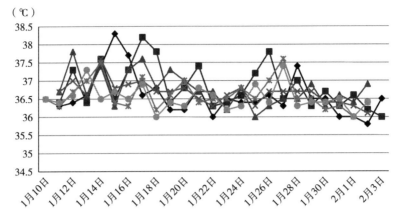

图 2 - 10 - 2　体温变化趋势图

2:00（实心菱形）；6:00（实心正方形）；10:00（实心三角形）；

14:00（乘号形）；18:00（"米"字形）；22:00（实心圆）

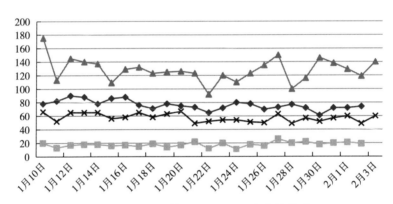

图 2 - 10 - 3　脉搏、呼吸、血压变化趋势图

脉搏（实心菱形）；呼吸（实心正方形）；收缩压（实心三角形）；舒张压（乘号形）

护理诊断/问题

1. **清理呼吸道无效**　与痰液黏稠、呼吸机辅助呼吸不能自主咳痰有关。

2. **气体交换受损**　与肺部病变有关。

3. **有皮肤完整性受损的危险**　与长期卧床、俯卧位通气、营养不良有关。

4. **有传播感染的危险**　与暴露于接触传播的病原体有关。

5. **有误吸的危险**　与咽喉反射抑制有关。

6. **不能维持自主呼吸**　与肺部感染有关。

7. **有感染的危险**　与留置管路有关。

8. **有发生深静脉血栓的危险**　与长期卧床、血液高凝状态有关。

9. **营养失调：低于机体需要量**　与机械通气及机体消耗有关。

10. **体温过高**　与肺部感染有关。

11. **自理能力缺陷**　与患者认知缺陷、长期卧床运动能力下降有关。

12. **肢体移动障碍**　与患者机体耐力降低、持续保护性约束有关。

13. **语言沟通障碍**　与气管插管及气管切开有关。

主要护理措施：

1. 专科护理措施

（1）病情观察　患者病情危重，遵医嘱给予患者特级护理，密切观察患者生命体征变化、意识状态、呼吸机指标，出现异常及时通知医生。及时、准确、客观记录患者病情变化及各项护理措施。

（2）口腔护理　留置气管插管时，每日口腔护理 2 次，注意保持患者口腔卫生，预防呼吸机相关性肺炎的发生。当固定气管插管的胶布被污染时应及时更换，更换胶布时注意保护局部皮肤，预防医用黏胶相关性皮肤损伤的发生。

（3）气切套管护理　妥善固定气切套管，寸带的松紧度以能容纳 1 个手指为宜。气切伤口周围皮肤要保持清洁、干燥。伤口处纱布每日更换 1 次，若被污染应及时更换。密切观察切口处有无红肿出血。

（4）气道护理　评估患者痰液颜色、性质和量，采用密闭式吸痰管及时给予患者吸痰，清除呼吸道内分泌物，保持气道通畅，做好气道湿化，相对湿度保持在95% ~ 100%，温度保持在 32 ~ 37℃。

（5）预防呼吸机相关性肺炎　给予床头抬高 30°，及时倾倒呼吸机管路内的冷凝水，吸痰时严格无菌操作。

（6）胃管护理　定时观察其回抽胃液的颜色、量、性质，以便早期发现异常，必要时行胃肠减压。胃管应妥善固定，鼻饲液应匀速推注，每次鼻饲完毕后，应用温开水冲净胃管，以防止堵塞，防止食物在胃管内发酵。

（7）尿管护理　妥善固定尿管，保持留置导尿管通畅，防止扭曲、打折。按时记录尿量，每日 2 次尿管护理，尿袋应低于患者耻骨联合，防止尿液逆流引起泌尿系感染。

（8）皮肤护理　每 2 小时翻身叩背一次，使用气垫床预防压力性损伤的发生，保持床单位干燥、整洁。使肢体处于功能位，适时帮助患者进行肢体活动以预防手足的挛缩、变形及神经麻痹。

2. 俯卧位通气治疗的护理

（1）翻身前的准备

①患者评估

a. 生命体征相对平稳，可耐受体位变化。

b. 镇静状态，机械通气患者俯卧位治疗时，给予深镇静，RASS 评分维持在−5 ~ −4 分。

c. 人工气道准备，确认气管插管或套管位置，清理气道及口鼻腔分泌物；检查气囊压力，确保在安全范围（25 ~ 30cmH₂O），同时清理气囊上分泌物，减少误吸。

d. 胃肠道准备，实施俯卧位前 1 小时应暂停鼻饲，并评估胃残留量，避免反流误吸。

e. 其他，检查各导管是否在位通畅，并确认可否暂时夹闭；检查局部敷料是否需要更换；检查易受压部位皮肤状况并给予涂抹皮肤保护剂以及粘贴泡沫敷料保护。

②物品准备　翻身单（可承受患者重量且大小合适的床单）、泡沫敷料、枕头。

③患者准备

a. 确定翻身方向，一般以患者重要管路对侧作为翻身方向。

b. 将胸前区电极片去除，保留指氧监测和血压监测并预留出足够长度。

c. 夹闭非紧急管路（如尿管、胃管等），双人核对、记录各管路内置深度并妥善固定，预留出足够长度避免翻身时出现牵拉发生非计划性脱管。

（2）翻身后的监测与管理

①生命体征监测

a. 观察体温、心率、呼吸、血压及脉氧饱和度，翻身时将电极片安置于背侧，正确记录翻身前后上述数据。

b. 密切观察意识及瞳孔大小、对光反射等情况。

c. 镇痛镇静管理，遵医嘱给予镇痛镇静，提高耐受性与依从性，必要时使用保护性约束。

d. 管路安全，翻身后再次两人核对各导管内置深度是否与俯卧位前一致并记录，确保通畅，防止出现压迫、扭曲、移位、脱出等情况。

②实验室指标监测：遵医嘱按时检查动脉血气分析，根据病情变化调整检测频次；密切关注动脉血气分析结果以防出现低氧未改善、通气不足或通气过度。

③气道管理

a. 保持气管插管、气切套管通畅。

b. 加强体位引流排痰　俯卧位通气过程中，应给予患者有效叩背，或者使用振荡排痰机，利于痰液的排出并及时清除保持气道通畅。

c. 气道湿化　根据患者分泌物的量、性质、黏稠度等进行恰当的气道湿化。

④并发症预防

a. 颜面部水肿和压伤　翻身前受压部位涂抹皮肤保护剂并给予泡沫敷料进行保护，翻身后可以垫高头部15°～30°减轻水肿发生；做好眼部保护，头可偏向一侧，避免眼球受压。

b. 神经麻痹及损伤　肢体采取自然屈曲的功能体位，避免极度屈曲外旋，减少神经、肌肉张力或损伤；肢体位置应每2小时调整一次，避免神经麻痹或损伤。

c. 气道相关并发症常见并发症　主要有口咽部出血、气道出血、梗阻、导管脱落等。加强观察气道及口腔分泌物的颜色；在翻身过程中由专人负责气道管路，加强团队协作，避免出现管路脱出或移位；如果怀疑气管导管堵塞或脱出，应立即评估与处理，必要时将患者转回仰卧位，重新固定或更换导管；合理应用镇静药物，酌情使用肌松剂。

d. 胃内容物反流（误吸）　实施俯卧位通气前1小时暂停管饲，评估胃残余量，必要时给予胃肠减压；要时加强静脉营养输入。

e. 心血管并发症　俯卧位时，因腹内压、胸内压的改变可影响回心血量，可能导致血流动力学不稳定、心律失常等并发症，严重者可发生心跳呼吸骤停。须密切监测患者血流动力学、SpO_2、动脉血气、呼吸机参数等，及时发现异常问题并处理；一旦发生心跳呼吸骤停，应立即给予心肺复苏。

3. 预防感染传播的护理

（1）患者安置在单间病房，严格执行接触隔离和呼吸道隔离，专人看护，专物专用，避免交叉感染。

（2）空气消毒柜24小时开放，物表采用2000mg/L含氯消毒剂每日擦拭4次，严格执行手卫生。

（3）呼吸机应用呼吸末端过滤器，吸痰时使用密闭式吸痰管以减少交叉感染。

（4）一次性呼吸机管路每7天更换一次，污染随时更换，冷凝水需集中处理（2000mg/L含氯消毒剂）。

（5）更换一次性呼吸机管路时，医护人员佩戴N95口罩，面屏，手套，穿一次性防水隔离衣。

（6）呼吸机面板采用含醇型表面消毒巾擦拭消毒；物表采用2000mg/L含氯消毒剂擦拭消毒；内回路采用医用仪器管路消毒机进行消毒；消毒后采用物表表面培养及手持式ATP荧光检测仪进行消毒后检测，物表≤20cuf/㎡、ATP<400个，合格后方可继续使用。

4. 深静脉血栓栓塞症的预防措施

（1）患者长期卧床，实施机械通气以及保护性约束，并患有阿尔兹海默病无法进行主动运动，给予患者按摩腓肠肌、比目鱼肌，足关节屈伸运动3~5秒/次，20~30次/组，3~4组/日。

（2）遵医嘱应用低分子量肝素钙进行药物预防。

（3）使用低分子量肝素钙进行药物预防时注意观察患者黏膜及皮肤有无出血点及瘀斑。

结果与转归：经过23天的治疗和护理患者呼吸困难缓解，肺功能得到明显改善，于2023年2月3日好转后转往结核科巩固治疗，于2023年2月27日好转出院。

病例点评：

1. 病例特点 患者高龄，肺结核，感染新型冠状病毒，病情危重，给予患者药物对症治疗的同时行长时间俯卧位通气治疗，使患者的肺功能得到明显的改善。

2. 护理难点 本病例患者高龄且感染了新型冠状病毒出现呼吸衰竭，行气管切开接呼吸机辅助呼吸，同时留置的多条重要管路，在此基础上行俯卧位通气治疗在一定程度上增加了护理难度。

3. 护理的关键措施 ①专科护理；②卧位通气治疗护理；③预防感染的传播；④VTE的预防。

4. 小结 本病例患者高龄，感染新型冠状病毒，给予患者实施长时间的俯卧位通气治疗以改善患者肺部通气血流比，进而改善患者肺功能。俯卧位通气治疗时为确保疗效，保证患者安全，医护人员需职责分明，高效配合。翻身前后妥善固定各管路，避免发生非计划性拔管的发生；拍背或使用震荡排痰机震荡排痰，及时有效地清理呼吸道保持通畅；密切观察患者皮肤受压的情况给予相应保护措施。该患者经过医护团队精心的治疗和护理，最终好转出院。

（董佳　首都医科大学附属北京胸科医院）

病例 11　一例肾移植术后合并肺结核行血液透析患者的护理

患者王某，女，48 岁，2023 年 3 月 16 日以"重症肺炎，肺结核，支气管扩张合并感染，移植肾功能不全，肾性贫血，高血压"由门诊收入我院。

主诉：间断咳嗽、咳痰 3 个月，呼吸困难 1 天。

院外诊治经过：患者于 2022 年 12 月中旬感染新冠肺炎康复后出现咳嗽、咳痰，伴全身乏力、纳差，未予重视，2023 年 2 月中旬出现发热、感染甲型流感，体温最高 38.9℃，咳嗽、咳痰加重痰色黄白，可咳出，至当地诊所就诊，输注头孢、双黄连等治疗，症状反复，3 月 7 日至 3 月 16 日无明显诱因下突发呼吸困难，3 月 7 日至当地医院就诊，查胸部 CT 提示双肺多发斑片状阴影、支气管扩张合并感染，3 月 15 日复查胸部 CT 较前比较双肺病灶进展，于 3 月 16 日收入我院。

结核病接触史：4 年前患肺结核，已治愈。

既往史：患者于 2010 年 2 月 3 日在我院行同种异体肾移植术，5 年前肌酐明显升高，移植肾功能异常，在外院行"左前臂动静脉内瘘成形术"后，每周 3 次规律透析 4 年，肾性贫血 3 年。14 年前患肺结核，已治愈。支气管扩张病史 6 年余。2003 年于外院行剖宫产手术。否认肝炎、疟疾等传染病史，否认糖尿病、脑血管疾病、精神疾病病史，发现"高血压"病史 20 年，血压最高"200/110mmHg"，现服用"可乐定片 150μg 口服，2 次/日，盐酸贝那普利片 20mg 口服，2 次/日，苯磺酸氨氯地平片 10mg 口服，2 次/日，盐酸哌唑嗪片 2mg 口服，2 次/日"降压治疗，近期血压较低，未口服降压药。肾性贫血病史 3 年，此前规律口服"罗沙司他片 100mg 口服，3 次/周"，目前予以人促红素注射液治疗，否认外伤史，否认药物、食物过敏史，预防接种史不详。

个人史：生于山东陵县，久居于本地，否认疫区居住史，否认疫水、疫源接触史，否认放射物、毒物接触史，否认毒品接触史，否认吸烟史，否认饮酒史。

婚育史、月经史：已婚，适龄结婚，配偶体健，初潮 13 岁，经期 4～6 天，月经周期 28～30 天，末次月经 2023 年 3 月 12 日经量正常，颜色正常，无痛经，经期规律。

家族史：父亲因咽喉癌去世，母亲健在，一妹妹患有肾功能不全，家中无传染病及遗传病史。

入院查体：体温 38.4℃ 、心率 145 次/分、呼吸 18 次/分、血压 136/90mmHg。神志清醒，精神差，急性病容，表情淡漠，语言正常，面色灰暗，贫血貌，全身皮肤黏膜正常，无黄染，无皮疹，无皮下出血。左侧胸廓略塌陷，胸壁静脉无扩张，胸骨无压痛。侧后腰部可见长约 10cm 陈旧性弧状手术瘢痕。两肺呼吸音粗，两肺可闻及明显干湿性啰音。

入院诊断：重症肺炎，肺结核，支气管扩张合并感染，移植肾功能不全，肾性贫血，高血压。

辅助检查：胸部CT（图2-11-1，图2-11-2）、血常规、血气分析、肝肾功能、B型钠尿肽测定、集菌涂片抗酸染色、血沉、凝血四项等各项临床检测指标变化（表2-11-1~表2-11-5）。

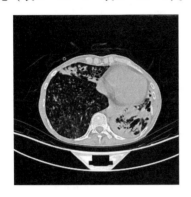
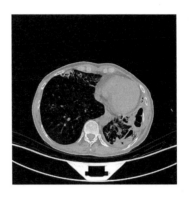

图2-11-1 胸部CT（2023年3月16日）	图2-11-2 胸部CT（2023年4月2日）
显示两肺多见斑片状、斑条状、结节状高密度影及囊状透亮影	显示两肺斑片状、斑条状、结节状高密度影及囊状透亮影，病灶有所吸收

表2-11-1　血常规动态变化

	血红蛋白（g/L）	白细胞（$\times 10^9$/L）	血小板（$\times 10^9$/L）	红细胞（$\times 10^{12}$/L）
参考范围	110~160	3.5~10	100~300	3.5~5.0
3月16日	89 ↓	29.41 ↑	610 ↑	2.13 ↓
3月19日	100 ↓	25.32 ↑	587 ↑	2.46 ↓
3月22日	105 ↓	24.98 ↑	523 ↑	2.72 ↓
3月25日	110	15.95 ↑	468 ↑	3.15 ↓
3月28日	112	12.16 ↑	371 ↑	3.38 ↓
3月31日	118	9.32	287	3.64
4月3日	116	8.23	263	3.54

表2-11-2　N端-B型钠尿肽原动态变化

	N端-B型钠尿肽（pg/ml）
参考范围	0~100
3月16日	653 ↑
3月19日	405 ↑
3月25日	203 ↑
4月3日	44

表2-11-3　血气分析变化

	pH	PaO_2（mmHg）	$PaCO_2$（mmHg）	BE（mmol/L）	氧合指数（mmHg）
参考范围	7.35~7.45	83~108	35~45	-3~+3	400~500
3月17日	7.31	57	52 ↑	7.8 ↑	348
3月30日	7.39	87	44	2	267

表 2 - 11 - 4　肝功能、肾功能及电解质动态变化

	红细胞沉降率（mm/h）	肌酐（μmol/L）	丙氨酸氨基转移酶（U/L))	钾（mmol/L）	铁（μmol/L）	钙（mmol/L）	天冬氨酸氨基转移酶（U/L）
参考范围	0～20	55～85	0～42	3.5～5.5	9.7～32.4	2.1～2.8	0～37
3月16日	109↑	897	38.3	3.44↓	7.6↓	2.55	11.7
3月19日	99↑	765.65↑	42.1↑	4.5	8.4↓	2.45	19.3
3月22日	86↑	623.14↑	46.5↑	5.1	8.8↓	2.68	260↑
3月25日	45↑	504.9↑	33	4.32	9.5↓	2.42	47.1↑
3月28日	18	421.81↑	34	3.49↓	10.6	2.38	36

表 2 - 11 - 5　凝血全项

	D - 二聚体（μg/L）	凝血酶原时间（s）
参考范围	0～500	8.8～12.8
3月16日	486	16.6↑
3月22日	386	15.5↑
3月28日	310	12.1

特殊检查结果：直接涂片抗酸染色镜检抗酸菌（2+）、结核杆菌特异性反应干扰素水平 89pg/ml。肺泡灌洗液中结核菌脱氧核糖核酸阳性、结核分枝杆菌复合群双基因检测阳性。

入院后诊疗经过：患者于 2023 年 3 月 16 日收入我院急诊，喘憋明显，不能平卧，听诊双肺呼吸音粗，双肺可闻及干性啰音，遵医嘱给予鼻导管吸氧 4L/min，患者喘憋症状仍未缓解，给予面罩吸氧 5L/min，患者痰液黏稠不易咳出，予经口鼻吸痰，吸入用乙酰半胱氨酸雾化吸入、溴己新、氨溴索等化痰，美罗培南、万古霉素等抗感染，丙卡特罗、多索茶碱、甲泼尼龙等解痉平喘，铁剂、重组人促红细胞生成素等纠正贫血，异烟肼、利福喷丁、吡嗪酰胺等抗结核治疗，3 月 19 日患者四肢出现散在皮疹，予地塞米松抗过敏治疗，3 月 21 日患者喘憋症状明显缓解，痰液可自行咳出，予更换鼻导管吸氧 3L/min，3 月 24 日患者痰液为黄色黏痰，量多，予更换莫西沙星、头孢哌酮舒巴坦钠继续抗感染，4 月 2 日胸部 CT 示：患者双肺病灶有所吸收，期间患者每周 3 次透析治疗（表 2 - 11 - 6）。

表 2 - 11 - 6　药物治疗

开始时间	结束时间	主要作用	药物名称	
3月16日	4月3日	抗结核	异烟肼片 0.3g　qd	口服
			利福喷丁胶囊 0.45g　2 次/周	口服
			盐酸乙胺丁醇 0.75g　qd	口服
			吡嗪酰胺片 0.5gtid	口服
3月16日	3月24日	抗感染	注射用美罗培南 1g　q8h	静脉滴注
3月16日	3月24日		注射用盐酸万古霉素 1000mg　q12h	静脉滴注
3月25日	4月3日		盐酸莫西沙星氯化钠注射液 250ml　qd	静脉滴注
3月25日	4月3日		注射用头孢哌酮钠舒巴坦钠 3g　bid	静脉滴注
3月25日	4月3日		血必净注射液 50ml　bid	静脉滴注

续表

开始时间	结束时间	主要作用	药物名称	
3月16日	4月3日	保肝	茵栀黄颗粒6g tid	口服
			多烯磷脂酰胆碱胶囊456mg tid	口服
			双环醇50mg tid	口服
3月16日	4月3日	化痰	吸入用乙酰半胱氨酸溶液6ml bid	雾化吸入
3月16日	4月3日		盐酸溴己新葡萄糖注射液100ml q12h	静脉滴注
3月16日	3月24日		盐酸氨溴索注射液45mg q12h	静脉滴注
3月25日	4月3日		乙酰半胱氨酸泡腾片0.6g bid	口服
3月16日	4月3日	解痉平喘	盐酸丙卡特罗片50ugbid	口服
			多索茶碱注射液0.2g q12h	静脉滴注
			注射用甲泼尼龙琥珀酸钠40mg q12h	静脉滴注
3月16日	4月3日	改善贫血	重组人促红素注射液4000IU qd	静脉注射
			琥珀酸亚铁片0.1g tid	口服
			维生素C片0.1g tid	口服
3月16日	4月3日		维生素B_6片100mg tid	口服
3月19日	3月24日	抗过敏	地塞米松磷酸钠注射液5mg qd	静脉注射
3月25日	4月3日		醋酸泼尼松片25mg qd	口服

入院后护理评估：

1. 应用入院评估表评估患者的症状和体征（书末附表）。

2. 应用跌倒、坠床风险评估表评估患者跌倒、坠床风险，患者使用降压药，得分2分，为易跌倒人群（表2-11-7）。

3. 应用营养风险筛查表（NRS2002）评估患者营养状况，患者体重指数（BMI）10.15，白蛋白18.6g/L，进食量减少，有营养不良的风险，需营养支持治疗，得分4分（表2-11-7）。

4. 应用巴顿（Barden）皮肤评估表评估患者皮肤情况，患者行动受限，在他人协助下改变体位，活动受限，营养不足，评分结果为中度高危，得分14分（表2-11-7）。

5. 应用住院患者VTE静脉血栓栓塞症风险评估表评估患者血栓形成的风险，患者行动受限及存在急性感染，评估结果为高危，得分4分（表2-11-7）。

6. 监测患者生命体征（图2-11-3，图2-11-4）

表2-11-7 评估结果（分）

	跌倒风险评估表	NRS2002 营养风险筛查表	Barden 皮肤评估表	VTE静脉血栓栓塞症 风险评估表
3月16日	2 （易跌倒人群）	4 （有营养不良的风险）	14 （中度高危）	4 （高危）
3月20日	2 （易跌倒人群）	4 （有营养不良的风险）	14 （中度高危）	4 （高危）

续表

	跌倒风险评估	NRS2002 营养风险筛查表	Barden 皮肤评估表	VTE 静脉血栓栓塞症 风险评估
3 月 24 日	2 （易跌倒人群）	4 （有营养不良的风险）	14 （中度高危）	3 （高危）
3 月 28 日	2 （易跌倒人群）	4 （有营养不良的风险）	14 （中度高危）	3 （高危）
4 月 2 日	2 （易跌倒人群）	4 （有营养不良的风险）	14 （中度高危）	3 （高危）

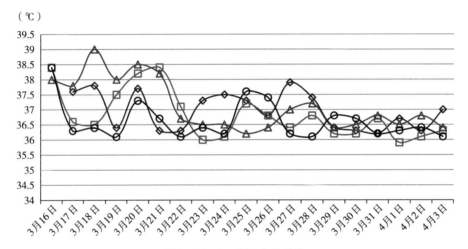

图 2 - 11 - 3　体温变化趋势

6:00（空心菱形）；10:00（空心正方形）；14:00（空心三角形）；20:00（空心圆）

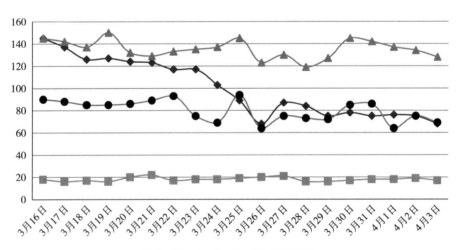

图 2 - 11 - 4　P、R、BP 变化趋势

脉搏（实心菱形）；呼吸（实心正方形）；收缩压（实心三角形）；舒张压（实心圆）

护理诊断：

1. 气体交换受损　与病变侵占肺组织、肺活量减少有关。

2. 营养失调：低于机体需要量 与长期血液透析、消化吸收不良等因素有关。

3. 体液过多 与肾小球滤过功能降低致水钠潴留有关。

4. 知识缺乏 缺乏结核病治疗的相关知识。

主要护理措施：

1. 病情观察

（1）注意观察生命体征，体温变化及热型。

（2）做好内瘘的评估观察。

（3）随时关注实验室检查结果，如血常规、凝血机制、肝肾功能、电解质等数值的变化。如有异常，随时报告医生。

（4）做好结核药物不良反应的观察。

2. 用药的护理

（1）血液净化影响抗结核药物的清除，要根据肾功能减退程度和血液净化的方式调整抗结核药物的剂量和用药方法，异烟肼大部分由肾脏排泄，其可被透析清除，透析患者常规剂量 300mg/d，透析日在透析后给予，患者服用异烟肼时，常规加服维生素 B_6，剂量为 100 mg/d。乙胺丁醇 80% 以原形自肾脏排泄，可经透析清除，要透析前 6 小时给予 0.75g。

（2）抗结核药物治疗疗程长，并采用联合用药治疗，过程中易发生不良反应，如肝损害、周围神经炎、听神经损害等，要随时观察患者有无恶心、食欲不振、耳鸣、耳聋等症状。

3. 严格执行消毒隔离制度

（1）房间注意开窗通风，开窗通风时注意保暖，预防感冒。

（2）每天用紫外线灯照射消毒 1 小时，每天用 1000 mg/L 氯消毒剂擦拭医疗器械、地面、家具、物品一次。

4. 心理护理 肾功能不全合并肺结核患者承受很大的压力，容易导致严重的自主神经功能紊乱、产生幻想、恐惧、神经衰弱、抑郁症状，产生悲观、焦虑、急躁等不良情绪，使机体免疫功能降低、内分泌失调，并使相应内脏器官发生器质性改变，诱发胃肠道、心血管系统等并发症。要采取相应护理措施帮助患者摆脱不良情绪，重建信心，恢复健康心理。

5. 饮食护理 严格控制水钠的摄入量，饮水过多易导致体重增加，心脏负荷加重。避免或不食用含钠高的腌制食品，如咸菜、咸蛋等，味道宜清淡，少食煎炸或酸辣食物，少吃罐头类食品。鼓励患者进食含氨基酸多的动物蛋白，如家禽肉、鱼、奶等，少食植物性蛋白如豆制品等。每周透析 2 次者，蛋白质摄入量 1.0 ~ 1.2g/（kg·d），本例患者，每周透析 3 次，蛋白质摄入量 1.2 ~ 1.5g/（kg·d）。同时预防高钾、高磷饮食，避免进食过多香蕉、柑橘、干果类食品。

6. 做好内瘘的护理

（1）充分评估内瘘 看、听、触。

看：皮肤是否清洁有无肿胀、出血、瘀斑、破溃、皮疹。

听：用听诊器听血流冲击音。

触：用手触摸瘘口有无震颤。血管杂音和震颤是内瘘通畅的标志。每天检查内瘘是否通畅至少 3 次，并对震颤强弱、范围及血管杂音进行动态比较。

（2）掌握正确松弹力绷带的方法　每隔 15～20 分钟放松一次绷带，松弹力绷带时要按压住穿刺点正中，否则会发生渗血或皮下血肿，每次松弹力绷带后都要观察有无出血及内瘘情况。

（3）做好动-静脉内瘘日常维护　做好功能锻炼，每天用术侧手臂捏握橡皮健身球 3～4 次，每次 10 分钟；用手、止血带或血压表袖套在吻合口上方，轻轻加压至静脉中度扩张为止，每 15～20 分钟松开一次，每天可反复 3 次。

（4）做好内瘘的自我维护　内瘘侧肢体不宜负重，将软枕垫于术侧肢体，促进静脉血流，以减轻肿胀程度；注意内瘘侧肢体的保护，避免碰撞，防止受伤，不做除透析外的其他治疗（抽血、输液、测血压）；监测生命体征变化；穿宽松衣服，不佩戴手表或首饰等物品。保持内瘘侧皮肤清洁、干燥，透析 24 小时后，进行湿热敷 20～30 分钟，结束后沿血管方向涂抹喜辽妥药物。远红外线治疗仪照射内瘘侧肢体，促进血管愈合。每天热敷或前臂浸于热水中 2～3 次，每次 15～20 分钟。

7. VTE 的预防

（1）患者静脉血栓栓塞症风险评分 4 分，为高危人群，指导患者进行踝泵运动，促进血液循环。方法：背屈、内翻、跖屈、外翻、环绕，最大幅度时保持 3～5 秒，20～30 次/组，至少 3～4 组/日。

（2）合理饮食　指导患者进食低脂高纤维饮食。水果：猕猴桃；蔬菜：芹菜、韭菜、白菜等；主食：燕麦、玉米、小米等。

（3）指导患者进行深呼吸　以增加膈肌运动，促进血液回流。联合踝泵运动使股静脉血流速度提高至 2.6 倍。方法：深吸气、用力呼气，10～20 次/小时。

8. 结果与转归　经过 18 天的治疗和护理，患者咳嗽、咳痰症状好转，呼吸困难改善，血气指标好转，生命体征平稳，贫血症状减轻，于 2023 年 4 月 4 日出院。

病例点评：

1. 病例特点　患者病情危重，起病急、病程长，入院诊断多，既有严重的基础疾病，又合并肺结核，还存在肺部严重感染、肾衰竭等问题。

2. 护理难点　动-静脉内瘘的护理是难点，包括日常护理和透析后护理两方面。日常护理重点是充分评估内瘘、掌握正确松弹力绷带的方法、做好动-静脉内瘘日常维护、指导患者做好内瘘功能锻炼、指导患者做好内瘘的自我维护等。透析后护理重点是每隔 15～20 分钟放松一次绷带，松弹力绷带时要按压住穿刺点正中，否则会发生渗血或皮下血肿，每次松弹力绷带后都要观察有无出血及内瘘情况等。此外，血液透析合并肺结核患者由于肾功能减退影响抗结核药物的排泄，血液净化影响抗结核药物的清除，抗结核药物的剂量、用药方法、不良反应的观察是护理工作中的难点。

3. 护理的关键措施　①病情观察；②用药护理；③严格执行消毒隔离制度；④心理护理；⑤饮食护理；⑥做好内瘘的护理；⑦VTE 的预防。

4. 小结　本例患者为肾移植术后合并肺结核行血液透析，同时又存在严重肺部感染，遵医嘱给予抗感染、抗结核、改善贫血、保护肝脏、营养支持治疗等，避免了危及生命的后果。使用抗结核药期间，由于肾功能减退影响抗结核药物的排泄，血液净化影响抗结核药物的清除，根据肾功能减退程度和血液净化的方式调整抗结核药物的剂量和用药方法，同时监测药物的不良反应及可能出现的并发症，使患者的病情未出现反复。血液透析合并肺结核患者多存在严重的营养不良。透析不充分可降低蛋白质的吸收，加重营养不良，同时，营养不良又将降低透析的充分性，形成恶性循环。根据患者自身特点采取每周 3 次规律透析，增强患者自身免疫功能，放宽蛋白质摄入量，同时口服补充机体必要的维生素、氨基酸及碳水化合物等营养物质。患者在住院期间，医护团队给予精准施策，实现精准管理，最终好转出院。

（杨荔慧　中国人民解放军第八医学中心）

病例 12
一例肺结核并发 ARDS 患者的护理

患者赵某，女，39 岁，2022 年 2 月 14 日以"继发性肺结核（浸润性），双上中下涂阳初治，肺炎，低氧血症，2 型糖尿病，轻度贫血，低蛋白血症，甲状腺弥漫性改变，左颈部淋巴结肿大"收入院。

主诉：咳嗽，咳黄白黏痰，活动后稍觉胸闷，伴有咽痛、声音嘶哑，偶有发热。

院外诊治经过：患者 1 年前无明显诱因出现咳嗽，咳黄白黏痰，活动后自觉胸闷，伴有咽痛、声音嘶哑，偶有发热，峰值 38.0℃，无明显规律，无胸痛、咯血，就诊于外院，考虑支气管哮喘，给予抗感染、止咳、平喘治疗后效果差。3 天前患者症状加重，检查提示双侧声带表面覆有脓性痰，胸部 CT 提示散在斑点状、斑片状及团状高密度影，局部可见空洞形成，双肺见树芽征，右肺下叶毁损肺，隆突下可见肿大淋巴结影，为行进一步诊治收入我院。

结核病接触史：否认结核病接触史。卡介苗已接种。

既往史：糖尿病病史 1 年，血糖控制不佳。否认肝炎、疟疾病史，否认高血压、心脏病史，否认脑血管疾病、精神疾病史，否认手术、外伤、输血史，否认药物过敏史。

个人史：生于原籍，久居当地，无疫区、疫情、疫水接触史，无牧区、矿山、高氟区、低碘区居住史，无化学性物质、放射性物质、毒物质接触史，无吸毒史，无吸烟、饮酒史，爱人体健，未育。

家族史：否认冠心病、高血压、糖尿病、肿瘤和遗传性疾病家族史。

入院查体：神志清醒，查体合作，患者发育正常，正常面容，表情自如，自主体位。生命体征：T：36.8℃，P：120 次/分，R：22 次/分，BP：122/75 mmHg。毛发分布正常，皮下无水肿，无肝掌、蜘蛛痣。右胸廓塌陷，胸骨无压痛，乳房正常对称。呼吸运动正常，肋间隙右侧稍窄，语颤右侧减弱，无胸膜摩擦感，无皮下握雪感，呼吸动作正常，叩诊浊音，呼吸规整，双肺呼吸音粗，双侧肺可闻及明显湿性啰音。心前区无隆起，心尖搏动正常，无震颤，无心包摩擦感，心浊音界正常，心率 120 次/分，心音正常，律齐。无周围血管征。

入院诊断：继发性肺结核（浸润性），双上中下涂阳初治，肺炎，低氧血症，2 型糖尿病，轻度贫血，低蛋白血症，甲状腺弥漫性改变，左颈部淋巴结肿大。

辅助检查：胸片（图 2 - 12 - 1）胸片结果；血常规、血气分析、血生化、痰液等各项临床检测指标变化（表 2 - 12 - 1 ～ 表 2 - 12 - 8）。

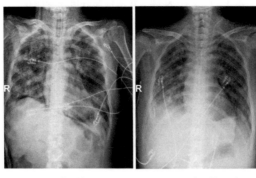

2022年2月24日　　　　　2022年4月19日

图 2 - 12 - 1　胸片（2022 年 2 月 24 日，2023 年 4 月 19 日）

2 月 24 日双肺可见弥漫性炎性渗出

4 月 19 日双肺可见炎性渗出性病变，右肺显著

表 2 - 12 - 1　血常规动态变化

	血红蛋白 （g/L）	白细胞 （×10⁹/L）	血小板 （×10⁹/L）	红细胞 （×10¹²/L）
参考范围	110～150	3.5～10	100～300	3.5～5.0
2 月 15 日	75↓	10.89↑	607↑	4.2
2 月 19 日	81↓	14.93↑	559↑	4.4
2 月 24 日	69↓	12.39↑	248	3.78
3 月 7 日	101↓	10.82↑	135	3.93
3 月 30 日	80↓	24.37↑	63↓	2.74↓
4 月 8 日	87↓	9.99	116	3.04↓
4 月 12 日	72↓	6.79	112	2.56↓

表 2 - 12 - 2　肝功能、肾功能及电解质动态变化

	白蛋白 （g/L）	总蛋白 （g/L）	反应蛋白 （mg/L）	肌酐 （umol/L）	糖 （mmol/L）
参考范围	35～55	55～85	0～5	45～104	3.9～6.1
2 月 15 日	26.4↓	66.3	77.72↑	40.5↓	5.1
2 月 19 日	28.2↓	68.7	110.72↑	38.2↓	8.9↑
2 月 24 日	30.8↓	61.8	137.14↑	82.4	16↑
3 月 7 日	29↓	61.6	96.84↑	39.7↓	12.8↑
3 月 16 日	29.2↓	59.9	58.7↑	410.5↑	15.8↑
3 月 30 日	26.2↓	49.9↓	59.79↑	168.5↑	10↑
4 月 8 日	29.9↓	54.9↓	48.31↑	201.5↑	7.6↑
4 月 12 日	28↓	52.2↓	51.4↑	107.3↑	4.9

表 2 - 12 - 3　N 端 - B 型钠尿肽原动态变化

	N 端 - B 型钠尿肽原（ng/L）
参考范围	0 ~ 300
2 月 20 日	2708 ↑
2 月 24 日	6840 ↑
3 月 10 日	7295 ↑
3 月 16 日	15000 ↑
4 月 12 日	1038 ↑

表 2 - 12 - 4　血气分析变化

	pH	PaO_2 （mmHg）	$PaCO_2$ （mmHg）	BE （mmol/L）	氧合指数 （mmHg）
参考范围	7.35 ~ 7.45	95 ~ 100	35 ~ 45	- 3 ~ + 3	400 ~ 500
2 月 14 日	7.362	58.7 ↓	55.6 ↑	- 0.9	65.3 ↓
2 月 19 日	7.269 ↓	111 ↑	52.3 ↑	- 0.7	111 ↓
2 月 24 日	7.512 ↑	72.4 ↓	28.3 ↓	- 0.3	207 ↓
3 月 7 日	7.393	100	47.3 ↑	3.9 ↑	167 ↓
3 月 16 日	7.19 ↓	99.8	86.1 ↑	4.7 ↑	143 ↓
3 月 30 日	7.380	99.8	37.5	- 3	285 ↓
4 月 8 日	7.363	119 ↑	36.1	- 4.9 ↓	340 ↓
4 月 12 日	7.371	144 ↑	42.6	- 0.7	435

表 2 - 12 - 5　降钙素原（PCT）检测

	降钙素原（PCT）检测（ng/L）
参考范围	< 0.1
2 月 21 日	8.14 ↑
2 月 23 日	1.64 ↑
2 月 28 日	0.33 ↑
3 月 17 日	2.23 ↑
3 月 22 日	0.69 ↑

表 2 - 12 - 6　痰检结果

	直接涂片抗酸染色镜检	利福平耐药基因检测
2 月 16 日	抗酸菌（3 +）	结核菌 DNA 阳性含量高

表 2 - 12 - 7　大便分析

	大便隐血
参考范围	阴性
2 月 27 日	阳性
3 月 4 日	阳性

续表

	大便隐血
3月5日	阳性
3月23日	阳性

表 2 – 12 – 8　胃液隐血试验

	胃液隐血
参考范围	阴性
2月26日	阳性
2月28日	阳性
3月2日	阳性
3月6日	阳性
3月27日	弱阳性

入院后诊疗经过：

2022 – 2 – 14 患者收入我院结核科，给予抗感染、抗结核治疗，完善各项血液、痰菌及气管镜检查，2022 – 2 – 19 患者喘憋明显，血气分析提示Ⅰ型呼吸衰竭，给予面罩吸氧 10L/min 后喘憋进一步加重，经呼吸科会诊给予经口气管插管后转入 RICU。患者转入后给予有创呼吸机辅助通气，模式：PCV；PC：18cmH$_2$O，PEEP：10cmH$_2$O，FiO$_2$：90% ~ 100%，RR：16 次/分。血氧维持不佳，血氧饱和度均小于 80%，治疗 5 天后患者仍严重缺氧。2022 – 2 – 24 行静脉 – 静脉体外膜肺氧合（V – VECMO）辅助治疗，气流量 5L/min、转速 3360 次/分、氧浓度 100%。调整呼吸机参数，PC：12cmH$_2$O，PEEP：6cmH$_2$O，FiO$_2$：45%，RR：10 次/分，行肺保护通气。同时继续给予抗感染、抗结核、镇静镇痛、抗凝、营养支持治疗，ECMO 运行期间出现消化道出血及贫血，给予患者止血，输注红细胞及血小板治疗。2022 – 3 – 7 给予夹闭 ECMO 氧气源，患者呼吸、血氧稳定，给予撤除 ECMO 支持。

表 2 – 12 – 9　呼吸机参数

	模式	PC（cmH$_2$O）	RR（次/min）	PEEP（cmH$_2$O）	FiO$_2$（%）
2月19日	PCV	18	16	10	100
2月24日	PCV	12	10	6	45
3月9日	PCV	16	14	5	60
3月23日	PCV	12	15	3	35

表 2 – 12 – 10　ECMO 辅助参数

	血泵转速（次/分）	氧流量（L/min）	氧浓度（%）	血流速（L/min）	肝素速度（U/h）	APTT（正常范围：25 ~ 30s）
2月24日至2月27日	3360	4 ~ 5	100	3.52 ~ 4.15	400 ~ 1100	39.2 ~ 86.6 ↑
2月28日	3080	5	90	3.41 – 3.51	600 – 700	31.9 – 60.4 ↑

续表

	血泵转速 （次/min）	氧流量 （L/min）	氧浓度 （%）	血流速 （L/min）	肝素速度 （U/h）	APTT （正常范围： 25～30s）
3月1日	3150	3	80	3.56～3.65	700～1000	31.6～44.9↑
3月2日	3150	3	50	3.43～3.59	1000～1040	38.8～60.0↑
3月3日至 3月6日	2870～3115	1.5	30	3.09～3.66	600～1000	34.0～58.8↑
3月7日	3115	夹闭	夹闭	3.38～3.56	400～600	42.9～55.6↑

表 2 - 12 - 11　药物治疗

开始时间	结束时间	主要作用	药物名称及用法用量	
2月19日 2月19日	4月12日 4月12日	抗感染	0.9%氯化钠注射100ml + 美罗培南2g　tid 5%葡萄糖注射100ml + 万古霉素100万U　bid 盐酸莫西沙星氯化钠0.4g　qd 利奈唑胺葡萄糖注射液0.6g　bid	静脉滴注 静脉滴注 静脉滴注 静脉滴注
2月19日 2月20日	4月12日 4月12日	抗结核	异烟肼300mg　qd 利福平胶囊0.45g　qd 盐酸乙胺丁醇片0.75g　qd 吡嗪酰胺片0.5g　tid	空腹鼻饲 空腹鼻饲 空腹鼻饲 鼻饲
2月19日 2月20日 2月25日	3月21日 3月21日 3月21日	镇静镇痛	2%丙泊酚1g　4ml/h 0.9%氯化钠注射15ml + 芬太尼0.5mg　2ml/h 0.9%氯化钠注射40ml + 咪达唑仑50mg　2ml/h 0.9%氯化钠注射44ml + 右美托咪定0.6mg　4ml/h	持续静脉泵入 持续静脉泵入 持续静脉泵入 持续静脉泵入
2月19日	4月12日	保肝	双环醇片50mg　tid 水飞蓟宾葡甲胺片　tid	鼻饲 鼻饲
2月20日 3月23日	4月12日 4月12日	止咳化痰	0.9%氯化钠注射100ml + 盐酸氨溴索60mg　bid 吸入用布地奈德混悬液2mg　bid 盐酸氨溴索分散片60mg　tid	静脉滴注 雾化吸入 鼻饲
2月20日 2月24日	3月27日 3月7日	抑酸、止血	0.9%氯化钠注射40ml + 艾司奥美拉唑80mg　4ml/h 0.9%氯化钠注射48ml + 生长抑素3mg　4ml/h	静脉泵入 静脉泵入
2月24日	3月7日	改善贫血	生血宝合剂15ml　tid	鼻饲
2月20日 2月25日	2月27日 2月27日	预防血栓	低分子量肝素钙0.4ml　bid 0.9%氯化钠注射48.4ml + 肝素钠1万U　3.2ml/h	皮下注射 静脉泵入
2月20日 3月9日	2月27日 3月27日	营养支持	肠内营养乳剂500ml　qd 脂肪乳氨基酸葡糖糖注射液　qd	鼻饲 静脉滴注

表 2 - 12 - 12　输血记录

A 型 Rh 阳性	悬浮红细胞 （ml）	新鲜冰冻血浆 （ml）	单采血小板 （治疗量）	去白悬浮红细胞 （ml）
2月24日	400	400	—	—
2月25日	800	800	—	—

续表

A 型 Rh 阳性	悬浮红细胞 （ml）	新鲜冰冻血浆 （ml）	单采血小板 （治疗量）	去白悬浮红细胞 （ml）
2 月 27 日	200	—	1	—
2 月 28 日	400	—	1	—
3 月 5 日	400	—	1	—
3 月 8 日	800	—	—	—
3 月 19 日	—	—	—	400
3 月 22 日	—	—	1	—
4 月 7 日	400	—	—	—

入院后护理评估：

1. 应用入院评估表评估患者的症状和体征（书末附表）。

2. 应用巴塞尔（Barthel）指数评定量表评估患者入 RICU 时日常生活能力，重度功能障碍，日常生活活动完全需人照顾，得分 0 分。（表 2 - 12 - 13）。

3. 应用营养风险筛查表（NRS2002）评估患者营养状况，白蛋白 28.2g/L，鼻饲饮食，有营养不良的风险，需营养支持治疗，得分 3 分（表 2 - 12 - 13）。

4. 应用巴顿（Barden）皮肤评估表评估患者皮肤情况，患者意识为镇静镇痛状态，对疼痛刺激有反应，完全卧床，移动完全受限，鼻饲饮食营养可能缺乏，体位存在剪切力，评分结果为高危，得分 14 分（表 2 - 12 - 13）。

5. 应用帕多瓦（Padua）内科住院患者静脉血栓栓塞症风险评估表评估患者血栓形成的风险，评估结果为低危，得分 2 分（表 2 - 12 - 13）。

6. 危重患者风险评估，每周评估 1 次，病情变化随时评估（附表）。

7. 管理滑脱危险因素评估表，得分 8 分，每天评估 1 次（表 2 - 12 - 13）。

8. 监测患者生命体征（图 2 - 12 - 2，图 2 - 12 - 3）。

表 2 - 12 - 13　评估结果（分）

	Barthel 指数评 定量表	NRS2002 营养风险 筛查表	Barden 皮肤评估表	Padua 内科住院患者 静脉血栓栓塞 症风险评估表	管路滑脱 危险因素 评估表	RASS 躁动 - 镇 静评分表	COPT 重症监护 患者疼痛 评估表
2 月 19 日	0 （重度功 能障碍）	3 （有营养不 良的风险）	14 （中度高危）	2	8	-2	0
2 月 24 日	—	4 （有营养不 良的风险）	11 （高危）	5 （高危）	9	-4	0
2 月 28 日	—	4 （有营养不 良的风险）	10 （高危）	5 （高危）	9	-4	0
3 月 7 日	—	6 （有营养不 良的风险）	9 （级高危）	5 （高危）	9	-4	0

续表

	Barthel 指数评定量表	NRS2002 营养风险筛查表	Barden 皮肤评估表	Padua 内科住院患者静脉血栓栓塞症风险评估表	管路滑脱危险因素评估表	RASS 躁动-镇静评分表	COPT 重症监护患者疼痛评估表
3月16日	—	6（有营养不良的风险）	11（高危）	5（高危）	9	−2	2
3月30日	—	3（有营养不良的风险）	14（中度高危）	5（高危）	7	—	0
4月8日	—	3（有营养不良的风险）	14（中度高危）	5（高危）	4	—	0

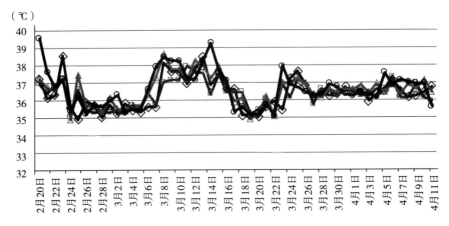

图 2-12-2 体温变化趋势

6:00（空心菱形）；10:00（空心正方形）；14:00（空心三角形）；16:00（空心圆）

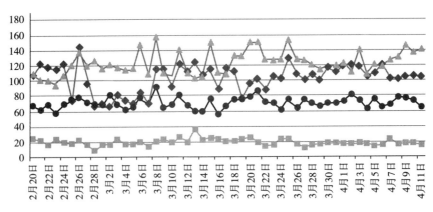

图 2-12-3 P、R、BP 变化趋势

脉搏（实心菱形）；呼吸（实心正方形）；收缩压（实心三角形）；舒张压（实心圆）

入院后给予患者建立危重患者护理计划（书末附表）。

护理诊断/问题：

1. 气体交换受损　与患者肺部感染有关。

2. 清理呼吸道无效 与患者机械通气、无主动咳嗽有关。

3. 体温过高 与患者感染有关。

4. 潜在并发症 有血栓形成的危险，与患者凝血功能异常有关。

5. 不能维持自主呼吸 与患者肺部感染有关。

6. 疼痛 与患者留置管路有关。

7. 有误吸的危险 与咽喉反射抑制有关。

8. 营养失调低于机体需要量 与患者疾病消耗、摄入不足有关。

9. 有皮肤完整性受损的危险 与患者营养不良、长期卧床有关。

10. 有感染的危险 与患者留置静脉导管、ECMO 导管、尿管等有关。

11. 生活自理能力缺陷 与患者疾病、进食、卫生需协助有关。

12. 语言沟通障碍 与气管插管有关。

13. 有低血糖的危险 与患者既往 2 型糖尿病病史有关。

14. 有感染传播的危险 与患者结核菌经呼吸道传播有关。

入院后给予的护理措施

主要护理措施：

1. 严密隔离，控制感染

（1）患者为继发性肺结核，严格落实患者隔离和医护人员防护。安置患者于负压病房，每日监测负压病房的温度（22～25℃）、湿度（50%～60%），自检负压值并记录。医务人员戴帽子、N95 口罩，穿隔离衣，吸痰时戴防护面屏，应用密闭式吸痰管吸痰。

（2）物品专人专用，用 1000mg/L 含氯消毒剂每日 4 次进行物表消毒。仪器设备管路等每日用医用消毒湿巾擦拭。患者痰液、分泌物、呼吸机冷凝水等用含氯消毒液浸泡消毒后处理。

2. 生命体征的观察

（1）密切观察生命体征及血流动力学的变化，行有创动脉血压监测，注意压力及波形变化，测压系统连接正确、紧密、通畅，功能正常。

（2）每 2 小时观察瞳孔变化并记录，防止出现因全身肝素化导致颅内出血的发生。每 4 小时进行一次体温监测，维持患者体温在 36～37℃之间。

3. 呼吸支持监测

（1）ECMO 运行期间，机械通气采用肺保护性通气策略，潮气量在 6～8ml/kg 吸入氧浓度在 30%～45% 之间，PEEP 在 4～5cmH$_2$O 之间，每 4 小时进行血气分析。

（2）气道管理

①各班检查气管插管位置，保持人工气道固定良好。每 4～6 小时监测气囊压力，维持气囊压在 25～30cmH$_2$O。

②采用密闭式吸痰管，吸痰动作轻柔。按需吸痰，根据患者病情尽量减少吸痰刺激。观察痰液颜色、性质、量，并作好记录。

③严密观察患者的呼吸情况及呼吸机各参数变化。

④保持气道通畅，做好气道温、湿化管理。

4. 抗凝监测

ECMO 运行期间，防止血栓形成，保证机器正常运转，给予患者全身肝素抗凝。每 2 小时监测 APTT 一次，调整肝素药物用量。每 2 小时观察患者皮肤、动静脉穿刺点有无血肿、皮下出血，严密观察痰液、胃液、尿液、大便颜色，减少不必要的穿刺，穿刺后延长按压时间，患者相关出血倾向表现及时反馈医生。

5. ECMO 运行期间的管理

（1）保证 ECMO 管路的有效固定，各班检查 ECMO 静脉置管贴膜及穿刺处情况，查看导管内置刻度以及缝线有无松脱，ECMO 连接管路应用 3M 胶布高举平台法固定，应用弹力绷带再次固定，翻身或移动患者时避免管路出现牵拉、扭曲的现象。保证 ECMO 机器电源、氧气管路连接紧密，检查各连接口处是否固定牢固（图 2 - 12 - 4）。

（2）观察氧合器的颜色变化，观察水箱温度及水位线。

（3）运行期间观察 ECMO 管路有无震动，及时查找管路震动的原因。

（4）ECMO 运行过程中每小时观察主机流量变化并填写 ECMO 护理记录单。

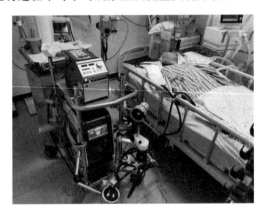

图 2 - 12 - 4 ECMO 运行期间的管理

6. 镇静镇痛的护理

ECMO 早期充分镇静镇痛降低患者的吸气努力，降低跨肺压避免或减轻肺损伤的发生和进展。患者 RASS 评分为 -4 ~ -3 分，CPOT 评分为 0 分，并每日唤醒护理，评估患者意识及配合程度。患者 ECMO 中后期各项指标逐渐趋于稳定，根据呼吸机支持力度、患者意识状态、配合程度、生命体征等综合判断后，遵医嘱减停镇静镇痛类药物。

7. 营养支持

（1）该患者存在营养不良风险，请营养医师会诊，根据医嘱给予该患者实施滋养型喂养方案。应用肠内营养乳剂（TPF - D）500ml/d 经胃管鼻饲 30ml/h 均匀泵入。实施滋养型喂养方案防止肠黏膜萎缩，给予患者允许性低热卡肠内营养治疗，具有良好的胃肠耐受性，维护肠道黏膜屏障功能的完好。

（2）患者为 2 型糖尿病，遵医嘱给予胰岛素持续泵入以控制血糖，监测血糖 1 次/小时。

（3）每周进行营养评估，根据评估结果及时调整营养支持方案。

8. 皮肤护理 给予患者应用气垫床，压力适宜，每2小时翻身一次，关注患者骨隆突处皮肤。ECMO管路受压处皮肤应用无菌棉垫保护。保持会阴部及肛周清洁，及时清理粪便，减少粪便对皮肤刺激。每班次严格交接班，观察患者皮肤变化。

9. 心理护理，康复锻炼 患者意识清醒时，评估患者的心理状态给予播放音乐和家属录音等心理支持，撤机后与康复师共同制定早期康复计划，给予患者握力球活动双手及增加上肢肌力。脱离呼吸机后行呼吸功能锻炼及床上端坐训练。

结果与转归：

患者3月7日ECMO辅助第12天，通过撤机试验成功撤离ECMO，撤机后继续呼吸机辅助、抗感染、抗结核治疗。3月30日行气管切开后，给予患者脱机训练，间断脱离呼吸机辅助，于4月8日拔除气切套管，患者病情逐渐缓解，感染得到控制，结核得到控制，于4月12日出院，转往结核科继续治疗。

病例点评：

1. 病例特点 本例患者为继发性肺结核（浸润）双上中下涂阳初治，支气管结核、ARDS、重症肺炎、2型糖尿病、轻度贫血、低蛋白血症，病情危重且发展迅速，对于肺结核引起的ARDS患者，经呼吸机治疗后不能有效缓解顽固性低氧和高碳酸血症，使用ECMO治疗能够缓解问题，挽救患者生命。此患者病症护理难度大，不仅要关注危重患者生命体征变化，还需要关注呼吸支持、组织灌注、ECMO系统工作状态及管路连接、ECMO并发症的观察与护理以及运转期间的基础护理等问题。

2. 护理难点 此患者病情危重，患者的生命支持及ECMO的监测和护理是难点。

（1）关注危重患者病情变化、各项指标的观察，呼吸及循环的支持。

（2）ECMO运转需要专业团队的配合，各重要监测仪器的运转；游离血红蛋白监测；血氧饱和度监测；持续动态血气监测；变温水箱的管理，控制温度为36～37℃；空气气栓的监测和预防。

（3）ECMO最常见且最严重的并发症是出血，需严密监测皮肤及动、静脉穿刺周围有无血肿、皮下瘀斑等出血迹象。定时监测凝血功能。每班注意观察患者四肢末梢的颜色和皮温，观察有无缺血、僵硬、皮肤发白等异常情况，动态监测腿围的变化。

（4）ECMO治疗期间采用肺保护性通气策略。

（5）记录出入量，监护肾功能，监测每小时尿量，若患者连续3h尿量＜0.5ml/（kg·h），提示可能有肾功能受损，必要时应用连续血液净化技术，防止肾功能的进一步恶化。

3. 护理的关键措施

①严密隔离，控制感染；②生命体征的观察；③呼吸支持监测；④凝血功能监测；⑤ECMO运行期间的管理；⑥镇静镇痛的护理；⑦营养支持；⑧皮肤护理；⑨心理护理，康复锻炼。

4. 小结 本例患者为重症肺结核并发ARDS，经呼吸机治疗后不能有效缓解顽固性低氧和高碳酸血症，应用 ECMO 治疗使组织灌注及心肺功能恢复。护理难度大，需要团队紧密配合，密切观察患者的生命体征变化，做好气道管理、呼吸支持管理、ECMO 管路的固定和穿刺伤口的护理，做好各仪器运转的检测、各血液等指标的检测以及感染控制等，尤其在 ECMO 的运行期间应用大量血液，该患者共计输注红细胞 4200ml，新鲜冰冻血浆 1400ml，血小板 7 个治疗量。ECMO 期间需监测 APTT 数值。患者的基础护理至关重要，期间患者没有发生压力性损伤。关注患者并发症的预防，抗结核治疗，持续抗感染、营养支持、肌力康复锻炼，进行心理及康复训练。本例成功的经验与医护团队及多学科参与合作密不可分，团队不断探索在结核危重症患者的救治，使患者转危为安，得到患者及家属的认可，顺利出院。

（赵艳丽　首都医科大学附属北京胸科医院）

病例 13
一例多阶段脊柱结核患者的护理

患者邓某，女，18 岁，2019 年 9 月 30 日以"腰椎结核"为进一步手术收入院。

主诉： 胸腰椎结核术后，为行三期手术住院治疗。

院外诊治经过： 患者 1 年前无明显诱因出现颈部、腰部活动后疼痛，休息可缓解。7 月前患者出现午后、夜间低热，体温最高 38℃，遂就诊于当地医院行检查发现脊柱多发骨质破坏、椎旁多发脓肿。外院行 1~2 胸椎脓肿穿刺后 X-pert 检查结果阳性，无耐药基因突变，考虑结核诊断，给予 HRZE + LFX 抗结核治疗，为进一步手术治疗就诊于我院。

入院后诊疗经过： 患者脊柱多阶段结核病变：$T_1 \sim T_2$、$T_6 \sim T_8$、$T_{12} \sim L_1$、L_3、$L_5 \sim S_1$ 共计 5 个主要部位。由于患者胸腰椎骨质破坏，椎旁脓肿较多，需要前后路联合、分期手术达到治疗效果。目前已于 2019 - 8 - 14 以及 2019 - 9 - 10 分别行胸、腰椎病灶清除植骨融合椎体内固定术，两次手术术后恢复理想。患者于 2019 年 9 月 30 日第 3 次入院，于 2019 - 11 - 1 行三期右腹膜外 $T_{12} \sim L_1$ 病灶以及 L_3 病灶清除。由于患者胸腰椎骨质缺损较大，手术植入 3D 打印假体或钛笼填充同种异体骨颗粒重塑脊柱稳定性（图 2 - 13 - 1）。围手术期给予抗结核、保肝、止咳化痰、抗感染、营养支持等治疗（表 2 - 13 - 7）。患者自发病以来，饮食、睡眠、精神可，大小便正常，体重减轻约 5kg。

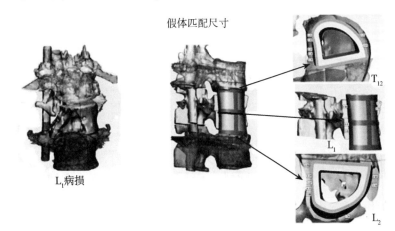

假体匹配尺寸

L_1 病损

T_{12}

L_1

L_2

图 2 - 13 - 1　L_1 3D 打印假体

既往史： 患者 3 月前于外院检查发现双侧继发性肺结核、结核性胸膜炎、肺部感染，6 岁时患白癜风，目前已治愈，16 年行斜视矫正术，否认肝炎、疟疾病史，否认高血压、心脏病史，否认糖尿病、脑血管疾病、精神疾病史，否认外伤、输血史，否认食物、青霉素药物过敏史，预防接种史不详。

个人史： 生于原籍，无疫区、疫情、疫水接触史，无牧区、矿山、高氟区、低碘区居住史，无化学性物质、放射性物质、有毒物质接触史，无吸毒史，无吸烟、饮酒史，月经史无特殊，未婚未育。

家族史： 否认冠心病、高血压、糖尿病、肿瘤和遗传性疾病家族史。

入院查体：

一般情况： 神志清醒，查体合作，患者发育正常，正常面容，表情自如，自主体位，查体合作。生命体征：T：36.5℃，P：96 次/分，R：20 次/分，BP：112/65mmHg。全身皮肤黏膜无黄染，无皮疹、皮下出血、皮下结节、瘢痕，毛发分布正常，皮下无水肿，无肝掌、蜘蛛痣。全身或局部浅表淋巴结未及肿大。颈软无抵抗，颈动脉搏动正常，颈静脉正常，气管居中。胸廓正常，胸骨无叩痛，乳房正常对称。呼吸运动正常，肋间隙正常，语颤正常，无胸膜摩擦感，无皮下握雪感，呼吸动度正常，叩诊清音，呼吸规整，双肺呼吸音清晰，双侧肺未闻及干、湿性啰音。心前区无隆起，心尖搏动正常，无震颤，无心包摩擦感，心浊音界正常，心率 96 次/分，心音正常，律齐，无杂音，无心包摩擦音。无周围血管征。腹平坦，无腹壁静脉曲张，腹部柔软，无压痛、反跳痛，腹部无包块。肝脏未触及，脾脏未触及，Murphy 征阴性，肾脏无叩击痛，无移动性浊音。肠鸣音正常，4 次/分。

骨科情况： 患者卧床状态，查体合作。各手术切口愈合良好，可自主翻身，脊柱未见明显畸形，各棘突、椎旁无压痛，活动度未查，双下肢肌力、肌张力正常，生理反射存在，病理征阴性，感觉无减退。

入院诊断： 颈椎结核，胸椎结核，腰椎结核，骶骨结核，髂骨结核，耻骨结核，颅骨结核，继发性肺结核，结核性胸膜炎，胸腔积液，肺部感染，白癜风，贫血，低蛋白血症，低钾血症，高尿酸血症，斜视。

辅助检查： 入院后完善全脊柱 CT 及 MRI（图 2-13-2）、血常规、血生化、血沉、凝血、手术标本等各项临床检测指标变化（表 2-13-1～表 2-13-6）。

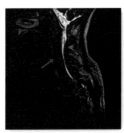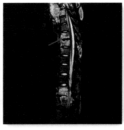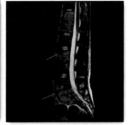

| T_1~T_2骨质破坏 | T_6~T_8骨质破坏，T_7为著 | L_3、L_5~S_1骨质破坏 |

图 2-13-2 脊柱 MRI（2019 年 7 月 31 日）

T_1~T_2 骨质破坏，椎旁、咽后壁、胸腔、椎管内巨大脓肿形成；

T_6~T_8、L_3、L_5~S_1 骨质破坏，椎旁脓肿形成

表 2 - 13 - 1　血常规动态变化

	血红蛋白 （g/L）	白细胞 （×10⁹/L）	淋巴细胞百分比 （%）	红细胞 （×10¹²/L）
参考范围	110 ~ 150	3.5 ~ 10	20 ~ 40	3.5 ~ 5.0
9 月 30 日	104 ↓	7.26	12.5 ↓	4.02
10 月 9 日	110	8.81	12.3 ↓	4.41
10 月 15 日	114	8.93	11.2 ↓	4.62
10 月 31 日	116	7.26	13.9 ↓	4.81
11 月 2 日	84 ↓	11.06 ↑	7.2 ↓	3.21 ↓
11 月 4 日	77 ↓	7.18	7.1 ↓	2.88 ↓
11 月 11 日	99 ↓	5.43	15.3 ↓	3.64

表 2 - 13 - 2　肝功能、肾功能及电解质动态变化

	白蛋白 （g/L）	总蛋白 （g/L）	C - 反应蛋白 （mg/L）	肌酐 （μmol/L）	钾 （mmol/L）	胆碱酯酶 （U/L）
参考范围	35 ~ 55	55 ~ 85	0 ~ 5	45 ~ 104	3.5 ~ 5.5	4500 ~ 13000
9 月 30 日	33.1 ↓	63.4	23.89 ↑	30.4 ↓	3.74	1915 ↓
10 月 9 日	34 ↓	63.5	41.44 ↑	39.2 ↓	3.97	2095 ↓
10 月 15 日	33.7 ↓	63.5	44.5 ↑	34.5 ↓	4.3	2091 ↓
10 月 31 日	33.6 ↓	63.1	20.04 ↑	36.6 ↓	4.12	2628 ↓
11 月 4 日	26.8 ↓	48.4 ↓	197.9 ↑	24.8 ↓	3.13 ↓	1798 ↓
11 月 11 日	38.2	65.9	21.56 ↑	27.8 ↓	4.64	2405 ↓

表 2 - 13 - 3　凝血全项

	二聚体（mg/L）	活化部分凝血活酶时间（s）	纤维蛋白原含量（g/L）
参考范围	0 ~ 0.55	25 ~ 35	1.8 ~ 3.5
9 月 30 日	3.27 ↑	43.9 ↑	4.18 ↑
10 月 9 日	3.79 ↑	47.1 ↑	3.87 ↑
10 月 31 日	2.92 ↑	43.1 ↑	3.1
11 月 11 日	2.05 ↑	42.3 ↑	3.1

表 2 - 13 - 4　动态红细胞沉降率

	动态红细胞沉降率（mm/h）
参考范围	0 ~ 20
9 月 30 日	26 ↑
11 月 11 日	30 ↑

表 2 - 13 - 5　结核分枝杆菌扩增检测

	结核分枝杆菌扩增检测	
11 月 6 日	结核分枝杆菌 DNA 检测	阳性

表 2 – 13 – 6　手术标本病理诊断

	病理诊断
11月8日	(T$_{12}$ ~ L$_1$、L$_3$ 及肉芽肿性炎伴坏死及化脓，形态符合结核 特殊染色结果：PAS 染色（ － ），抗酸染色（ － ） 分子病理 – 结核结果：TB – DNA（ ＋ ），分枝杆菌基因检测（ ＋，结核分枝杆菌复合群 诊断为结核

表 2 – 13 – 7　药物治疗

主要作用	开始时间	结束时间	药物名称	
抗结核	9月30日	11月15日	异烟肼 0.4g　qd 利福平 0.45g　qd 乙胺丁醇 0.75g　qd 吡嗪酰胺 0.5g　qd	空腹口服 空腹口服 空腹口服 空腹口服
抗感染	9月30日	11月5日	盐酸莫西沙星片 0.4g　qd	口服
保护肝脏	9月30日	11月15日	水飞蓟宾葡甲胺片 200mg　tid 谷胱甘肽片 0.4g　tid	口服 口服
调节骨代谢	11月1日 11月6日	11月5日 11月6日	0.9% NS 250ml + 注射用骨肽 100mg　qd 0.9% NS 500ml + 伊班膦酸钠注射液 4mg　st	静脉滴注 静脉滴注
保护胃黏膜	11月1日	11月5日	0.9% NS 100ml + 注射用兰索拉唑 60mg　qd 盐酸托烷司琼葡萄糖注射液 5mg　qd	静脉滴注 静脉滴注
补充电解质	11月1日 11月2日	11月15日 11月11日	0.9% NS 250ml + 多种微量元素注射液 80ml　qd 　　　　　　　　　　　　　　　　　　静脉滴注 5% GNS 500ml + 核黄素磷酸钠注射液 30mg + 15% KCl 1.5g + 多种微量元素注射液 80ml　qd	静脉滴注
营养支持	11月1日 11月1日 11月2日 9月30日	11月1日 11月4日 11月5日 11月15日	B 型 Rh（ ＋ ）红细胞 2 个单位，血浆 400ml　st 　　　　　　　　　　　　　　　　　　静脉滴注 右旋糖酐 40 氨基酸注射液 500ml　qd　静脉滴注 人血白蛋白 20g　qd　　　　　　　　静脉滴注 肠内营养粉剂：200ml 温水 + 55.8g 粉（6 匙）　tid 　　　　　　　　　　　　　　　　　　口服	
抗血栓	9月30日	11月14日	依诺肝素钠注射液 20mg（11月1日停用）　qd	皮下注射
止咳化痰	11月1日	11月3日	0.9% NS 6ml + 吸入用乙酰半胱氨酸溶液 0.6g + 硫酸沙丁胺醇注射液 1.6mg　tid	雾化吸入
止疼	11月1日	11月3日	静脉自控镇痛治疗　qd	静脉滴注
补铁	11月5日	11月15日	琥珀酸亚铁片 0.2g　bid	口服
补钾离子	11月4日	11月11日	氯化钾缓释片 1g　bid	口服

入院后护理评估：

1. 应用入院评估表评估患者的症状和体征（书末附表）。

2. 应用巴塞尔（Barthel）指数评定量表评估患者日常生活能力，重度功能障碍，大部分日常生活活动不能完成或完全需人照料，得分 30 分（表 2 – 13 – 8）。

3. 应用营养风险筛查表（NRS2002）评估患者营养状况，患者体重指数

（BMI）15.21，白蛋白33.1g/L，有营养不良的风险，需营养支持治疗，得分3分（表2-13-8）。

4. 应用巴顿（Barden）皮肤评估表评估患者皮肤情况，患者完全卧床，可独立、经常、轻微改变身体或肢体位置，进食量少于需要量，评分结果为低度高危，得分17分（表2-13-8）。

5. 应用NRS数字疼痛评估量表评估患者疼痛情况，患者术后自评6分，为中度疼痛（表2-13-8）。

6. 应用Caprini手术患者静脉血栓栓塞症风险评估表评估患者血栓形成的风险，患者卧床、行大型开放手术（>45min），评估结果为中危，得分4分（表2-13-8）。

7. 监测患者生命体征（图2-13-3，图2-13-4）。

表2-13-8 评估结果（分）

	Barthel 指数评定量表	NRS2002 营养风险筛查表	Barden 皮肤评估表	Caprini 手术患者静脉血栓栓塞症风险评估表	NRS 数字疼痛评估量表
9月30日	30 （重度功能障碍）	3 （有营养不良的风险）	17 （低度高危）	4 （中危）	2 （轻度）
11月1日	—	3 （有营养不良的风险）	17 （低度高危）	4 （中危）	6 （中度）
11月15日	30 （重度功能障碍））	3 （有营养不良的风险）	17 （低度高危）	4 （中危）	3 （轻度）

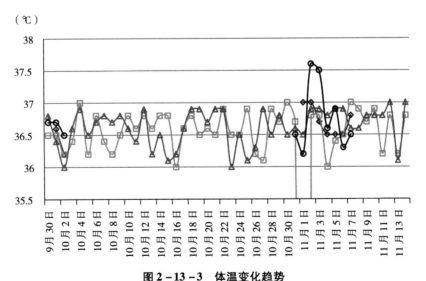

图2-13-3 体温变化趋势

6:00（空心菱形）；10:00（空心正方形）；14:00（空心三角形）；18:00（空心圆）

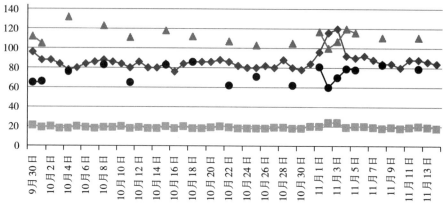

图 2 - 13 - 4　P、R、BP 变化趋势

脉搏（实心菱形）；呼吸（实心正方形）；收缩压（实心三角形）；舒张压（实心圆）

护理诊断/问题：

1. 焦虑　与手术及对疾病预后回归社会担忧有关。

2. 疼痛　与多阶段脊柱结核和手术有关。

3. 营养失调：低于机体需要量　与脊柱结核疾病及食欲不振摄入不足有关。

4. 清理呼吸道无效　与患者长期卧床有痰不易咳出有关。

5. 有皮肤完整性受损的危险　与活动受限、机体营养状况不良等有关。

6. 自理能力缺陷　与患者长期卧床有关。

7. 知识缺乏　与患者缺乏多阶段脊柱结核相关知识有关。

主要护理措施：

1. 围术期护理

（1）术前护理

①分期手术前 2 次标本培养结果为结核分枝杆菌阳性，给予患者有针对性的抗结核、抗感染治疗。

②患者连续 2 次完成开胸手术，对手术的恐惧感加重，给予患者情感支持，有针对性地进行术前介绍，增强患者战胜疾病的信心。

③指导患者行腹部运动式呼吸、有效咳嗽等肺功能训练。

④指导患者练习床上大小便。

（2）术后护理

①严密监测生命体征，给予患者持续心电监护。

②保持呼吸道通畅，遵医嘱予以持续低流量吸氧、雾化吸入，鼓励患者深呼吸、及时咳出痰液。

③保持引流管通畅，定时挤压，防止脱出、扭曲、打折，观察引流液的颜色、性质、量（图 2 - 13 - 5）；加强观察伤口有无渗血情况，作好记录。

④给予多模式镇痛方式，遵医嘱应用静脉止疼泵，转移患者注意力，减轻痛苦。

⑤密切观察患者体温变化，体温升高时给予温水擦拭、冰袋等物理降温，必要时遵医嘱给予药物退热。

⑥协助患者采取舒适卧位，至少每 2 小时翻身一次，30°侧卧位左右交替。做好皮肤护理，给予营养支持，有效预防压力性损伤的发生。

⑦预防 VTE 的形成，指导患者进食低脂高纤维饮食，每日饮水 1500～2500ml 以上，进行踝泵运动、深呼吸等运动，促进血液循环。遵医嘱给予患者依诺肝素钠注射液皮下注射，观察有无出血倾向。

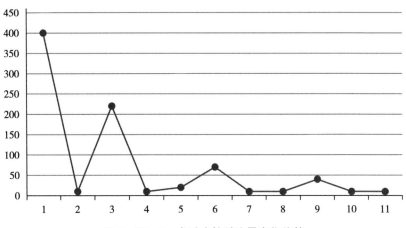

图 2－13－5　术后病灶引流量变化趋势

2. 营养支持

（1）24 小时内进行营养风险筛查，第一时间关注患者营养状况。

（2）患者存在营养不良风险，请营养医师会诊，根据医嘱执行营养治疗。口服肠内营养粉剂（安素）。

（3）术后患者根据营养医师处方，给予个性化饮食指导。遵医嘱进食，开始以清淡流食为主，禁食牛奶、豆浆等产气食物，逐渐改为半流食，以后进食高蛋白、高热量、高维生素的普食。

（4）患者术中出血较多，遵医嘱给予静脉补充白蛋白 20g qd、口服氯化钾缓释片 1g bid、静脉输注 B 型 Rh（＋）红细胞及血浆，对症补充蛋白、血钾、纠正贫血。

（5）每周进行营养评估，根据评估结果及时调整营养支持方案。与营养科积极协调，兼顾患者饮食习惯，制订个性化的饮食方案。

3. 康复锻炼

（1）功能锻炼

①手术当日患者疼痛不适，做肢体肌肉按摩、被动关节锻炼，预防关节僵直、静脉血栓等并发症。

②术后 1～2 日，患者病情稳定，逐渐指导其进行足趾、踝、膝关节的屈伸、旋转活动，同时进行深呼吸及上肢的扩胸运动。

③3 天后，患者肢体力量逐渐增加，指导其增加活动量，进行双下肢直腿抬高练习。

④内固定及骨质情况稳定后，指导患者穿支具下床锻炼。

（2）日常生活指导

①利用互联网进行随访，对患者生活进行有针对性、个性化的指导，通知患者

定期复查全脊柱 CT、血常规、生化、血沉等。

②指导患者功能锻炼应循序渐进，时间和强度根据患者的自我感受调整，逐渐进行力所能及的家务劳动。

③加强腰背部肌肉训练，根据情况适当进行仰卧位抬臀、俯卧位单腿后伸、双腿后伸等腰背肌功能训练，逐渐增加到完全腰背肌功能锻炼。

④教会患者正确起床方法：先侧卧，用一手撑身体，保持脊柱平直坐起。先坐于床旁，然后再立于床旁，有家属的保护，以防直立性低血压。

⑤使患者保持良好的生活习惯，防止胸腰部过度劳累，避免剧烈运动、搬运重物等。

4. 心理护理

（1）评估患者的心理状态，了解心理感受。患者是一位年轻女性，对于疾病的预后表现出担忧，对是否能重回社会表现出焦虑。针对患者心理状况，给予心理支持，增强战胜疾病的信心。

（2）允许患者家属陪住，给予心理支持。

（3）帮助患者获得更多来自家庭和社会的支持，增强患者心理适应能力。

（4）患者经历 3 次手术，手术费用高昂，尽可能为患者节省医疗花费，并借用社会资助，给予患者经济支持，缓解其经济困难导致的负性情绪。

（5）为患者制订个性化的出院康复计划，使患者对术后的恢复充满信心。

（6）患者出院后，主动给予互联网随访，了解其康复锻炼情况，为患者回归社会助力。

5. 结果与转归：经过 3 次手术治疗及围术期护理，患者术后恢复良好，生命体征平稳，切口愈合满意，营养状况有所改善，未出现压力性损伤等不良事件，于 2019 - 11 - 15 出院（图 2 - 13 - 6）。出院后继续互联网随访，患者可循序渐进功能锻炼，术后 1 年恢复正常生活，已回归社会工作。

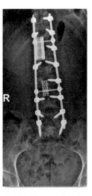 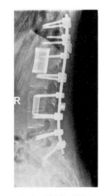

术后X线正面图示　　　　术后X线侧面图示

图 2 - 13 - 6　脊柱 X 线（2019 年 11 月 14 日）

术后脊柱内固定良好

病例点评：

1. 病例特点　患者为年轻女性，多阶段脊柱结核，病情较重。科室多次讨论，最终制订分为 3 期进行的胸腰部手术方案，均取得满意效果。经过医务人员精心的治疗与护理，患者未发生并发症。治疗过程中，患者心理负担较重，在医务人员心理疏导、家属和社会的心理支持下，能够配合手术治疗，积极康复锻炼，重回社会生活工作。

2. 护理难点 患者的心理护理及术后康复锻炼是本案例的护理难点。

（1）患者从发病、手术、康复经历 2 年左右时间，与社会产生脱节，从而产生焦虑、恐惧等负性情绪，对患者的生活质量、身心健康造成极大的影响。有效的关怀能增强患者应对压力的能力，促进患者的康复。护士在护理疾病的同时，还要从细微的照顾上体现亲情、关爱与鼓励，坚定患者战胜疾病的信心。积极帮助患者获得更多来自家庭及社会的支持，增强患者重新生活的信心及适应社会的能力。

（2）患者年轻女性，多阶段脊柱结核，历经几次内固定手术，临床病例非常少见。患者术后整个脊柱几乎是由内固定钉板支撑着，所以术后患者的康复锻炼是个难点问题。医务人员根据此患者病情制订了个性化的康复锻炼方案，术后早期即进行功能锻炼，在保证患者安全的前提下，逐步增加训练时间和训练强度。促进了患者的康复，有利于患者尽快回归社会恢复正常的工作生活。

3. 护理的关键措施 ①围手术期护理；②营养支持；③康复锻炼；④心理护理。

4. 小结 本例患者在住院期间，医务人员给予抗结核、抗感染、营养支持等治疗，避免脊柱进一步破坏造成截瘫的严重后果。医务人员不仅满足患者手术上的生理需要，还给予患者心理上的疏导以及有针对性的康复功能锻炼计划。经过医护团队全程、个性化方案的实施，最终患者术后恢复良好出院，重回社会生活工作。

（王倩　首都医科大学附属北京胸科医院）

病例 14
一例颈椎结核并发截瘫患者的护理

患者马某，男，66岁，2021年8月24日以"颈椎结核，高位完全截瘫，药物性肝损害，泌尿系统感染，轻度贫血，低蛋白血症，3期压力性损伤"由门诊收入院。

主诉： 双下肢麻木无力6月，外院行颈椎MRI提示颈椎结核可能。

院外诊治经过： 患者6月前无诱因自行摔跤，双下肢麻木无力，不伴发热、盗汗、纳差，症状迅速加重，5月前双下肢开始出现抽搐，但无法做出任何自主活动，无法自解小便，于当地医院予以导尿，检查颈椎MRI提示颈椎结核可能，予以"异烟肼、利福平、乙胺丁醇、吡嗪酰胺"抗结核治疗。现为进一步诊治收入我院。

结核病接触史： 否认结核病接触史。卡介苗已接种。

既往史： 30年前患肺结核，抗结核治疗2月后自行停药，之后未再诊治。否认肝炎、疟疾病史，否认高血压、心脏病史，否认糖尿病、脑血管疾病、精神疾病史，否认手术、外伤、输血史，否认食物、药物过敏史，预防接种史不详。

个人史： 生于原籍，久居当地，无疫区、疫情、疫水接触史，无牧区、矿山、高氟区、低碘区居住史，无化学性物质、放射性物质、有毒物质接触史，无吸毒史，无吸烟、饮酒史，育有1子，配偶儿子均健康。

家族史： 否认冠心病、高血压、糖尿病、肿瘤和遗传性疾病家族史。

入院查体： 患者神志清醒，发育正常，营养中等，表情自如，强迫体位，查体合作。生命体征：T：36.8℃，P：78次/分，R：20次/分，BP：127/76mmHg。全身皮肤无黄染，无皮疹、皮下出血、皮下结节、瘢痕，全身皮肤无水肿，无肝掌、蜘蛛痣。左髋部有一2.5cm×2.0cm×0.2cm 3期压力性损伤。颈软无抵抗，颈动脉波动正常，颈静脉正常，气管居中。胸廓正常，胸骨无压痛。呼吸运动双侧减弱，肋间隙正常，语颤正常，无胸膜摩擦感，无皮下捻雪感。叩诊清音，呼吸规整，双肺呼吸音清晰，双肺未闻及干湿啰音。心前区无隆起，心尖搏动正常，无震颤，无心包摩擦感，心浊音界正常，心率78次/分，心音正常，律齐，无杂音，无心包摩擦音，无周围血管征。

骨科查体情况： 平车推入病房，强迫卧位，双下肢屈曲挛缩位。脊柱未见后凸、侧弯畸形，棘突及椎旁无压痛、叩击痛。腹壁、肋间肌群无自主收缩运动，双下肢肌力0级，肌张力明显升高；双上肢掌指屈曲肌肌力2级，肌张力减低，其余肌群肌力4级，肌张力正常。自胸骨角平面以下皮肤痛温觉、浅触觉消失，双侧手掌及前臂痛温觉减退。膝、跟腱反射未引出，Babinski征阳性，Hoffman征阴性。

肛门括约肌收缩无力。

入院诊断：颈椎结核，高位完全截瘫，陈旧性肺结核，药物性肝损害，泌尿系统感染，轻度贫血，低蛋白血症，左髋部3期压力性损伤。

辅助检查：入院后完善颈椎MRI检查（图2-14-1，图2-14-2）、血管超声检查以及血常规、血生化、凝血、尿常规及培养等化验检查。各项临床检测指标变化如下如表2-14-1～表2-14-5所示。

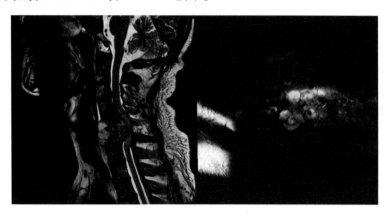

图2-14-1 颈椎MRI检查（2021年8月25日）

$C_5 \sim T_1$ 椎体内异常信号、骨质破坏，周围软组织肿胀，结核可能，相应节段脊髓受压缺血变性

血管彩色多普勒超声检查（2021年8月26日）：左侧下肢动脉粥样硬化伴多发斑块形成；右侧下肢动脉粥样硬化伴多发斑块形成；双侧颈动脉粥样硬化伴多发斑块形成。

表2-14-1 血常规动态变化

	血红蛋白（g/L）	白细胞（$\times 10^9$/L）	血小板（$\times 10^9$/L）	红细胞（$\times 10^{12}$/L）
参考范围	110～150	3.5～10	100～300	3.5～5.0
8月25日	108↓	4.44	194	3.21↓
9月3日	99↓	6.10	158	2.88↓
9月6日	94↓	4.55	163	2.72↓

表2-14-2 肝功能、肾功能及电解质动态变化

	白蛋白（g/L）	总蛋白（g/L）	C-反应蛋白（mg/L）	铁（μmol/L）	尿酸（μmol/L）
参考范围	35～55	55～85	0～5	11～32	150～440
8月25日	36.1	56	6.2↑	10.9↓	516.6↑
9月3日	29↓	43.7↓	28.62↑	11.6	546.3↑
9月6日	31.2↓	45↓	58.48↑	12.4	379.2

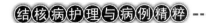

表2-14-3 凝血全项

	D-二聚体（mg/L）	纤维蛋白原含量（g/L）
参考范围	0~0.55	1.8~3.5
8月25日	1.24↑	4.02↑
9月3日	2.02↑	3.97↑

表2-14-4 尿常规变化

	白细胞（/μl）	尿肌酐（g/L）	红细胞（/μl）	细菌（/μl）
参考范围	0~23	<0.5	0~18	0~11.4
8月26日	721.7↑	1↑	29.4↑	4214.7↑
9月8日	22.2	0.3	10.1	11.5

表2-14-5 尿一般细菌培养+鉴定

微生物名称	抗生素名称	药敏结果
大肠埃希菌	庆大霉素	耐药
大肠埃希菌	ESBL检测	阴性
大肠埃希菌	氨苄西林	耐药
大肠埃希菌	氨苄西林/舒巴坦	中介
大肠埃希菌	妥布霉素	中介
大肠埃希菌	环丙沙星	耐药
大肠埃希菌	左旋氧氟沙星	耐药
大肠埃希菌	复方新诺明	耐药
大肠埃希菌	哌拉西林/他唑巴坦	敏感
大肠埃希菌	头孢他啶	敏感
大肠埃希菌	氨曲南	敏感
大肠埃希菌	亚胺培南	敏感
大肠埃希菌	丁胺卡那霉素	敏感
大肠埃希菌	头孢替坦	敏感
大肠埃希菌	头孢曲松	敏感
大肠埃希菌	呋喃妥因	敏感
大肠埃希菌	头孢吡肟	敏感
大肠埃希菌	厄他培南	敏感

入院后诊疗经过：2021年8月24日由门诊收入院，患者入院后完善各项术前检查，于2021年9月2日在全麻下行右前路C_6~C_7结核病灶清除、椎管减压、椎间植骨融合、钉板内固定术。术后给予对症、营养支持及康复治疗（表2-14-6）。

表 2 - 14 - 6　药物治疗

开始时间	结束时间	主要作用	药物名称	
8月24日	9月9日	抗结核	异烟肼片 300mg　qd	空腹口服
			乙胺丁醇片 0.75g　qd	空腹口服
			吡嗪酰胺片 0.5g　tid	口服
			利福喷丁胶囊 0.6g　bid	口服
8月24日	9月9日	保肝	双环醇片 25mg　tid	口服
8月24日	9月9日	降尿酸	苯溴马隆片 50mg　qd	口服
8月24日	9月9日	补铁	琥珀酸亚铁片 0.1g　bid	口服
8月24日	9月9日	止咳化痰	吸入用乙酰半胱氨酸溶液 0.3g　tid	雾化吸入
8月27日	9月1日	抗感染	乳酸左氧氟沙星氯化钠注射液 0.6g　qd	静脉滴注
9月2日	9月8日		0.9% NS 100ml + 头孢吡肟 2g　bid	静脉滴注
9月2日	9月7日	保护胃黏膜	0.9% NS 100ml + 兰索拉唑 60mg　qd	静脉滴注
8月30日		止痛	吗啡片 5mg　st	口服
9月6日	9月5日		吗啡注射液 10mg　st	皮下注射
9月2日			静脉止痛泵	
9月2日	9月7日	营养支持	右旋糖酐 40 氨基酸注射液 500ml　qd	静脉滴注
			5% GNS500ml + 15% Kcl 1.5g + VitC 2g　qd	静脉滴注
			5% GNS500ml + 15% Kcl 1.5g　qd	静脉滴注
8月24日	9月9日	抗血栓	低分子量肝素钙注射液 0.4ml　qd	皮下注射
8月24日	8月27日	治疗泌尿系感染	0.9% NS 250ml　qd	膀胱冲洗
8月28日	9月8日		0.9% NS 250ml + 阿米卡星 0.6g　qd	膀胱冲洗

入院后护理评估

1. 应用入院评估表评估患者的症状和体征（书末附表）。

2. 应用巴塞尔（Barthel）指数评定量表评估患者日常生活能力为重度功能障碍，大部分日常生活活动不能完成或完全需人照顾，得分10分（表2 - 14 - 7）。

3. 应用营养风险筛查表（NRS2002）评估患者营养状况，患者体重指数（BMI）22.87，近1个月体重下降5kg，进食量减少，有营养不良的风险，需营养支持治疗，得分3分（表2 - 14 - 7）。

4. 应用巴顿（Barden）皮肤评估表评估患者皮肤情况，患者完全卧床，在他人协助下改变体位，进食量少于需要量，体位存在剪切力，结果为中度高危，得分13分（表2 - 14 - 7）。

5. 应用（Caprini）外科住院患者静脉血栓栓塞症风险评估表，评估患者血栓形成的风险，患者因老年、截瘫卧床等因素，结果5分，为高危（表2 - 14 - 7）。

表 2 - 14 - 7　评估结果（分）

	Barthel 指数评定量表	NRS2002 营养风险筛查表	Barden 皮肤评估表	Caprini 外科住院患者静脉血栓栓塞症风险评估表
8月24日	10 （重度功能障碍）	3 （有营养不良的风险）	13 （中度高危）	5 （高危）

	Barthel 指数评定量表	NRS2002 营养风险筛查表	Barden 皮肤评估表	Caprini 外科住院 患者静脉血栓栓塞症 风险评估表
9 月 2 日	—	3 （有营养不良的风险）	13 （中度高危）	5（高危）
9 月 9 日	15（重度功能障碍）	3 （有营养不良的风险）	13 （中度高危）	5（高危）

6. 监测患者生命体征（图 2 - 14 - 3，图 2 - 14 - 4）。

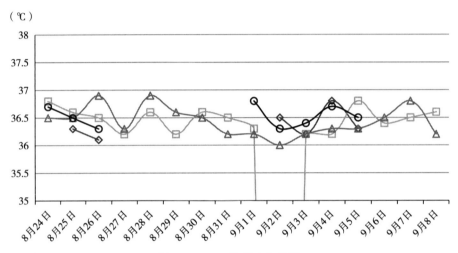

图 2 - 14 - 2　体温变化趋势

6:00（空心菱形）；10:00（空心正方形）；14:00（空心三角形）；18:00（空心圆）

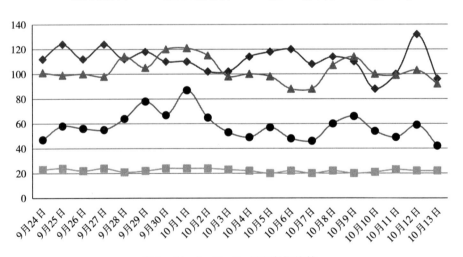

图 2 - 14 - 3　P、R、BP 变化趋势

脉搏（实心菱形）；呼吸（实心正方形）；收缩压（实心三角形）；舒张压（实心圆）

护理诊断/问题：

1. 清理呼吸道无效　与颈椎前路手术牵拉气管有关。

2. 有窒息的危险　与颈椎前路手术有关。

3. **疼痛**　与颈椎结核手术、脊髓神经受损导致肌肉痉挛有关。

4. **自理能力缺陷**　与高位截瘫脊髓神经损伤引起的感觉、运动障碍有关。

5. **有发生深静脉血栓的危险**　与长期卧床、血液高凝状态有关。

6. **皮肤完整性受损**　与截瘫卧床、营养不良有关。

7. **排尿异常**　与脊髓神经受损导致排尿反射障碍有关。

8. **营养失调：低于机体需要量**　与脊柱结核及手术创伤机体消耗有关。

9. **焦虑**　与担心疾病的预后有关。

10. **知识缺乏**　与患者缺乏截瘫及脊柱结核相关知识有关。

11. **废用综合征**　与截瘫脊髓神经受损有关。

主要护理措施：

1. 截瘫护理

（1）入院后完成各项护理及骨科评估，了解患者的脊髓损伤程度及护理风险，针对护理风险给予相关护理措施。

（2）预防肺部并发症，定时翻身拍背，指导患者深呼吸和有效咳痰。遵医嘱给予雾化吸入。

（3）做好排泄护理，遵医嘱按时尿管护理及膀胱冲洗。患者截瘫肠蠕动减弱，容易出现腹胀、便秘等消化系统问题。护士应嘱患者多饮水，多吃粗纤维食物，每天早晨腹部按摩，避免便秘的发生。

（4）加强皮肤护理，预防压力性损伤的发生。每班次观察左髋部压力性损伤的伤口变化，敷料卷边、渗液较多时及时换药。

（5）协助患者采取舒适的卧位，保持关节功能位，防治关节屈曲、过伸和过展，定时被动活动和按摩，鼓励患者做自主运动。

（6）监测生命体征的变化，患者出现高热时做好降温处理，遵医嘱输入抗感染药物。

2. 压力性损伤护理

（1）床头放置压力性损伤标识，设立翻身卡，至少每2小时翻身一次，30°卧位左右交替。

（2）24小时内请伤口护理工作室专家会诊，按会诊意见落实护理措施，并每隔3天复诊一次。

（3）使用0.9%生理盐水清洁创面皮肤，自黏性泡沫敷料外敷，吸收渗液，使创面湿性愈合。

（4）使用气垫床，压力适宜。

（5）患者下肢瘫痪，注意保护足跟部皮肤，可使用软垫局部减压。

（6）营养医师会诊，遵医嘱给予营养支持。

（7）动态评估患者皮肤，至少每3天评估记录一次患者皮肤情况。

（8）严格交接班，每个班次查看患者皮肤变化，避免其他部位发生新的压力性损伤。

3. 营养支持

（1）患者存在营养不良风险，请营养医师会诊，根据医嘱执行营养治疗。

（2）与营养科积极协调，兼顾患者饮食习惯以及患者缺铁性贫血、高尿酸等营养问题，制订个性化的饮食方案。

（3）根据营养处方给予患者饮食指导，根据饮食方案合理安排饮食，食物细软易消化，鼓励经口进食，多食牛奶、鸡蛋等高蛋白食物，保证营养摄入，同时督导患者规律饮食，避免低血糖的发生。

（4）每周进行营养评估，监测患者体重变化，根据评估结果及时调整营养支持方案。

4. VTE 的预防

（1）VTE 评分 5 分，高危，采取基础预防、物理预防及药物预防的 VTE 预防措施。

（2）合理饮食，指导患者进食低脂高纤维饮食，如水果（香蕉、猕猴桃等）、蔬菜（芹菜、菠菜、白菜等）、主食（燕麦、玉米、小米等）。

（3）患者每日饮水 1500ml 以上，以稀释血液，降低 VTE 形成的风险，采用上肢留置针静脉输液，减少静脉内膜损伤，避免下肢静脉穿刺。

（4）协助患者进行踝泵运动，促进血液循环。方法：背屈、内翻、跖屈、外翻、环绕，最大幅度时保持 3~5 秒，20~30 次/组，至少 3~4 组/日。

（5）指导患者进行深呼吸以增加膈肌运动，促进血液回流。方法：深吸气、用力呼气，10~20 次/小时。

（6）给予患者穿着压力适宜的下肢医用弹力压力袜。

（7）遵医嘱每天皮下注射低分子量肝素钙注射液 0.4ml，观察患者有无出血倾向。

5. 康复护理　护士在协助患者康复的同时也要教会家属掌握基本康复知识和技能，说明康复训练的重要性，提高患者及家属的康复依从性。患者术后的康复需要一个漫长的过程。康复过程要由易到难，循序渐进，持之以恒，从被动运动到主动运动，从替代护理到自我护理。

6. 心理护理　评估患者的心理状态，了解患者的心理感受。患者家庭经济条件较差，院外多地求医问药，一直没能明确诊断进行及时救治。导致患者卧床瘫痪在床时间长达 5 个月以上。目前已经错过最佳手术时机，存在手术高风险以及术后脊髓损伤可能无法恢复的问题，导致患者出现焦虑、悲观、恐惧等心理问题。护士应加强对患者及家属的心理疏导及人文关怀，增强患者战胜疾病的信心。

7. 结果与转归　在医护的精心治疗、护理下，患者及家属能积极配合手术及康复。患者四肢肌力明显改善（图 2-14-4~图 2-14-10），左髋部压力性损伤已经愈合（图 2-14-10~图 2-14-11）。生命体征平稳，手术伤口愈合好，无并发症的发生，于 2021-9-9 出院。出院后随访患者康复情况：术后 1 个月可自主控制大小便；术后 3 个月上肢功能恢复，可自行吃饭、穿衣等；术后 1 年可协助坐起，双下肢可抬起高于床面 20cm。

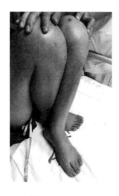

图 2 - 14 - 4

入院时双下肢肌力 0 级，肌张力明显升高，屈曲挛缩位

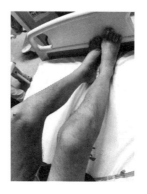

图 2 - 14 - 5

出院时双下肢肌力 0 级，可被动伸直，但肌张力仍高，无意识抽搐偶有发作

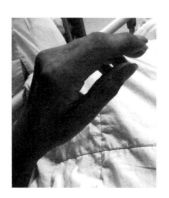

图 2 - 14 - 6

入院时左掌手指屈肌肌力 2 级，肌张力减低

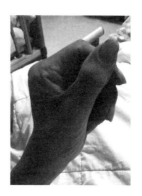

图 2 - 14 - 7

出院时左掌手指屈肌肌力 3 级，肌张力减低

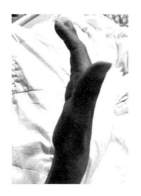

图 2 - 14 - 8

入院时右掌手指屈肌肌力 2 级，肌张力减低

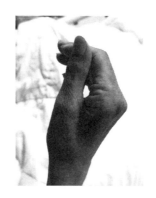

图 2 - 14 - 9

出院时右掌手指屈肌肌力 2~3 级，肌张力较前减低

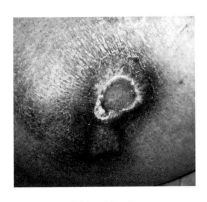

图 2 - 14 - 10

入院时左髋部有一 2.5cm × 2.0cm ×0.2cm 3 期压力性损伤，伤口床为 >75% 红色组织，<25% 黄色组织，少量淡黄色渗出，周边皮肤正常

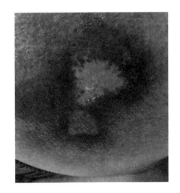

图 2 - 14 - 11

出院时左髋部压力性损伤已愈合，身体其他部位无压红

病例点评：

1. 病例特点　患者老年男性，C₆、C₇ 骨质严重破坏，脊髓受压明显，高位完全截瘫已经 5 个月以上。患者脊髓损伤严重，存在椎管脊髓减压后脊髓功能仍无法恢复的风险，患者及家属手术治疗愿望强烈。科内经过多次术前讨论，制订周密的手术方案。最终手术非常成功，患者在医生、护士、麻醉师、康复师、营养师等人员的精心诊疗及护理下，平稳度过手术危险期，脊髓损伤逐渐恢复，术后无并发症发生。

2. 护理难点

（1）护士应加强围术期护理管理，保证患者安全度过手术危险期，避免术后呛咳窒息、肺不张、压力性损伤、VTE 等合并症发生。护士在协助患者翻身时要注意保护好头颈部，进行轴线翻身。动作轻柔，避免刺激患者引发下肢抽搐导致意外伤害。

（2）患者脊髓损伤导致的高位截瘫已经较长时间，术后恢复难度大。如何使患者及家属积极配合手术及康复治疗，避免长期卧床导致的并发症发生。护士应耐心讲解截瘫康复护理等方面的健康教育知识。在患者出院前护士要评价患者及家属在康复、生活护理以及用药注意事项等方面知识掌握情况。提供详细的出院指导、康复视频以及电话、微信等联系方式，为日后患者回归家庭作好充足的准备。

3. 护理的关键措施　①截瘫护理；②压力性损伤护理；③围术期护理；④VTE的预防；⑤营养支持；⑥心理护理。

4. 小结　患者从入院到出院，针对患者的护理问题实施了一系列有效的护理措施。护士对患者的生活照顾细心周到，满足了患者的心理生理需求。护理预防压力性损伤措施落实到位，患者左髋部压力性损伤很快愈合，身体其他部位未出现新的压力性损伤。患者的手术非常成功，术后患者及家属积极配合康复，患者截瘫逐渐恢复。护士在患者出院前做好了居家康复护理的准备，解除了患者及家属的后顾之忧。护士随访患者出院后 1 年，患者生活自理能力逐渐恢复，对护理工作非常满意。

（雷国华　首都医科大学附属北京胸科医院）

病例 15
一例结核性脑膜脑炎患者的护理

患者贺某，女性，40 岁，于 2022 年 10 月 21 日，以"结核性脑膜脑炎，急性血行播散性肺结核，重症肺炎，电解质紊乱，低蛋白血症，贫血（轻度），肝损害，右侧局限性脑梗死"由急诊平车推入病房入院治疗。

家属代诉： 间断咳嗽、咳痰伴发热 1 个月，意识不清 4 天。

诊疗经过： 患者 1 个月前无明显诱因出现咳嗽、咳白色泡沫痰，伴盗汗，伴低热，体温最高 37.7℃，伴头痛，无恶心呕吐，自觉乏力、纳差，消瘦，无明显胸痛、喘憋，在当地社区医院按"心律失常"予"倍他乐克"对症治疗，症状无明显缓解。2022 年 10 月 17 日早上出现呼之不应，经 120 送至北京某三甲医院，脑脊液常规：无色，透明，白细胞 17/μl，ADA 4.72U/L，蛋白 108g/L，糖 1.77mmol/L，氯 100mmol/L，胸部 CT 示肺结核（具体不详）。考虑"结核性脑膜炎、肺结核"，于 10 月 18 日就诊本院急诊科，给予美罗培南抗感染治疗 2 天，比阿培南抗感染治疗 1 天，并于 10 月 19 日予"利福平、异烟肼、莫西沙星、利奈唑胺"抗结核及甘露醇降颅压、地塞米松抗炎治疗后，患者仍处于浅昏迷，今为进一步诊治转入本科，患者现处于浅昏迷，鼻饲，保留导尿管通畅，体重减轻约 8.5kg。

结核病接触史： 其女儿近日检查考虑"肺结核"，现抗结核治疗中。卡介苗接种史不详。

既往史： 10 年前行剖宫产手术；10 年前曾患产后抑郁症对症治疗过（具体不详）；2022 年 3 月患带状疱疹，已愈。否认肝炎、结核、疟疾病史，否认高血压、心脏病史，否认糖尿病、脑血管疾病病史，否认外伤史，否认药物过敏史，预防接种史不详。

个人史： 生于原籍，无外地久居史，无疫区、疫情、疫水接触史，无牧区、矿山、高氟区、低碘区居住史，无化学性物质、放射性物质、有毒物质接触史，曾有吸烟史，已戒多年；不饮酒。无吸毒史，已婚，育 1 女，丈夫子女健康。

家族史： 否认冠心病、高血压、糖尿病、肿瘤和遗传性疾病家族史。

入院查体： 浅昏迷，呼之有反应，不能回答问题。发育正常，营养中等，表情淡漠，被动体位，查体不合作。生命体征：体温 36.7℃，脉搏 80 次/分，呼吸 20 次/分，血压 97/64mmHg。全身皮肤黏膜无黄染，无皮疹、皮下出血、皮下结节、瘢痕，毛发分布正常，皮下无水肿，无肝掌、蜘蛛痣。头颅大小正常，无肿物、压痛，眼睑无水肿，结膜正常，眼球正常，巩膜无黄染，瞳孔等大正圆，对光反射正常，外耳道无异常分泌物，乳突无压痛，无听力障碍。口唇无发绀，口腔黏膜正常。颈强直有抵抗，颈动脉搏动正常，颈静脉正常，气管居中，肝颈静脉回流征阴性，甲状腺正常，无压痛、震颤、血管杂音。胸廓正常，胸骨无叩痛，乳房正常对称。呼吸运动正常，肋间隙正常，语颤正常，无胸膜摩擦感，无皮下握雪感，呼吸动度正常，叩诊清音，呼吸规整，双肺呼吸音粗，双侧肺未闻及干、湿性啰音。心前区无隆起，心尖搏动正常，无震颤，无心包摩擦感，心浊音界正常，心率80次/分，心音正常，律齐，无杂音，无心包摩擦音。无周围血管征。神经系统：右侧肢体肌力3级，左侧肌力2级，生理反射存在，右侧巴氏征阳性，左侧阴性。

入院诊断：结核性脑膜脑炎，急性血行播散型肺结核，重症肺炎，电解质紊乱，低蛋白血症，贫血（轻度），肝损害，右侧局限性脑梗死。

辅助检查：入院后完善胸部CT（图2-15-1）、颅脑增强MR（图2-15-2）、血常规、血气分析、血生化、痰液等各项临床检测指标变化（表2-15-1~表2-15-7）。

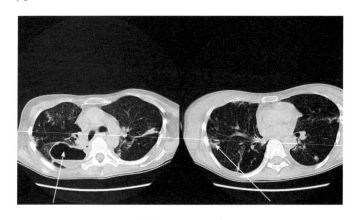

图2-15-1 胸部CT（2022年10月19日）

双肺可见散在片絮影、粟粒、斑片、实变、结节及索条影，部分呈树芽征样改变，边界欠清，密度不均匀，部分病变内见含气空洞，右肺下叶病变内见气-液平面，与胸膜粘连

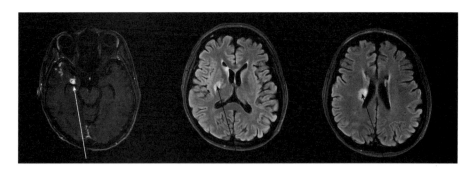

图2-15-2 颅脑增强MR（2022年10月29日）

右侧颞叶、右侧基底节区、右肺放射冠区及右侧额顶叶、左枕叶见片状稍长 T_1、稍长 T_2 信号，边界欠清，增强扫描病变可见明显强化，部分病变贴于邻近脑膜，部分突向右侧脑室颞角，局部脑室狭窄，DWI上基底节区、放射冠区及额叶病变内见片状高信号

表 2 - 15 - 1　血常规动态变化

	血红蛋白（g/L）	血小板（×10⁹/L）	红细胞（×10¹²/L）
参考范围	110 ~ 150	100 ~ 300	3.5 ~ 5.0
10 月 21 日	113	507 ↑	3.75 ↓
10 月 26 日	96 ↓	419 ↑	3.15 ↓
10 月 31 日	98 ↓	376 ↑	3.24 ↓
11 月 2 日	92 ↓	337 ↑	3.01 ↓
11 月 7 日	105 ↓	341 ↑	3.41 ↓
11 月 14 日	97 ↓	357 ↑	3.17 ↓
11 月 22 日	112	326 ↑	3.66

表 2 - 15 - 2　肝功能、肾功能及电解质动态变化

	白蛋白（g/L）	总蛋白（g/L）	C - 反应蛋白（mg/L）	肌酐（μmol/L）	尿酸（μmol/L）
参考范围	35 ~ 55	55 ~ 85	0 ~ 5	45 ~ 104	150 ~ 440
10 月 21 日	25.6 ↓	53.3 ↓	7.17 ↑	41.5 ↓	82.7 ↓
10 月 31 日	38.3 ↓	66.8	30.62 ↑	33 ↓	136.9 ↓
11 月 2 日	38.9	66	23.8 ↑	39.9 ↓	178.3 ↓
11 月 7 日	41.5	71.7	14.01 ↑	35.1 ↓	202.9
11 月 22 日	40.7	69.9	9.39 ↑	35.4 ↓	375.2 ↓

表 2 - 15 - 3　血气分析

	pH	PaO₂（mmHg）	PaCO₂（mmHg）	BE（mmol/L）	氧合指数（mmHg）
参考范围	7.35 ~ 7.45	95 ~ 100	35 ~ 45	- 3 ~ + 3	400 ~ 500
10 月 21 日	7.44	125 ↑	47 ↑	6.8 ↑	595 ↑

表 2 - 15 - 4　凝血全项

	二聚体（mg/L）
参考范围	0 ~ 0.55
10 月 24 日	4.3 ↑

表 2 - 15 - 5　N 端 - B 型钠尿肽原

	N 端 - B 型钠尿肽原（ng/L）
参考范围	0 ~ 300
10 月 24 日	1804.2 ↑

表 2 - 15 - 6　脑脊液生化组变化

	脑脊液蛋白（mg/dl）	糖（mmol/L）	氯（mmol/L）
参考范围	15 ~ 45	2.5 ~ 4.5	120 ~ 130
10 月 26 日	70.8 ↑	2.3 ↓	120.1
11 月 11 日	90.1 ↑	2.4 ↓	128.2

	脑脊液蛋白（mg/dl）	糖（mmol/L）	氯（mmol/L）
11 月 17 日	102.5 ↑	1.8 ↓	121.0
11 月 22 日	98.6 ↑	2.3 ↓	121.2

入院后诊疗经过：患者入院后积极完善辅助检查，给予异烟肼、利福平、吡嗪酰胺及莫西沙星抗结核治疗，美罗培南抗感染及甘露醇降颅压，地塞米松 10mg 抗炎对症治疗，11 月 1 日，停用美罗培南，加用利奈唑胺治疗。患者症状渐好转，意识障碍渐好转，呈昏睡状态，嗜睡状态。患者仍感头痛不适，偶有低热，11 月 11 日行腰椎穿刺检查，测压力为 145mmH$_2$O，压腹试验阴性，根据脑脊液检查结果，予七叶皂苷改善微循环对症治疗，现患者能进少量食物，11 月 17 日拔除胃管及尿管，可正常排尿。患者偶有咳嗽，咳少量白痰，全面检查诊断结核性脑膜脑炎、血行播散型肺结核、脑梗死，继续给予抗结核、甘露醇降颅压，地塞米松抗炎及营养支持对症治疗（表 2 – 15 – 7）。患者逐渐清醒，左侧肢体仍偏瘫。

表 2 – 15 – 7　药物治疗

开始时间	结束时间	主要作用	药物名称	
10 月 21 日 11 月 18 日	11 月 17 日 11 月 21 日	降颅压	甘露醇 250ml　q8h 甘露醇 250ml　q12h	静脉滴注 静脉滴注
10 月 21 日	11 月 1 日	抗感染	0.9% 氯化钠 100ml + 美罗培南 2g　q8h	静脉滴注
10 月 21 日 11 月 23 日	11 月 22 日 11 月 24 日	激素治疗	地塞米松 10mg 醋酸泼尼松片 50mg	静脉滴注 空腹口服
10 月 21 日 11 月 1 日 11 月 18 日	11 月 17 日 11 月 17 日 11 月 24 日	抗结核	0.9% 氯化钠 100ml + 异烟肼 0.5g　qd 5% 葡萄糖 250ml + 利福平 0.6g　qd 莫西沙星 250ml　qd 吡嗪酰胺 1.25g　qd 利奈唑胺 0.6g　qd 异烟肼 0.5g 利福平胶囊 0.6g 莫西沙星 0.4g　qd 吡嗪酰胺 1.25g　qd 利奈唑胺 0.6g　qd	静脉滴注 静脉滴注 静脉滴注 鼻饲 鼻饲 空腹口服 空腹口服 口服 口服 口服
10 月 21 日	11 月 23 日	保肝治疗	0.9% 氯化钠 100ml + 注射用谷胱甘肽 1.8g　qd	静脉滴注
11 月 8 日	11 月 23 日	改善微循环	0.9% 氯化钠 250ml + 七叶皂苷钠 10mg　qd	静脉滴注
10 月 21 日 11 月 16 日	11 月 15 日 11 月 23 日	营养支持	人血白蛋白 10g　qd 肠内营养乳剂（瑞高）：500ml　bid 肠内营养粉剂：200ml 温水 +55.8g 粉（6 匙）　tid	静脉滴注 鼻饲 口服
10 月 14 日	11 月 23 日	保护胃黏膜	0.9% 氯化钠 100ml + 艾司奥美拉唑钠 40mg　qd	静脉滴注
10 月 24 日	11 月 24 日	抗凝治疗	利伐沙班片 10mg　qd	鼻饲/口服
10 月 26 日	11 月 23 日	改善贫血	生血宝合剂 15ml　tid	鼻饲/口服

入院后护理评估：

1. 应用入院评估表评估患者的症状和体征（书末附表）。

2. 应用巴塞尔（Barthel）指数评定量表评估患者日常生活能力，重度功能障碍，日常生活活动不能完成或完全需人照顾，得分0分（表2-15-8）。

3. 应用营养风险筛查表（NRS2002）评估患者营养状况，白蛋白25.6g/L，鼻饲饮食，有营养不良的风险，需营养支持治疗，得分3分（表2-15-8）。

4. 应用巴顿（Barden）皮肤评估表评估患者皮肤情况，患者完全卧床，在他人协助下改变体位，鼻饲饮食，体位存在剪切力，评分结果为中度高危，得分13分（表2-15-8）。

5. 应用帕多瓦（Padua）内科住院患者静脉血栓栓塞症风险评估表评估患者血栓形成的风险，患者卧床活动受限及存在急性感染，正在进行激素治疗，评估结果为低危，得分3分（表2-15-8）。

6. 应用坠床风险评估表，评估患者有坠床风险（表2-15-8）。

7. 监测患者生命体征（图2-15-3，图2-15-4）。

表2-15-8 评估结果

	Barthel 指数评定量表 （分）	NRS2002 营养风险筛查表 （分）	Barden 皮肤评估表 （分）	Padua内科住院 患者静脉血栓栓塞症 风险评估表（分）	坠床风险评估表
11月14日	0 （重度功能障碍）	3 （有营养不良的风险）	13 （中度高危）	3 （低危）	有坠床风险
11月24日	35 （重度功能障碍）	-	20	0 （低危）	有坠床风险

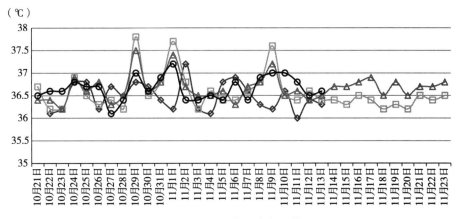

图2-15-3 体温变化趋势

6:00（空心菱形）；10:00（空心正方形）；14:00（空心三角形）；16:00（空心圆）

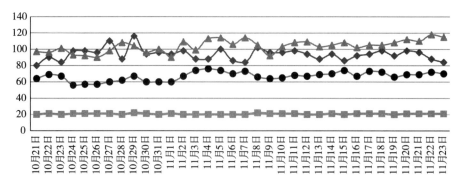

图 2 - 15 - 4　P、R、BP 变化趋势

脉搏（实心菱形）；呼吸（实心正方形）；收缩压（实心三角形）；舒张压（实心圆）

护理诊断/问题：

1. 疼痛　头痛与患者疾病导致颅内压增高有关。

2. 潜在并发症　脑疝与患者疾病导致颅内压增高有关。

3. 有误吸的危险　与患者留置胃管有关。

4. 皮肤完整性受损的危险　与患者长期卧床有关。

5. 营养失调：低于机体需要量　与结核病慢性消耗有关。

6. 自理能力缺陷综合征　与患者昏迷及长期卧床有关。

7. 废用综合征　与左侧肢体偏瘫、长期卧床有关。

8. 有感染的危险　与患者留置尿管有关。

9. 知识缺乏　与患者及家属缺乏结核性脑膜脑炎相关知识有关。

主要护理措施：

1. 专科护理

（1）病情观察

①观察患者的意识变化，观察瞳孔变化，注意双侧瞳孔大小、形状，对光反射是否敏感，及时发现有无脑疝形成的先兆。

②观察生命体征变化，评估体温、心率变化，血压改变，评估患者呼吸的频率、节律、深度。

③观察头痛程度，及时治疗处理，除甘露醇需要快速静脉滴注外，其他输液不宜过快、过多。

④观察呕吐症状，昏迷患者的呕吐物、分泌物、食物残渣可造成气管堵塞，并发吸入性肺炎，因此必须及时清除口腔内分泌物，头偏向一侧。

（2）安全护理

①开口器或压舌板置于患者床旁桌，防止惊厥抽搐时咬伤舌头。

②注意患者安全，防止坠床，使用床档和保护性约束。

③保持床单清洁，整齐，避免渣屑或硬物伤害皮肤。

④昏迷患者应注意有无尿潴留，给予患者保留尿管。

（3）预防颅内压增高的护理

①防止便秘，保持大便通畅，避免增加腹压。

②运动要缓慢，避免突然改变体位。护理操作尽量集中进行。

③保持病室清洁、整齐、安静、光线昏暗，注意通风，避免强光刺激。

（4）体位及康复护理

①结核性脑膜炎患者卧床休息，抬高床头 15°～30°，以利静脉回流，降低颅内压。

②避免多次搬动患者颈部或突然变换体位。

③对于昏迷患者，应保持呼吸道通畅，取侧卧位，以免仰卧舌根后坠，堵塞喉头。及时清除口腔呕吐物、分泌物，防误吸窒息，以免发生吸入性肺炎。

④在床上进行肢体功能锻炼，被动运动及按摩，防止肌肉废用性萎缩及关节挛缩。患者在病床上保证正确的卧床姿势，在床上进行各部位的被动运动，有规律地运动瘫痪的关节，每日 3～4 次，每次每个动作 10 次左右，活动顺序由上而下，由大关节到小关节，循序渐进，幅度由小到大牵伸萎缩的肌肉、肌腱及关节周围组织，多做与挛缩方向相反的运动，直到主动运动恢复。按摩可以促进血液循环及淋巴回流，以减少肿胀，亦是对患肢的感觉刺激。

（5）用药护理

①脱水剂：给予患者快速静脉滴注 20% 甘露醇，注意滴注甘露醇的速度：一般甘露醇 250ml 宜在 20～30 分钟内输完，这样才能使血浆渗透压迅速提高，降低颅内压。甘露醇属高渗性药物，快速输入时局部浓度较高，使静脉局部产生疼痛，血管壁变硬，弹性消失，应给予患者保留中心或外周静脉导管，保持静脉管路的通畅，保护好患者血管。甘露醇遇冷易析出结晶，应用前应仔细检查。由于甘露醇在短时间内输入体内，导致血容量突然增加，可致充血性心力衰竭。尤其年老体弱及心肺功能不全者，输入甘露醇后会加重其症状。故应严密观察与监测患者的呼吸、脉搏、血压和心率，出现异常情况及时与医生联系。

②激素药物：患者应用地塞米松、醋酸泼尼松，注意观察激素不良反应，观察有无腹痛、排黑便现象及血压的变化。出现不适及时报告医生，严密观察病情。嘱患者及家属不宜随意增减剂量，禁止漏服、少用或多用。并遵医嘱给予胃黏膜保护剂。

③抗结核药物：遵循早期、联合、适量、全程、规律用药原则。在治疗过程中要密切注意抗结核药物的不良反应，如出现胃肠道不适、肝肾功能异常、神经炎、高尿酸血症、精神异常及变态反应等，应立即报告医生处理。

（6）腰椎穿刺护理

①术前护理：颅压高时，腰椎穿刺应在应用脱水剂 30 分钟后进行。评估患者意识状态、合作程度，告知患者及家属腰穿的目的、摆放特殊体位及注意事项，消除患者及家属紧张、恐惧心理。指导患者排空大小便，在床上静卧 15～30 分钟。

②术中护理：指导和协助患者保持腰椎穿刺的正确体位，去枕侧卧，背齐床沿、屈颈抱膝，脊背弯成弓形增大椎间隙。观察患者的呼吸、脉搏和面色是否出现变化，询问有无不适感。协助患者摆放术中测压体位协助医生测压。必要时协助做压颈试验。协助医生留取所需的脑脊液标本并送检。

③术后护理：去枕平卧 4～6 小时，以防发生低颅压。观察患者有无头痛、腰

背痛、脑疝及感染等穿刺后并发症。穿刺后出现头痛，应指导家属给予患者多进饮料、多饮水，可延长卧床时间至 24 小时。保持穿刺部位的敷料干燥观察有无渗液、渗血。

2. 营养支持

（1）24 小时内进行营养风险筛查，第一时间关注患者营养状况。

（2）患者浅昏迷存在营养不良风险，请营养医师会诊，根据医嘱执行营养治疗，肠内营养乳剂 500ml，每天 2 次鼻饲，营养液温度适宜，38～40℃，避免过热或过冷，每次灌注前，回抽胃液，检查有无胃潴留。

（3）进行营养评估，根据评估结果及时调整营养支持方案。

（4）加强口腔护理，防止口腔感染，每日清洁口腔 2 次，并避免食物残渣、呕吐物致口腔细菌繁殖并发吸入性肺炎。患者意识清醒后协助饮食前后漱口。

（5）患者清醒后鼓励多饮水、少量多餐，给予高热量、高蛋白、高维生素、流质和半流质饮食，如蛋羹、牛奶、豆类、瘦肉、蔬菜、粥等，保证营养摄入，同时督导患者规律饮食，避免低血糖的发生。

（6）向患者及家属宣传营养饮食的重要性，坚持药物治疗的同时，辅以营养支持的意义。

（7）保持体内水电解质平衡。

（8）遵医嘱静脉补充白蛋白。

3. 皮肤的护理

（1）床头一览表设预防压力性损伤标识。

（2）动态评估患者皮肤情况，使用 Barden 皮肤评估表每周评估一次。

（3）保持皮肤清洁干燥，床单位清洁平整。

（4）使用防压疮气垫床，压力适宜。

（5）建立翻身卡，至少每 2 小时翻身一次，平卧、30°侧卧位左右交替，患者皮肤无压红。

（6）严格交接班，每个班次查看患者皮肤变化，避免发生压力性损伤。

（7）营养医师会诊，给予营养支持。

本病例未发生皮肤压力性损伤。

4. 心理护理

（1）患者病情危重、病程长，治疗费用高，思想压力大，患者表现为消沉、多疑多虑，缺少治愈疾病的信心，护士多与患者交流沟通，根据患者实际情况进行心理护理，让患者保持乐观、积极的心态，以最佳的心理状态配合治疗。

（2）允许患者家属陪住，给予心理支持。

（3）用通俗易懂的语言介绍结核性脑膜脑炎的发病、治疗、转归等相关知识，告知患者和家属抗结核药物可能出现的不良反应，这些不良反应都是暂时的，经过处理会恢复。

5. 出院前的健康教育

出院指导：该患者出院后不宜过早下床活动，避免情绪波动和剧烈活动，防止便秘和剧咳，避免在烈日下暴晒和处于高温环境，适度活动锻炼。饮食方面要加强营养，避免劳累受凉等，以免加重病情或病情反复。向患者及家属详细交代服药时间、用法、剂量及注意事项，切勿擅自增减、停药等不规则用药，以免产生耐药。定期追踪回访，了解患者病情恢复情况，督促定期门诊复查。在医生的指导下合理调整治疗方案。

6. 结果与转归 经过住院的治疗和护理，患者神志清醒，营养状况改善，肢体肌张力较前恢复，拔除胃管可自行进食，拔除尿管后患者可正常排尿，停用甘露醇后，患者无头痛，复查腰穿颅压正常，目前病灶明显好转，于 2022 年 11 月 24 日出院。定期门诊复查，康复科康复。

病例点评：

1. 病例特点 患者病情危重，入院诊断有"结核性脑膜脑炎，急性血行播散型肺结核，重症肺炎，电解质紊乱，低蛋白血症，贫血（轻度），肝损害，右侧局限性脑梗死"。存在轻度贫血，心功能不全、营养不良，皮肤完整性受损、肢体功能锻炼康复的问题。

2. 护理难点 本例患者处于昏迷期，此期病情较重，如果治疗不及时护理不得当，可导致死亡。要按昏迷患者护理常规做好各项基础护理，预防口腔感染、肌肉萎缩、泌尿系统感染等并发症。

3. 护理的关键措施 ①专科护理；②营养支持；③皮肤的护理；④心理护理；⑤出院前的健康指导。

4. 小结 本例患者为结核性脑膜脑炎合并急性血行播散型肺结核患者，遵医嘱及时给予降颅压、抗结核、抗炎、改善微循环、保肝、营养支持等治疗。使用糖皮质激素期间，注意观察激素不良反应，观察有无腹痛、排黑便现象及血压的变化，严密观察病情，防止各种感染的发生。在治疗过程中要密切注意抗结核药物的不良反应，患者意识状态由昏迷转至清醒，未发生脑疝，通过营养支持，贫血得到改善，顺利拔除胃管尿管，通过肢体功能锻炼，肢体肌张力较前恢复。在住院期间，医护团队给予精准施策，实现精准管理，最终好转出院。

（赵越　首都医科大学附属北京胸科医院）

病例 16
一例腹腔结核并发肠梗阻患者的护理

患者孟某，男，72岁，2023年2月10日以"腹腔结核、肠梗阻、重症肺炎、低蛋白血症、中度贫血、反流性食管炎、低钠血症"由急诊收入院。

主诉：恶心，呕吐，腹胀，剧烈腹痛，无排气排便，间断发热，体温最高38.8℃。

院外诊治经过：患者2016年前因腹部不适发现左侧腹壁包块，行手术治疗，术后局部伤口愈合不良，间断脓性分泌物流出，诊断为腹壁结核、腹腔结核，接受HR口服抗结核药物治疗。治疗1年后因胃肠道不适停药，左侧腹壁有新的包块形成，行局部手术治疗，伤口愈合不佳，间断发热，给予对症退热治疗。2023年1月30日，因出现恶心、呕吐、剧烈腹痛于当地医院就诊，考虑：腹腔结核，肠梗阻，腹壁窦道形成，转入我院进一步治疗。

结核病接触史：否认结核病接触史。卡介苗预防接种史不详。

既往史：胃炎及胆囊炎20年。否认肝炎、疟疾病史，否认高血压、心脏病史，否认糖尿病、脑血管疾病、精神疾病史，否认外伤、输血史，否认药物及食物过敏史。

个人史：生于原籍，久居当地，无疫区、疫情、疫水接触史，无牧区、矿山、高氟区、低碘区居住史，无化学性物质、放射性物质、有毒物质接触史，无吸毒史，吸烟史40年，已戒烟7年、无饮酒史，未婚未育。

家族史：否认冠心病、高血压、糖尿病、肿瘤和遗传性疾病家族史。

入院查体：神志清醒，查体合作，患者发育正常，表情痛苦，可自行翻身。生命体征：T：36.2℃，P：80次/分，R：20次/分，BP：112/65mmHg。携带胃管于2023年2月2日留置，内置60cm，管路通畅，接一次性负压引流装置，可引流出绿色胃液。毛发分布正常，全身皮肤无压红，未见水肿，左侧腹壁术后窦道形成，有少量脓性渗出液（图2-16-1）。无肝掌、蜘蛛痣。呼吸运动正常，呼吸音清，双肺未闻及干湿啰音。腹肌紧张，有压痛、反跳痛，叩诊可听及鼓音。心前区无隆起，心尖搏动正常，无震颤，无心包摩擦感，心浊音界正常，心率80次/分，心音正常，律齐，无杂音，无心包摩擦音，无周围血管征。

入院诊断：腹腔结核、肠梗阻、重症肺炎、低蛋白血症、中度贫血、反流性食管炎、低钠血症。

辅助检查：入院后完善胸部CT（图2-16-2）、腹平片（图2-16-3）、血常规、血气分析、血生化、脓液X-pert检查等各项临床检测指标变化（表2-16-1~表2-16-6）。

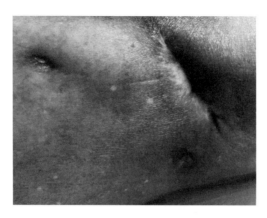

图 2 – 16 – 1　左侧腹壁

患者左侧腹壁术后窦道形成，有少量脓性渗出液

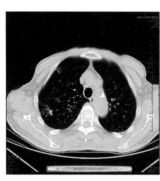 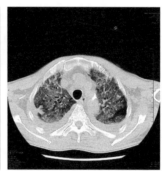

2023年2月2日　　　　　　　　　　2023年3月7日

图 2 – 16 – 2　胸部 CT

2023 年 2 月 2 日双肺感染性病变，继发性肺结核可能；纵隔及肺门多发小淋巴结。
双侧胸膜局限性增厚，少量胸腔积液出现；2023 年 3 月 7 日双肺感染性病变伴间质
改变可能，较前增多、增重

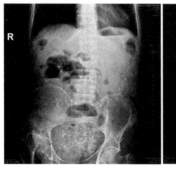 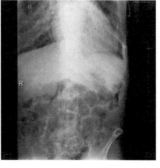

2023年2月1日　　　　　　　　　　2023年3月6日

图 2 – 16 – 3　腹部平片

2023 年 2 月 1 日腹部平片检查，右腹部及中腹部肠管扩展积气多发液 – 气平面，提示
肠梗阻，腹部区多发弥漫结节状致密影；2023 – 3 – 6 腹部平片检查，提示肠梗阻，
腹部区多发弥漫结节状致密影

表 2 - 16 - 1 血常规动态变化

	血红蛋白 （g/L）	白细胞 （×10^9/L）	血小板 （×10^9/L）	红细胞 （×10^12/L）
参考范围	130～175	3.5～9.5	125～350	4.3～5.8
2月11日	82↓	5.71	238	2.48↓
2月19日	75↓	3.75	185	2.3↓
2月23日	70↓	2.74↓	130	2.18↓
2月27日	69↓	3.94	101↓	2.17↓
3月2日	65↓	6.24	146	1.99↓
3月5日	71↓	8.4	124↓	2.15↓
3月7日	72↓	11.44↑	213	2.27↓

表 2 - 16 - 2 血生化动态变化

	白蛋白 （g/L）	总蛋白 （g/L）	C-反应蛋白 （mg/L）	钠 （mmol/L）	铁 （μmol/L）	氯 （mmol/L）	糖 （mmol/L）
参考范围	35～55	55～85	0～5	135～145	11～32	96～108	3.9～6.1
2月11日	30.5↓	67.6	29.12↑	128↓	10.8↓	96.9	8.1↑
2月19日	27.7↓	59.1	37.96↑	127.4↓	17.7	95.2↓	5.6
2月23日	25.2↓	52↓	36.86↑	128.3↓	10.2↓	128.3↑	2.6↓
2月27日	29.3↓	58.8	71.54↑	131.5↓	6↓	131.5↑	6.6↑
3月2日	30.2↓	59.9	66.67↑	132.9↓	5.6↓	132.9↑	7↑
3月5日	28.4↓	61.7	83.35↑	133.5↓	11.1	133.5↑	9.9↑
3月7日	28.8↓	60.6	145↑	141.1	11.5	141.1↑	8.4↑

表 2 - 16 - 3 凝血全项

	二聚体 （mg/L）	凝血酶原时间 （s）
参考范围	0～0.55	9.8～12.1
2月11日	1.22↑	12.3↑
3月7日	0.81↑	13.5↑

表 2 - 16 - 4 N端-B型钠尿肽原动态变化

	N端-B型钠尿肽原（ng/L）
参考范围	0～300
2月11日	848.3↑
3月2日	8681.8↑
3月5日	27976.8↑
3月7日	＞35000↑

表 2 - 16 - 5　血气分析变化

	pH	PaO$_2$ （mmHg）	PaCO$_2$ （mmHg）	BE （mmol/L）	氧合指数
参考范围	7.35 ~ 7.45	95 ~ 100	35 ~ 45	- 3 ~ + 3	400 ~ 500
2 月 10 日	7.48 ↑	112mmH ↑	40mmHg	5.8mmol/L ↑	368mmHg ↓
3 月 5 日	7.55 ↑	77mmHg ↓	24mmHg ↓	7.5mmol/L ↑	265mmHg ↓
3 月 7 日	7.49 ↑	66mmHg ↓	34mmHg ↓	2.6mmol/L	108mmHg ↓

表 2 - 16 - 6　脓液结果

	脓液 X - pert
2 月 14 日	结核杆菌 DNA 阳性 无利福平耐药基因突变

入院后诊疗经过：2023 年 2 月 2 日收入我院急诊，患者恶心、呕吐、腹痛、腹胀，拍腹平片考虑肠梗阻，遵医嘱禁食水，留置胃管，接一次性负压吸引行胃肠减压，可引流出绿色胃液。遵医嘱给予静脉营养支持。2023 年 2 月 10 日转入病房，给予比阿培南抗感染，奥美拉唑保护胃黏膜，异烟肼、利福平、利奈唑胺抗结核治疗。2023 年 2 月 14 日留置右上肢 PICC 导管，遵医嘱给予人血白蛋白及脂肪乳氨基酸葡萄糖注射液静脉营养支持治疗，2023 年 2 月 22 日患者主诉右上肢胀痛，血管 B 超示：右上肢贵要静脉血栓，胸片示右侧 PICC 管路异常，管路末端折返至颈内静脉，请心脏中心医师及静脉治疗小组会诊后，调整管路，同时遵医嘱给予低分子肝素钙抗血栓治疗（表 2 - 16 - 7）。2023 年 3 月 7 日，患者喘憋明显，复查 CT 肺内病变感染加重，血气回报示 ARDS，给予面罩吸氧 10L/min，血氧饱和度 91% ~ 94%，经会诊后，转入 RICU 进一步治疗。

表 2 - 16 - 7　药物治疗

开始时间	结束时间	主要作用	药物名称	
2 月 11 日	3 月 7 日	抗结核	0.9% 氯化钠 100ml + INH 0.3g　qd	静脉滴注
			5% 葡萄糖 250ml + RFP 0.3g　qd	静脉滴注
			利奈唑胺葡萄糖注射液 0.6g　qd	静脉滴注
2 月 11 日	3 月 3 日	补充电解质	5% 葡萄糖氯化钠注射液 500ml + 维生素 C 2g + 50% GS 30g　qd	静脉滴注
2 月 11 日	2 月 22 日	保护胃黏膜	0.9% 氯化钠 100ml + 奥美拉唑 40mg　qd	静脉滴注
2 月 11 日 3 月 6 日	3 月 3 日 3 月 7 日	抗感染	莫西沙星氯化钠 0.4g　qd	静脉滴注
			0.9% 氯化钠 100ml + 注射用比阿培南 0.3g　q12h	静脉滴注
2 月 21 日 2 月 11 日	2 月 24 日 3 月 7 日	营养支持	人血白蛋白 10g　qd	静脉滴注
			脂肪乳氨基酸葡萄糖注射液 1440ml + 10% NaCl 20ml　qd	静脉滴注
2 月 22 日	3 月 7 日	抗凝 利尿 降温	低分子肝素钙 0.4ml q12h	皮下注射
			呋塞米 20ng st	静脉注射
			吲哚美辛栓 50mg st	肛入

入院后护理评估：

1. 应用入院评估表评估患者的症状和体征（书末附表）。

2. 应用巴塞尔（Barthel）指数评定量表评估患者日常生活能力，重度功能障碍，大部分日常生活活动不能完成或完全需人照顾，得分 25 分（表 2 - 16 - 8）。

3. 应用营养风险筛查表（NRS2002）评估患者营养状况，患者体重指数（BMI）16.9，白蛋白 30.5g/L，禁食水，需营养支持治疗，评估结果有营养不良的风险，得分 5 分（表 2 - 16 - 8）。

4. 应用巴顿（Barden）皮肤评估表评估患者皮肤情况，患者完全卧床，在他人协助下改变体位，已禁食水 9 日，体位存在剪切力，评分结果为低度高危，得分 16 分（表 2 - 16 - 8）。

5. 应用帕多瓦（Padua）内科住院患者静脉血栓栓塞症风险评估表评估患者血栓形成的风险，患者老年男性，生活不能自理完全卧床，评估结果为高危，得分 4 分（表 2 - 16 - 8）。

6. 监测患者生命体征（图 2 - 16 - 4，图 2 - 16 - 5）。

表 2 - 16 - 8　评估结果（分）

	Barthel 指数评定量表	NRS2002 营养风险筛查表	Barden 皮肤评估表	Padua 内科住院患者静脉血栓栓塞症风险评估表
2 月 10 日	25 （重度功能障碍）	5 （有营养不良的风险）	16 （低度高危）	4 （高危）
2 月 17 日		5 （有营养不良的风险）	16 （低度高危）	
2 月 24 日		5 （有营养不良的风险）	16 （低度高危）	
3 月 3 日		5 （有营养不良的风险）	16 （低度高危）	

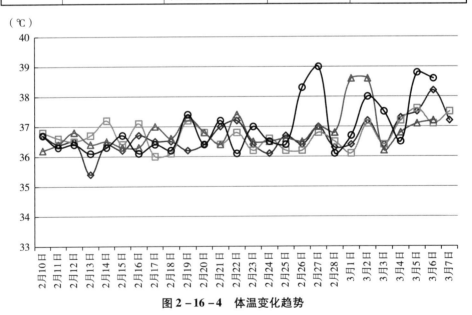

图 2 - 16 - 4　体温变化趋势

6:00（空心菱形）；10:00（空心正方形）；14:00（空心三角形）；16:00（空心圆）

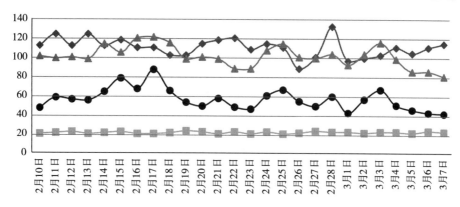

图 2-16-5　P、R、BP 变化趋势

脉搏（实心菱形）；呼吸（实心正方形）；收缩压（实心三角形）；舒张压（实心圆）

护理诊断/问题：

1. 气体交换受损　与肺损毁、呼吸面积减少有关。

2. 清理呼吸道低效　与患者痰液黏稠不易咳出有关。

3. 皮肤完整性受损　与患者长期卧床、消瘦有关。

4. 体温过高　与患者肺部感染有关。

5. 疼痛　与患者肠梗阻导致的腹痛有关。

6. 营养失调：低于机体需要量　与患者疾病消耗、食欲降低有关。

7. PC 血栓形成

8. 有导管滑脱的危险　与患者留置胃管、PICC 导管有关。

9. 有感染传播的危险　与结核菌经呼吸道传播有关。

10. 自理能力缺陷　与患者病情重需要卧床有关。

主要护理措施：

1. 专科护理

（1）评估患者呼吸的频率、节律、深度；口唇、肢端发绀及睡眠情况评估体温变化。

（2）协助医生给予腹壁窦道处换药，保持局部皮肤清洁、干燥。

（3）监测患者生命体征，体温大于 38.5℃时，遵医嘱给予吲哚美辛栓治疗，给予物理降温，冰袋置于腹股沟、腋下等部位。

（4）给予比阿培南、莫西沙星等抗感染治疗，高热时遵医嘱抽取血培养，根据培养结果制订有针对性的抗感染治疗。

（5）给予抗结核治疗，密切观察药物不良反应。

（6）保持室内空气清新，温度、湿度适宜，定时进行通风。

2. 肠梗阻护理

（1）评估患者腹痛性质、程度及频率，排气排便情况。协助患者热敷及顺时针按摩腹部，以促进胃肠蠕动。

（2）评估患者恶心、呕吐症状及呕吐物的颜色、性质和量，及时清除口腔内呕吐物，避免误吸，保持口腔清洁。观察引流胃液的颜色、性质和量。详细记录患者 24h 出入量，保持出入平衡。

（3）请中医科会诊，给予针刺穴位治疗。

（4）反复向患者宣教肠梗阻禁食水的重要性，倾听患者主诉，避免患者因过度饥饿进食致梗阻加重，警惕肠穿孔发生。及时巡视病房。

（5）保持胃肠减压引流装置管路通畅，以及时清除胃内积气、积液。

（6）遵医嘱给予患者甘油灌肠剂灌肠，清除肠道内积气、积食。

3. 疼痛的护理

（1）协助患者取舒适体位，将床头抬高 30°，平卧、半卧位交替进行。

（2）关心患者，耐心倾听患者主诉，给予精神安慰及心理疏导。

（3）向患者反复讲解，不可因疼痛随意服用止疼药物，以免掩盖病情。

（4）保持胃肠减压管路通畅，遵医嘱给予灌肠以减轻患者疼痛。

4. 气体交换受损护理

（1）评估患者喘憋的原因及程度，密切观察患者病情变化，监测患者生命体征。

（2）遵医嘱给予面罩高流量氧气吸入 8～10L/min，密切观察用氧效果，监测患者血氧饱和度及血气数值变化，警惕二氧化碳潴留发生。

（3）协助患者取坐位或半坐卧位，以利于呼吸。

（4）吸氧面罩每隔 2 小时放松 5 分钟，解调系绳松紧，以容纳 1～2 手指为宜。避免过松，致氧浓度不达标，避免过紧，致面部皮肤损伤。

5. 营养支持

（1）入院 24 小时内进行营养风险筛查，第一时间关注患者营养状况。

（2）患者存在营养不良风险，请营养医师会诊，根据医嘱执行营养治疗。静脉补充白蛋白 10g qd、静脉输注脂肪乳氨基酸葡萄糖注射 1440ml + 10% NaCl 20ml qd。

（3）遵医嘱予 5% 葡萄糖氯化钠注射液 500ml + 维生素 C 2g + 50% GS 30g qd 静脉输注。定时监测血糖，避免低血糖的发生。

（4）设翻身卡，协助至少每 2 小时翻身一次，30° 侧卧位左右交替。避免因过瘦，骨关节突出，致皮肤压力性损伤。

（5）每周进行营养评估，根据评估结果及时调整营养支持方案。

6. VTE 的预防

（1）患者静脉血栓栓塞症风险评分 4 分，为高危，鉴于患者右上肢贵要静脉血栓形成及病情需要长期卧床，实施基本预防措施和药物预防。

（2）指导并协助患者进行踝泵运动，促进血液循环。方法：背屈、内翻、跖屈、外翻、环绕，最大幅度时保持 3～5 秒，10～30 次/组，至少 3～4 组/日。

（3）遵医嘱给予患者低分子量肝素钙 0.4ml 皮下注射，观察患者有无出血现象。

（4）指导患者进行深呼吸以增加膈肌运动，促进血液回流。联合踝泵运动使股静脉血流速度提高至 2.6 倍。方法：深吸气、用力呼气，10～20 次/小时。

7. PICC 管路护理

（1）观察穿刺点有无渗血、渗液、发红、分泌物等异常情况。

（2）使用 PICC 导管输液前，抽吸回血，以判定导管位于血管内，保证用药安全。输注药物后使用 0.9% NS 20ml 脉冲式冲封管。

（3）严格无菌操作，避免交叉感染。

（4）观察置管侧肢体有无肿胀、疼痛。置管期间患者主诉置管侧肢体胀痛，有肿胀。拍胸片显示管路位置异常，请心脏中心医师及静脉治疗小组会诊，推测管路移位与患者呕吐频繁导致胸腔压力过高有关，在 B 超引导下调整管路位置，调整管路后胸片显示导管尖端位于锁骨下静脉。观察外露导管长度有无变化，是否有打折、破损等情况。

（5）观察贴膜有无潮湿、脱落、卷边等情况并及时更换。

（6）向患者讲解留置 PICC 管路注意事项：避免大幅度摆臂、向上伸张动作及更换衣物时，注意保护导管，防止脱出。

结果与转归：经过 25 天的治疗和护理，患者恶心、呕吐、腹胀、腹痛较前减轻，间断可自行排气、排便，负压引流胃液量较入院时减少，但肺部病变感染加重，喘憋、气短症状加重，血气指标恶化，持续发热，BNP 监测示心力衰竭，于 2023 – 3 – 7 转入 RICU 呼吸机辅助治疗。

病例点评：

1. 病例特点 患者老年男性，病情危重，入院诊断多，有"肠梗阻、腹腔结核、重症肺炎、低蛋白血症、中度贫血、反流性食管炎、低钠血症"，入院后完善检查，患者肠结核及腹壁结核合并肺部感染，腹壁手术伤口经久不愈伴窦道形成，有少量脓性分泌物渗出，患者因肠梗阻禁食水，行胃肠减压，可见绿色胃液排出，患者存在营养不良，遵医嘱给予静脉输入营养液，因营养液的高渗性，遵医嘱给予留置右上肢 PICC 导管，在使用过程中出现右侧置管部位贵要静脉血栓形成，给予抗凝治疗，后因患者肺部感染加重，出现呼吸衰竭，转入 RICU 进一步治疗。

2. 护理难点 肠梗阻的护理是难点，腹腔结核包括肠结核、肠系膜淋巴结核、腹膜结核，是由结核分枝杆菌引起的腹腔感染，腹腔结核可造成肠粘连，导致肠梗阻的发生，严重者可出现肠穿孔。肠梗阻症状为严重的腹痛、呕吐、腹胀、排气排便停止，患者需禁食水，留置胃管，持续胃肠减压。本例患者入院时肠梗阻症状较为严重，每日引流绿色胃液约 500～800ml，完全停止排气排便，护理不当极有可能出现肠穿孔、肠坏死发生致命的并发症。

3. 护理的关键措施 ①专科护理；②肠梗阻护理；③疼痛护理；④营养支持；⑤气体交换受损护理；⑥VTE 的预防；⑦PICC 管路护理。

4. 小结 本例患者为腹腔结核，同时存在肠梗阻。遵医嘱给予抗感染、抗结核、营养支持治疗等，监测药物的不良反应及可能出现的并发症。遵医嘱给予患者脂肪乳氨基酸葡萄糖注射液静脉输注期间，为保证患者的输液安全，给予留置 PICC 导管，在使用过程中因患者反复恶心，胸腔内压力增大导致导管移位，多学科会诊给予调整导管位置，并严格无菌操作避免交叉感染。经过精心的护理，患者肠梗阻症状较前缓解，可间断自行排气排便，但由于患者肺部感染加重致呼吸衰竭发生，转往 RICU 进一步治疗。

（矫晓克　首都医科大学附属北京胸科医院）

病例 17
一例气管、支气管结核患者的护理

患者王某某，男，41 岁，于 2023 年 1 月 16 日以"继发性肺结核，气管、支气管结核，气管支架植入术，球囊扩张术后，肺炎，肝损害，高尿酸血症，轻度贫血"由门诊收入院。

主诉：咳嗽、咳痰，胸闷伴呼吸困难 1 个月。

院外诊治经过：患者于 2 个月前（2022 - 10）出现咳嗽、咳痰及胸闷症状。起初患者未重视，胸闷伴呼吸困难逐渐加重 1 个月，无发热、咯血、胸痛等不适。无明显纳差、盗汗和消瘦不适。2022 - 12 - 7 外院 CT"肺部阴影，气管及右主支气管狭窄"。按哮喘治疗不佳。无其他系统疾病史，无药物过敏史。就诊我院门诊，考虑肺结核、支气管结核，给予 HRZE 抗结核，保肝和平喘对症治疗，行气管镜检查，镜下见喉、气管、右主及右上气管重度狭窄，给予气管置入 18mm × 60mm 支架一枚，1 天前患者出现咳嗽加重、咽部异物感，立即就诊我院，行气管镜检查示支架位于声门口，给予支气管镜下取出支架，镜下见喉、气管、支气管下段黏膜充血、水肿、肥厚伴管腔狭窄，右主、右中间段中重度狭窄，为进一步诊治收入院。

结核病接触史：否认结核病接触史。卡介苗已接种。

既往史：否认肝炎、疟疾病史，否认高血压、心脏病史，否认糖尿病、脑血管疾病、精神疾病史，否认手术、外伤、输血史，否认食物、药物过敏史。

个人史：生于原籍，久居当地，无疫区、疫情、疫水接触史，无牧区、矿山、高氟区、低碘区居住史，无化学性物质、放射性物质、有毒物质接触史，无吸毒史，吸烟 20 年，每日约 20 支、饮酒史 20 年，每日白酒约 500ml，育女 1 人、配偶子女均健康。

家族史：否认冠心病、高血压、糖尿病、肿瘤和遗传性疾病家族史。

入院查体：神志清醒，查体合作，患者发育正常，营养良好，正常面容，表情自如，自主体位。生命体征：T：36.5℃，P：120 次/分，R：20 次/分，BP：140/85mmHg，全身皮肤黏膜无黄染，无皮疹、皮下出血、皮下结节、瘢痕，毛发分布正常，皮下无水肿，无肝掌、蜘蛛痣。胸廓正常，胸骨无叩痛，乳房正常对称。呼吸运动正常，肋间隙正常，语颤正常，无胸膜摩擦感，无皮下握雪感，呼吸规整，双肺呼吸音清晰，双侧肺可闻及干、湿性啰音。心前区无隆起，心尖搏动正常，无震颤，无心包摩擦感，心浊音界正常，心率 116 次/分，心音正常，律齐，无杂音，无心包摩擦音。无周围血管征。

入院诊断：继发性肺结核，气管、支气管结核，气管支架植入术，球囊扩张术后，肺炎，肝损害，高尿酸血症，轻度贫血。

辅助检查：入院后完善胸部 CT（图 2 - 17 - 1，图 2 - 17 - 2）、气管镜检查及治疗（图 2 - 17 - 3，图 2 - 17 - 4）、血常规、血气分析、血生化、痰液等各项临床检测指标变化（表 2 - 17 - 1 ~ 表 2 - 17 - 5）。

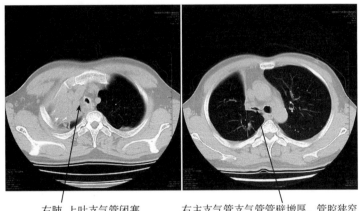

右肺_上叶支气管闭塞　　　　右主支气管支气管管壁增厚，管腔狭窄

图 2 - 17 - 1　胸部 CT（2022 - 12 - 20）

气管中下段、右主支气管管壁增厚，管腔狭窄，右肺上叶支气管闭塞，考虑支气管结核可能性大，请结合临床及气管镜检查。右肺下叶感染性病变，考虑继发性肺结核可能。

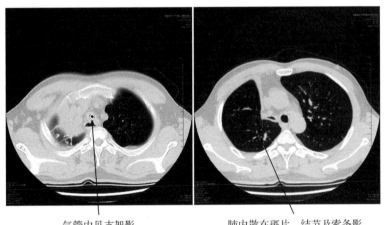

气管内见支架影　　　　　肺内散在斑片、结节及索条影

图 2 - 17 - 2　胸部 CT（2023 - 1 - 17）

气管内见支架影，胸段管腔较窄，右主支气管管壁增厚，管腔狭窄，右肺上叶支气管闭塞，请结合临床及气管镜检查；所及层面内显示：右肺上叶不张及其余肺内散在斑片、结节及索条影，与 2022 - 12 - 20 片比较，肺内片状较前增多，余大致同前

 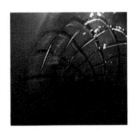 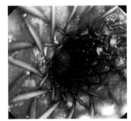

气道狭窄　　　　　气道内支架顶部　　　　气道内支架中部

图 2 - 17 - 3　气管镜支架植入术后（2023 - 1 - 17）

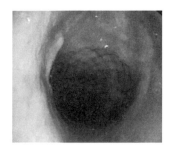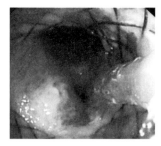

图 2 - 17 - 4　气管镜检查（2023 - 1 - 31）

气道内支架无移位，张开良好，并行局部给药治疗

表 2 - 17 - 1　血常规动态变化

	红细胞（$\times 10^{12}$/L）	血红蛋白（g/L）	血小板（$\times 10^9$/L）
参考范围	4.5~5.5	120~150	100~300
1月18日	4.39↓	111↓	457↑
1月28日	3.99↓	102↓	477↑

表 2 - 17 - 2　肝功能、肾功能及电解质动态变化

	C - 反应蛋白（mg/L）	尿酸（μmol/L）	球蛋白（g/L）
参考范围	0~5	150~440	20~35
1月18日	13.92↑	911.5↑	36.3↑
1月28日	15.27↑	711.4↑	36.1↑

表 2 - 17 - 3　凝血全项

	二聚体（mg/L）	纤维蛋白原含量（g/L）
参考范围	0~0.55	1.8~3.5
1月18日	1.96↑	4.83↑

表 2 - 17 - 4　血气分析变化

	pH	PaO_2（mmHg）	$PaCO_2$（mmHg）	BE（mmol/L）	氧合指数（mmHg）
参考范围	7.35~7.45	80~100	35~45	-3~+3	400~500
1月17日	7.38	163↑	39	-1.8	776↑

表 2 - 17 - 5　痰检结果

	直接涂片抗酸染色镜检	利福平耐药基因检测
1月18日	阴性	结核菌 DNA 阳性含量低 *rpoB* 基因敏感

　　诊疗经过： 2023 年 1 月 16 日患者出现咳嗽加重、咽部异物感，立即就诊我院，行气管镜检查示支架位于声门口，给予支气管镜下取出支架，镜下见喉、气管、支气管下段黏膜充血、水肿、肥厚伴管腔狭窄，右主、右中间段中重度狭窄，为进一步诊治收入院。2023 年 1 月 17 日给予患者在局麻下行气管镜检查，气管镜下见气管上段重度狭窄，气管镜下给予置入 18mm × 60mm 支架一枚，近镜后发现右主中重度狭窄，给予使用球囊扩张治疗。术程顺利，术中、术后患者生命体征平稳。P：

89 次/分，R：21 次/分，BP：127/70 mmHg，SpO₂：96% ~100%）。术后患者安返病房，嘱卧床休息，密观患者病情变化。遵医嘱给予患者一级护理，氧气吸入，抗感染、抗结核、保肝及化痰治疗（表 2 – 17 – 6）。

表 2 – 17 – 6　药物治疗

开始时间	结束时间	主要作用	药物名称
1 月 17 日	1 月 31 日	抗结核	异烟肼　300mg　空腹 qd　　　　　　　　　　　　　口服 乙胺丁醇 0.75g　空腹 qd　　　　　　　　　　　　口服 吡嗪酰胺　0.5g　tid　　　　　　　　　　　　　　口服 5% 葡萄糖注射液 250ml + 注射用利福平 0.6g　qd　静脉输液 异烟肼注射液 0.1g + 阿米卡星注射液 0.2g　bid　雾化吸入
1 月 17 日	1 月 31 日	止咳化痰	阿桔片　1 片　　　　　　　　　　　　　　　　　　口服 乙酰半胱氨酸 0.3g + 布地奈德 2mg　bid　　　　雾化吸入
1 月 17 日	1 月 31 日	抗感染	0.9% 氯化钠 100ml + 注射用哌拉西林钠他唑巴坦钠 2.5g bid 　　　　　　　　　　　　　　　　　　　　　　　静脉输液
1 月 17 日	1 月 31 日	改善贫血	生血宝合剂 15ml　tid　　　　　　　　　　　　　　口服

入院后护理评估：

1. 应用入院评估表评估患者的症状和体征（书末附表）。

2. 应用巴塞尔（Barthel）指数评定量表评估患者日常生活能力，轻度功能障碍，大部分生活能够自理，得分 90 分（表 2 – 17 – 7）。

3. 应用巴顿（Barden）皮肤评估表评估患者皮肤情况，得分 23 分（表 2 – 17 – 7），患者无皮肤受损风险。

5. 应用帕多瓦（Padua）内科住院患者静脉血栓栓塞症风险评估表评估患者血栓形成的风险，得分 0 分低风险（表 2 – 17 – 7）。

6. 监测患者生命体征（图 2 – 17 – 5，图 2 – 17 – 6）。

表 2 – 17 – 7　评估结果（分）

	Barthel 指数 评定量表	Barden 皮肤评估表	Padua 内科住院患者静脉血栓 栓塞症风险评估表
1 月 17 日	90（轻度功能障碍）	23（无风险）	0（低风险）
1 月 31 日	90（轻度功能障碍）	23（无风险）	0（低风险）

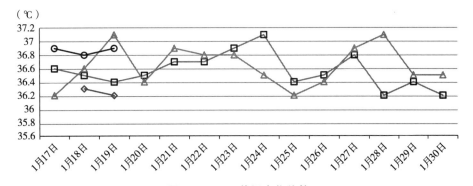

图 2 – 17 – 5　体温变化趋势

6:00（空心菱形）；10:00（空心正方形）；14:00（空心三角形）；18:00（空心圆形）

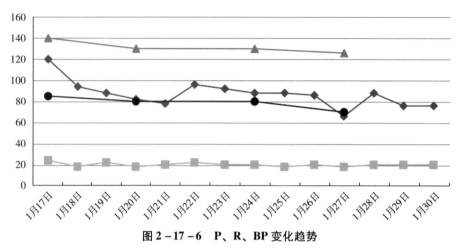

图 2－17－6　P、R、BP 变化趋势

脉搏（实心菱形）；呼吸（实心正方形）；（实心三角形）；舒张压（实心圆形）

护理诊断/问题：

1. 有窒息的危险　与气管、支气管结核致气管狭窄、痰液阻塞有关。

2. 气体交换受损　与气管、支气管结核导致肺不张有关。

3. 低效性呼吸型态　与气管、支气管结核致气道狭窄患者呼吸困难有关。

4. 焦虑/恐惧　与气道狭窄所致呼吸困难，结核病的传染性、疗程长、治疗费用大等有关。

5. 有传播感染的危险　与气管、支气管结核传播的结核分枝菌有关。

6. 知识缺乏　缺乏结核病的预防和治疗知识。

主要护理措施：

1. 专科护理

（1）评估患者呼吸的频率、节律、深度以及口唇、肢端发绀及睡眠情况。

（2）评估咳痰能力，痰液的颜色、性质和量，防止患者痰液堵塞气道导致窒息。

（2）取舒适体位，如患者平卧感觉呼吸困难可取半卧位，保证舒适安全，呼吸困难不能平卧时设置跨床小桌，以便患者伏桌休息，减轻呼吸困难。

（3）患者自感呼吸困难时，可遵医嘱给予氧疗，密切观察用氧效果，持续血氧监测，定时监测血气指标。

（5）监测患者生命体征变化，及时发现患者病情变化，床旁备好负压吸引装置。

（6）指导患者有效咳嗽，示范正确咳痰方法，鼓励患者多饮水，稀释痰液，促进痰液排出。遵医嘱给予患者雾化治疗，目的是抗结核药物气道内给药，或稀释痰液，避免痰液堵塞气道导致窒息。

（8）保持室内空气清新，温度、湿度适宜，定时进行通风。

2. 支气管镜介入治疗的护理

（1）完善术前检查，向患者讲解气管镜操作的流程及注意事项，嘱患者术前 6 小时禁食、水，避免呕吐物的误吸。

（2）治疗后卧床休息，待患者吞咽功能恢复后，可饮少量温凉开水，无呛咳后可少量进温凉流质饮食，逐步过渡到半流质饮食，无异常症状可正常饮食。

（3）监测患者的生命体征，观察痰的颜色、量及性质，少讲话，不可用力咳嗽、咳痰，防止术后气道出血及支架移位，遵医嘱给予患者镇咳治疗。

（4）有些患者治疗后出现低热，对症治疗 3 天后体温可恢复正常；少量咯血或痰中带血者，一般不需特殊处理，大咯血时立即配合医生抢救，确保呼吸道通畅。

（5）气道支架置入术后，嘱患者卧床休息，准备好负压吸引装置。观察患者有无胸痛、胸闷及呼吸困难，及时发现患者自发性气胸以及支架移位，并给予抢救治疗。

3. 转运患者至气管镜室治疗

（1）转运医务人员的准备　需掌握患者病情，负责转运的医务人员除应具备良好的心理素质和扎实的专业技术外，还应具备较强的责任心和处理突发状况的能力，以保证患者出现病情变化时作出准确的判断，并采取相应的急救措施。

（2）患者与家属的准备　支气管结核患者由于呼吸困难易产生紧张、恐惧、焦虑等不良情绪，这些情绪可加重呼吸困难的发生，做好患者的解释工作，同时引导家属向患者传递积极情绪，增强患者信心，取得其最大限度的配合。

（3）转运过程中患者取坐位有利于通气。

（4）急救药品物品准备　根据患者的病情预计在转运途中可能出现的病情变化、安全隐患等做好相应准备。根据病情准备好急救转运箱，转运箱中备有急救物品（如简易呼吸器、舌钳、开口器、急救药品，注射器等），另备监护仪、氧气袋等，注意氧气袋在使用中随着内部压力的降低而影响吸氧流量。

（5）相关科室准备　转运前电话通知相关科室做好准备，并告知患者的病情，所需的医疗设备仪器以及到达的大概时间，接收科室做好准备后方可转运患者，并通知电梯等候患者，以缩短转运时间，提高工作效率，确保转运工作畅通无阻。

（6）转运途中的病情观察　转运过程中护士始终位于患者头部，加强与患者沟通，重视患者主诉，安抚患者情绪，随时观察病情变化，及时发现问题及时处理。

（7）转运过程中，动作要轻稳，以减轻患者的不适。途中注意保暖，减少不必要的肢体暴露，保护患者隐私。

（8）转运途中病情变化的处理　转运途中一旦出现病情变化应就地抢救，患者诉有胸闷、呼吸困难加重，说明患者已有窒息现象，给予患者简易呼吸器辅助通气，对于高度紧张牙关紧闭者，用开口器开口，给予高流量吸氧，安慰患者，消除恐惧心理，并根据路程和病情决定是否继续转运或返回。

4. 营养宣教

（1）由于结核病房实行封闭管理，为了满足患者的饮食需求，与营养科积极协调，兼顾患者饮食习惯，制订个性化的饮食方案。

（2）给予患者饮食指导，多食牛奶、鸡蛋等高蛋白食物，保证营养摄入，同时督导患者规律饮食，保证营养充足。

5. VTE 的预防

（1）内科住院患者静脉血栓栓塞症风险评分 0 分，为低危，实施基本预防措施。

（2）合理饮食：指导患者进食高蛋白、高纤维饮食。水果：香蕉、猕猴桃等；蔬菜：芹菜、韭菜、白菜等；主食：燕麦、玉米、小米等。

（3）患者每日饮水 1500ml 以上，稀释血液，降低 VTE 形成的风险，采用上肢留置针静脉输液，减少静脉内膜损伤，避免下肢静脉穿刺。

（4）指导患者进行深呼吸以增加膈肌运动，促进血液回流。方法：深吸气、用力呼气，10～20 次/小时。

6. 预防感染的传播

（1）注意消毒隔离，避免交叉感染。

（2）开窗通风，房间恒时灯 24 小时持续消毒，夜间开启空气净化过滤装置，病房及楼道次氯酸消毒液喷雾消毒，地面、床单位用 1000mg/L 含氯消毒剂擦拭，接触患者的仪器表面使用 75% 乙醇擦拭消毒。

（3）告知患者不要随地吐痰，指导患者将痰液吐在双层手纸中包好放入一次性黄色专用痰袋中，按医疗垃圾统一处理。

（4）教会患者咳嗽礼仪，咳嗽、打喷嚏时用纸巾或者肘部遮住口鼻，病情允许的情况下佩戴一次性外科口罩，避免造成结核分枝杆菌的传播。

（5）科室设置院感专管员严格落实消毒隔离。

7. 心理护理，缓解患者焦虑

（1）评估患者的心理状态，了解心理感受。患者是一位中年男性，对于疾病导致的咳嗽、咳痰甚至呼吸困难表示焦虑，对疾病的预后表现出恐惧。针对患者心理状况，给予心理支持，增强战胜疾病的信心。

（2）采用接纳承诺疗法的心理护理干预方法：鼓励患者表达情感，消除焦虑，使其接纳这种心理感受，设立有利于疾病康复的小目标，每天进步一点点；同时向患者介绍目前国内抗结核新药治疗效果显著，增强战胜疾病的信心。

（3）允许患者家属陪住，给予心理支持。

（4）为患者提供安静舒适的环境，保护隐私。

8. 结果与转归 经过十余天的治疗和护理，气管镜下再次给予患者植入气管支架一枚，复查气管镜支架无移位，气管狭窄消失，患者胸闷、憋气、呼吸困难改善，病情好转，于 2023 - 1 - 31 出院。

病例点评：

1. 病例特点 患者气道内支架脱落，气道狭窄导致呼吸困难，病情重，入院后立即行支气管镜介入治疗，再次植入支架一枚，患者呼吸困难好转。入院诊断"继发性肺结核，气管、支气管结核，气管支架植入术，球囊扩张术后，肺炎，肝损害，高尿酸血症，轻度贫血"。患者需抗结核治疗，增加营养水平，不适随诊。

2. 护理难点 患者自觉气道异物主动就诊，说明护理宣教到位，患者重视气道内异常感受，没有造成支架移位窒息的情况发生。所以，气管、支气管结核行介入治疗的患者术后宣教是关键环节，威胁患者的生命健康安全。患者气道内支架脱落后有气道塌陷阻塞气道的风险，护理过程中护士对患者存在的风险要有预见性，于患者床旁备好负压吸引装置及其他抢救设备，以便患者在发生危险时能够采取及时有效的措施。患者支架置入术后，给予患者做好宣教，以便患者发生危险及时就医，同时嘱患者减少咳嗽、防止气道出血及支架移位，必要时给予患者镇咳治疗。患者随时有窒息的风险，使患者产生恐惧的心理，给予患者使用接纳承诺疗法的心理治疗方法，使患者能够积极配合治疗，增强患者战胜疾病的信心。转运患者至气管镜室进行治疗，要做好准备工作，保障患者安全。

3. 护理的关键措施 ①专科护理；②气管镜介入治疗的护理；③转运患者至气管镜室治疗；④营养宣教；⑤VTE 的预防；⑥预防感染的传播；⑦心理护理。

4. 小结 患者气道内支架脱落后及时就医，取出支架后有气道塌陷的风险，予以患者入院治疗。入院后在气管镜下再次给予患者植入气道支架 1 枚，过程顺利，为防止患者支架再次移位，遵医嘱给予患者抗结核、抗炎、镇咳治疗。再次行气管镜检查可见气道支架无移位，张开良好，气道狭窄消失。患者出院。

（曹艳华　首都医科大学附属北京胸科医院）

病例 18　一例支气管单向活瓣治疗耐药空洞性肺结核患者的护理

患者徐某，女，29 岁，2018 年 1 月 18 日以"继发性肺结核伴空洞、复治、广泛耐药"由门诊入院。

主诉：咳嗽、咳痰、气短 30 个月。

院外诊治经过：患者 2015 年 7 月无明显诱因出现咳嗽，咳少量白色黏痰，伴胸痛、气短症状。行胸部 CT 检查，诊断肺结核，予抗结核 3 个月，复查胸片发现肺部病灶减少，但局部出现空洞。2016 年 3 月初咳嗽、气短症状加重，复查胸片肺部病灶增大，调整结核药物治疗 3 个月，咳嗽、气短减轻。11 月 21 日无明显诱因咯鲜血约 50ml，予止血治疗咯血缓解，12 月 15 日查痰抗酸杆菌（4＋），结核分枝杆菌 DNA（－），结核分枝杆菌 RNA（＋），结核药敏培养试验：对异烟肼、对氨基水杨酸异烟肼、利福平、利福布汀、乙胺丁醇、链霉素、阿米卡星、环丙沙星、氧氟沙星、左氧氟沙星、卷曲霉素、克拉霉素敏感，对加替沙星、莫西沙星、利奈唑胺耐药，诊断复治肺结核，2018 年 1 月 15 日查胸部 CT 示左肺上叶空洞明显增大。为进一步诊治以"空洞性肺结核，复治，广泛耐药"收入我科。发病以来，患者精神、食欲、睡眠尚可，伴乏力、盗汗，近 1 月体重下降约 4kg。

结核病接触史：否认结核病接触史。卡介苗已接种。

既往史：否认"高血压"等病史，否认肝炎、结核、疟疾等传染病史，否认手术史，否认外伤史，否认输血史，否认药物、食物过敏史。

个人史：生于原籍，久居于本地，否认疫区居住史，否认疫水、疫源接触史，否认毒品接触史，否认吸烟、饮酒史，育有 1 女、配偶子女均健康。

家族史：父亲曾"胃出血"，行手术治疗，母亲体健，1 弟因"肺结核"去世。家族中无遗传病史。

入院查体：生命体征：T：37.3℃，P：80 次/分，R：20 次/分，BP：100/70mmHg。发育正常，营养中等，体形匀称，步入病房，自动体位，查体合作，神志清醒，精神好，正常面容，表情自然，语言正常，声音洪亮，对答切题。全身皮肤黏膜无黄染、出血点。皮肤有弹性，未见明显水肿。全身浅表淋巴结无肿大及压痛。头颅正常，无畸形。颈动脉搏动正常，气管居中，甲状腺正常，未触及明显震颤，未见包块。呼吸动度两侧对称，语颤正常两侧对称，未触及胸膜摩擦感。双肺叩诊呈清音，两肺呼吸音清，未闻及干湿性啰音。语音传导两侧对称；心前区无隆起，心尖搏动正常、有力，无震颤，心包摩擦感未触及。心界正常，心率 80 次/分，律齐，心音正常。

入院诊断：继发性肺结核伴空洞、复治、广泛耐药。

辅助检查：入院后完善胸部 CT（图 2 − 18 − 1，图 2 − 18 − 2）、血常规、凝血、血生化、血沉、痰液等各项临床检测指标变化（表 2 − 18 − 1 ~ 表 2 − 18 − 6）。

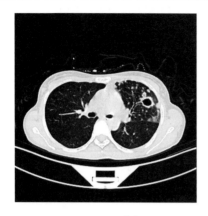

图 2 − 18 − 1　胸部 CT

支气管活瓣置入前：左肺上叶内可见
多发斑片状高密度影，多发空洞形成

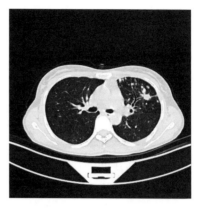

图 2 − 18 − 2　胸部 CT

支气管活瓣置入 6 个月后：可见左肺空洞闭合

表 2 − 18 − 1　血常规动态变化

	白细胞（×10⁹/L）	血小板（×10⁹/L）	红细胞（×10¹²/L）	血红蛋白（g/L）	中性粒细胞百分比（%）
参考范围	3.5 ~ 10.0	100 ~ 300	3.5 ~ 5.0	110 ~ 160	50 ~ 70
1 月 19 日	6.55	388 ↑	3.7	114	75.9 ↑
1 月 31 日	7.57	378 ↑	4.0	120	72.0 ↑
2 月 3 日	7.41	289	4.08	120	77.04 ↑
2 月 7 日	4.14	326 ↑	3.7	109 ↓	66.6
2 月 15 日	4.10	414 ↑	3.6	106 ↓	60.1
2 月 24 日	3.76	315 ↑	4.47	112	68.4
3 月 2 日	5.41	292	3.88	117	68.2
3 月 9 日	4.24	313 ↑	3.87	117	66.9

表 2 − 18 − 2　肝功能、肾功能及电解质动态变化

	丙氨酸氨基转移酶（U/L）	天冬氨酸氨基转移酶（U/L）	高敏 C − 反应蛋白（mg/L）	肌酐（μmol/L）	尿酸（μmol/L）
参考范围	0 ~ 44	0 ~ 37	0 ~ 3	44 ~ 97	202 ~ 417
1 月 19 日	12.8	11.2	28.24 ↑	52.3	237
1 月 31 日	38.2	43.9 ↑	17.87 ↑	51.6	420 ↑
2 月 3 日	88.3 ↑	92.8 ↑	47.32 ↑	51.3	269
2 月 15 日	13.9	18.9	5.65 ↑	55.2	220
2 月 24 日	8.9	14.9	3.14 ↑	51.8	231
3 月 2 日	8.0	13.9	1.91	58.8	239
3 月 9 日	7.4	14.5	1.28	51.2	214

表 2 - 18 - 3　凝血全项

	凝血酶原时间（PT）（s）	凝血酶原活动度（%）
参考范围	8.8 ~ 12.8	80 ~ 150
1 月 19 日	13.1 ↑	67 ↓
1 月 31 日	12.1	75 ↓

表 2 - 18 - 4　血沉

	血沉（mm/h）
参考范围	0 ~ 20
1 月 19 日	45 ↑
1 月 31 日	24 ↑
2 月 3 日	50 ↑
2 月 15 日	50 ↑
2 月 24 日	33 ↑
3 月 2 日	35 ↑
3 月 9 日	25 ↑

表 2 - 18 - 5　血气分析变化

	pH	PaO_2（mmHg）	$PaCO_2$（mmHg）	BE（mmol/L）	血氧饱和度（%）
参考范围	7.35 ~ 7.45	75 ~ 100	35 ~ 45	-3 ~ +3	95 ~ 98
1 月 18 日	7.47 ↑	108 ↑	40	5.4 ↑	98

表 2 - 18 - 6　痰检结果

涂片查抗酸杆菌	结核分枝杆菌 DNA 核酸检测	结核菌培养 + 药敏	其他
参考范围	阴性（-）	阴性（-）	—
1 月 20 日	阳性（3 +）	结核分枝杆菌 DNA 核酸检测（+）	—
2 月 4 日	阳性（3 +）	—	对异烟肼、利福平耐药
2 月 15 日	阳性（2 +）	—	—
2 月 26 日	阳性（2 +）	—	—
3 月 9 日	阴性（-）	结核分枝杆菌 DNA 核酸检测（-）	—

　　入院后诊疗经过：2018 年 1 月 19 日予对氨基水杨酸异烟肼、利福喷丁、吡嗪酰胺、乙胺丁醇、左氧氟沙星、抗痨丸抗结核，复方甘草酸苷保肝，胸腺五肽提高免疫力，同时化痰对症治疗。1 月 21 日出现咯血，予止血药物治疗，2018 年 2 月 4 日结核菌培养阳性，药敏提示对卡那霉素、丙硫异烟胺、阿米卡星、莫西沙星、吡嗪酰胺敏感，对异烟肼、利福平、利福喷丁、利福布汀、乙胺丁醇、链霉素、左氧氟沙星、卷曲霉素、对氨基水杨酸钠耐药。复治肺结核，广泛耐药诊断明确。根据药敏结果加用丙硫异烟胺、莫西沙星抗结核，停用乙胺丁醇。定期查痰抗酸杆菌，

对症给予药物治疗（表2-18-7）。2018年2月25日于支气管镜下行左肺固有支放置EBV-TS-4.0活瓣1枚。观察活瓣功能正常。检查过程顺利，患者无不适，术后安返病房，3月3日行支气管镜检查观察支气管活瓣位置，左肺固有支活瓣内较多脓痰及少量血液。冲洗并留取标本。经处理痰液消失，瓣膜未见异常。

表2-18-7 药物治疗

开始时间	结束时间	主要作用	药物名称	
1月19日	2月4日	抗结核	帕司烟肼片0.4g qd 利福喷丁胶囊0.6g qn 盐酸乙胺丁醇片1g qd 左氧氟沙星注射液0.4g qd	口服 口服 口服 静脉滴注
2月5日	3月10日	抗结核	利奈唑胺片600mg qd	口服
3月4日	3月10日	抗结核	丙硫异烟胺肠溶片0.2g tid 盐酸莫西沙星片0.4g qd	口服 口服
1月19日	3月10日	保肝	5%葡萄糖注射液250ml+复方甘草酸苷 qd 5%葡萄糖注射液250ml+谷胱甘肽 qd	静脉滴注 静脉滴注
1月19日	3月10日	止咳化痰	桉柠蒎肠溶软胶囊0.3g tid 盐酸溴己新葡萄糖注射液100ml qd	口服 静脉滴注
1月21日	2月18日	止血	云南白药胶囊0.5g tid 5%葡萄糖注射液+酚磺乙胺注射液1g+氨甲苯酸注射液0.2g q12h 蛇毒血凝酶注射液1单位 q12h	口服 静脉滴注 皮下注射
2月3日	2月14日	抗感染	0.9%氯化钠100ml+注射用哌拉西林钠他唑巴坦钠2.5g q12h	静脉滴注

入院后护理评估：

1. 应用入院评估表评估患者的症状和体征（表2-18-8）。

2. 应用正念注意觉知量表对患者的正念水平进行评估：评分为58分，正念水平较低，个体身心未达平衡状态（表2-18-8）。

3. 应用焦虑自评量表（SAS）、抑郁自评量表（SDS）对患者焦虑、抑郁情绪进行评估：焦虑自评分为50分，抑郁自评分为55分，存在轻度焦虑、轻度抑郁（表2-18-8）。

4. 应用巴塞尔（Barthel）指数评定量表评估患者日常生活能力：得分75分，极少部分不能自理，需他人照顾完成（表2-18-8）。

5. 使用非手术患者VTE风险评估表评估，评分为0分（表2-18-8）。

6. 监测患者生命体征（图2-18-3，图2-18-4）。

表2-18-8 评估量表及评分（分）

时间	正念注意知觉量表	焦虑自评量表	抑郁自评量表	巴塞尔指数评定量表
1月19日	58	50	55	75
2月4日	50	67	64	65
2月25日	67	55	53	70
3月3日	78	67	60	80
3月20日	81	72	75	100

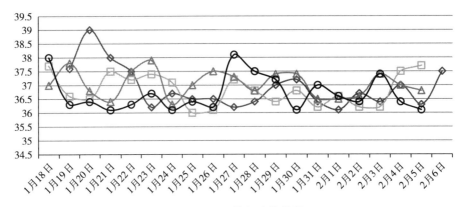

图 2-18-3 体温变化趋势

6:00（空心菱形）；10:00（空心正方形）；14:00（空心三角形）；16:00（空心圆形）

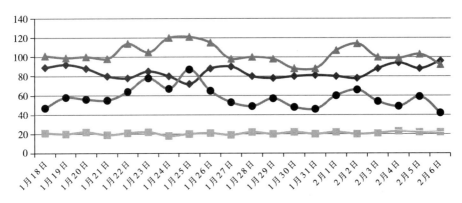

图 2-18-4 P、R、BP 变化趋势

脉搏（空心菱形）；呼吸（空心正方形）；收缩压（空心三角形）；舒张压（空心圆形）

护理诊断/问题：

1. 焦虑 与疾病反复、病程长、疗效不佳有关。

2. 气体交换受损 与疾病所致的气体交换面积减少有关。

3. 清理呼吸道无效 与呼吸道分泌物、痰液黏稠、咳嗽无力有关。

4. 有窒息的危险 与置入的活瓣脱落有关。

5. 活动无耐力 与患者咯血、肺功能受损有关。

主要护理措施：

1. 支气管镜活瓣植入术 耐多药肺结核患者的肺部几乎均伴空洞，洞内结核菌繁殖旺盛、洞壁血供差、抗结核药物浓度低是抗结核化疗失败和复发的重要原因。支气管镜活瓣植入术的原理是经支气管镜下将活瓣植入患者肺部结核病灶处，植入的活瓣导致空洞内气体单向外流而进气停止，洞内气压降低导致空洞在周围肺组织压迫下逐渐萎陷；洞内缺氧导致需氧的结核分枝杆菌生长受抑，最终细菌死亡和空洞闭合。该患者在行瓣膜植入术前痰涂片（3＋），肺部 CT 明显可见左肺上叶内可见多发斑片状高密度影，多发空洞形成；支气管活瓣置入 15 天后痰涂片（－），6 月后肺部 CT：可见左肺空洞闭合。此项技术在局麻下进行，操作简便，无明显不良反应，凡有气管镜系统的医院和普通支气管镜资质的医师都可以开展，安全性高且可逆，对单纯药物治疗无效的空洞性耐多药肺结核患者，尤其是按药敏调整治疗方案后仍无效者，或者因药物过敏、肝肾功能不全不能指定有效药物治疗方案的空洞性肺结核患者，提供了一种新的选择。支气管镜瓣膜植入术明显缩短了耐多药肺结核患者的治疗疗程，加快了患者痰菌转阴的速度，减少了手术率，提高了治愈率，大大减轻了患者负担，为国家结核病防控提供助力，也为建设健康中国做出重大贡献，值得广泛应用与推广。

2. 术前护理

（1）心理护理　患者术前的心理压力一方面来自于疾病本身，耐药结核患者反复试药失败，病情每况愈下，希望通过一定的治疗解决疾病带来的折磨；另一方面由于患者对该项技术了解匮乏，担心操作失败及其他意外情况发生。因此患者对支气管单向活瓣技术抱有期望的同时又有恐惧、焦虑等负面心理。科室正念护士运用健康正念教育模式对患者进行正念认知引导和正念情绪管理，了解患者焦虑、恐惧以及压力产生的具体原因，对其进行正念行为的训练，制订正念训练课程，教会患者如何与疾病相处，放平心态对待疾病；呼吸道专科护士向患者讲解此项技术操作的具体方法以及成功案例，缓解患者焦虑。

（2）肺功能锻炼　科室正念专科护士与呼吸道专科护士在常规呼吸操的基础上加入正念呼吸锻炼建立正念呼吸操，指导患者端坐，保持脊柱挺直，双肩下垂，平静呼吸，注意力停留在呼吸上，专注于呼气、吸气、胸廓的起伏，当注意力转移游走时再将注意力转移到呼吸上。

（3）术前准备

①控制炎症扩散　尽快留取至少3次痰标本做痰涂片及细菌培养，遵医嘱合理应用抗结核药物。

②呼吸道准备　教会患者有效咳嗽、咳痰；配合雾化吸入治疗祛痰平喘；有吸烟的患者术前戒烟。

③详细做好入院评估　仔细采集病史，筛查手术禁忌证，协助医生完成相关体格检查及必要的辅助检查。

④饮食、用药　临床禁食禁饮时间为6小时甚至更长，以便做好充分的胃肠道准备。对于饥饿体能不支者静脉输注营养物质。

⑤建立静脉通路　抢救车物品齐全备用。

3. 术中护理

（1）术前对患者进行正念感知训练，选择舒适的坐姿或平躺，嘱其正常呼吸，双眼闭上，将注意力集中至右侧脚趾，逐步扫描身体各个部位，并引导患者感受扫描各部位所出现的任何感觉，同时给予鼻导管吸氧，严密监测生命体征变化。

（2）患者予2%利多卡因雾状喷洒黏膜麻醉后，依次观察气管、支气管以及靶支气管，确认旁路通气为阴性后，将支气管镜钳道递送至支气管镜开口，然后测量靶支气管的直径以选择合适大小的活瓣，将选择好的活瓣经支气管镜钳道送到目标支气管，确认好合适的位置后释放活瓣，置入后检查活瓣位置及功能，退出支气管镜。

4. 术后护理

（1）休息　术后在支气管镜室休息观察30分钟，由内镜中心医护人员护送回病房，病房护士做好宣教，30分钟内避免交谈。

（2）饮食护理　术后2小时禁食禁饮；2小时后饮小口温凉白开水，无呛咳再进食温凉流质饮食、半流质饮食，如未发现并发症，第2天可进食清淡易消化食物。

（3）病情观察　遵医嘱予心电监护，注意有无血氧饱和度下降、心率加快、呼吸频率、节律的异常。给予低流量吸氧，少数患者会表现出鼻咽部疼痛、声嘶、咳少量血丝痰、胸前区发闷感、吞咽困难等现象，均属正常，休息后缓解，如上述症状加重，立即报告医生。

5. 并发症观察及护理

（1）气胸　活瓣植入后，肺部整体力学的变化易引起肺大疱受牵引破裂产生气胸。如患者持续胸闷、剧烈胸痛、发绀，应协助医生予床旁行胸腔闭式引流术，床旁常规备负压吸引器，必要时水封瓶外接持续负压吸引。严格掌握胸腔闭式引流的护理，期间加强巡视。

（2）感染　术后患者担心支架移位、破碎或咳出，不敢咳嗽导致痰潴留引发肺部感染，因此要教导患者进行有效咳嗽、咳痰，观察痰液的颜色、性质、量，并作好记录。予化痰药物雾化吸入，雾化吸入后认真漱口，必要时予5%碳酸氢钠加制霉菌素漱口。如患者无法咳嗽咳痰，予经口鼻吸痰，吸痰时注意动作轻柔。出现持续咳嗽无法缓解时，判断是否支架移位、破碎。

（3）低氧血症　对低氧血症的患者给予持续吸氧$1\sim2L/min$，遵医嘱用药纠正酸碱平衡，观察患者是否出现烦躁不安、反应迟钝、球结膜水肿等二氧化碳潴留的表现，考虑支架功能是否完善，必要时及时协助医生行支架取出术，后予无创呼吸机辅助通气。

（4）咯血　术后3个月内易发生咯血，注意咯血的颜色、量、有无分泌物夹杂。少量咯血卧床休息，出血较多时予止血药，如有脓性分泌物、发热等症状出现，可以行支气管镜检查，视镜下情况处理，必要时取出活瓣。

6. VTE 的预防

（1）患者行支气管瓣膜置入术后VTE风险评估，评分为2分。

（2）合理饮食　进食低脂高纤维饮食。水果：香蕉、猕猴桃等；蔬菜：芹菜、韭菜、白菜等；主食：燕麦、玉米、小米等。

（3）患者每日饮水1500ml以上，以稀释血液，降低VTE形成的风险，采用上肢留置针静脉输液，减少静脉内膜损伤。

（4）指导患者进行踝泵运动，促进血液循环。

（5）指导患者进行深呼吸，联合踝泵运动使股静脉血流速度提高至2.6倍。

7. 预防感染的传播

（1）患者安置单间病房，避免交叉感染。

（2）开窗通风，每日紫外线灯消毒病房30分钟；病房及楼道次氯酸消毒液喷雾消毒，地面、床单位用1000mg/L含氯消毒剂擦拭，接触患者的仪器表面使用

75%乙醇擦拭消毒。

（3）指导患者将痰液吐在双层手纸中包好放入一次性黄色专用痰袋中，按医疗垃圾统一处理。

（4）教会患者咳嗽、打喷嚏时用纸巾遮住口鼻，避免造成结核菌的传播。

（5）科室设置院感专管员严格落实消毒隔离。

8. 结果与转归：经过 20 天的治疗和护理，患者胸闷、憋气、呼吸困难改善，肺部病灶缩小，未再出现咯血症状，各项血常规指标好转，涂片查抗酸杆菌（-），使用出院患者 VTE 风险评估表评估，出院 VTE 评分为 0 分，于 2018 年 3 月 10 日出院。

病例点评：

1. 病例特点 患者病程长达 2 年，并伴有咯血症状，诊断为"继发性肺结核伴空洞、复治、广泛耐药"，对异烟肼、利福平、利福喷丁、利福布汀、乙胺丁醇、链霉素、左氧氟沙星、卷曲霉素、对氨基水杨酸钠耐药，在控制咯血的同时，又要积极寻找用药方案治疗肺部病灶。

2. 护理难点 患者罹患肺结核后引起呼吸功能下降，甚至肺功能受损，导致患者活动耐力下降，而广泛耐药患者治疗疗程长，严重影响日常工作与生活。该患者的护理难点主要存在两个方面：一方面患病时间长且广泛耐药，病情反复且不见好转容易出现焦虑心理以及对支气管镜活瓣置入技术的不了解产生恐惧心理；另一方面由于支气管镜活瓣置入术后并发症的观察及护理至关重要。

3. 护理的关键措施 ①专科护理（术前、术中、术后）；②并发症的观察及护理；③VTE 的护理；④预防感染的传播；⑤心理护理。

4. 小结 广泛耐药结核是全球关注的公共卫生难题，患者由于对疾病的不了解，遵医行为差，导致恢复期延长，治疗失败，从而出现结核扩散、耐药结核等一系列严重问题。因此对广泛耐肺结核药物患者的心理干预刻不容缓。我科室正念专科护士与呼吸道专科护士利用正念健康护理模式了解患者焦虑、恐惧出现的原因并对症护理，缓解患者的焦虑情绪，同时做好支气管镜活瓣植入术的术前、术中、术后正念健康护理工作，并在术后结合协同护理模式，充分发挥患者的自我护理能力，从而提高支气管镜活瓣植入术的成功率。同时严密观察患者术后病情变化，严防并发症的发生，最终在健康正念教育护理模式的干预下，严密的病情观察下，患者病情稳定康复出院。

（薛娟敏　中国人民解放军第八医学中心）

病例 19　一例非结核分枝杆菌肺病合并舌癌术后患者的护理

患者王某，男，63岁，2022年8月22日以"脓肿分枝杆菌肺病，舌根癌术后，2型糖尿病，冠心病，少量胸腔积液，少量心包积液，肺炎"由门诊收入院。

主诉：咳嗽、咳中量黄黏痰，无发热、胸闷、胸痛等其他症状。

院外诊治过程：患者2022年6月5日出现咳嗽、咳黄黏痰，2022年6月15日于外院行胸部CT检查，发现双肺多发斑片、结节影，口服莫西沙星抗感染治疗7天后咳嗽、咳痰症状减轻。2022年6月22日外院查痰抗酸杆菌阳性，非结核分枝杆菌DNA复合群阳性。2022年7月4日再次查痰抗酸杆菌阳性，痰分枝杆菌培养阳性，菌种鉴定3次均为脓肿分枝杆菌，药敏结果提示对环丙沙星、莫西沙星、头孢西丁、替加环素、克拉霉素、亚胺培南、头孢曲松均耐药。2022年8月17日胸部CT检查示：双肺多发斑片、结节及索条影，界限不清，部分与邻近胸膜粘连，双肺含气透亮区，双肺下叶胸膜下少许网格影，患者仍有咳嗽、咳痰，为进一步治疗收入我科。

结核病接触史：否认结核病接触史。卡介苗接种史不详。

既往史：既往2型糖尿病15年，口服拜糖平、二甲双胍缓释片降糖治疗，血糖控制较好。冠心病病史10年，口服单硝酸异山梨酯片、比索洛尔治疗。舌根癌术后半年，影响吞咽，经鼻留置鼻胃管，鼻饲流食。否认肝炎、疟疾病史，否认高血压病史，否认脑血管疾病史，精神病史。否认外伤、输血史，否认食物及药物过敏史。

个人史：生于原籍，久居当地，无疫区、疫情、疫水接触史，无牧区、矿山、高氟区、低碘区居住史，无化学性物质、放射性物质、有毒物质接触史，无吸毒史，无吸烟、饮酒史，育有1子、配偶因胃癌去世。

家族史：否认冠心病、高血压、糖尿病、肿瘤和遗传性疾病家族史。

入院查体：神志清醒，查体合作，发育正常，生命体征：T：36.5℃，P：105次/分，R：20次/分，BP：115/72mmHg。全身皮肤无压红，携带胃管于2022年7月18日留置，内置60cm，管路通畅，回抽胃液无潴留，固定良好。呼吸运动正常，双肺呼吸音清，未闻及干、湿啰音。腹软，无压痛及反跳痛，肝脾肋下未触及。双下肢无水肿。心前区无隆起，心尖搏动正常，无震颤，无心包摩擦感，心浊音界正常，心率105次/分，心音正常，律齐，无杂音，无心包摩擦音，无周围血管征。

入院诊断：脓肿分枝杆菌肺病，舌根癌术后，2型糖尿病，冠心病，少量胸腔积液，少量心包积液，肺炎。

辅助检查： 入院后完善胸部 CT（图 2 - 19 - 1）、血常规、血气分析、血生化、痰液等各项临床检测指标变化（表 2 - 19 - 1 ~ 表 2 - 19 - 6）。

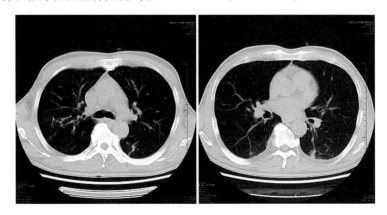

图 2 - 19 - 1　胸部 CT（2022 年 8 月 17 日）

双肺多发斑片、结节及索条影，界限不清，部分与邻近胸膜粘连，双肺含气透亮区，
双肺下叶胸膜下少许网格影

表 2 - 19 - 1　血常规动态变化

	血红蛋白 （g/L）	白细胞 （×10⁹/L）	血小板 （×10⁹/L）	红细胞 （×10¹²/L）
参考范围	120 ~ 160	3.5 ~ 10	100 ~ 300	4.0 ~ 5.5
8 月 23 日	111 ↓	3.54	300	3.8 ↓
8 月 26 日	116 ↓	3.47 ↓	277	3.47 ↓

表 2 - 19 - 2　血生化动态变化

	白蛋白 （g/L）	总蛋白 （g/L）	反应蛋白 （mg/L）	肌酐 （μmol/L）	铁 （μmol/L）	钙 （mmol/L）	糖 （mmol/L）
参考范围	35 ~ 55	55 ~ 85	0 ~ 5	45 ~ 104	11 ~ 32	2.1 ~ 2.8	3.9 ~ 6.1
8 月 23 日	40.9	74	0.84	78.9	7.9 ↓	2.32	4.5
8 月 29 日	41.9	74.5	1.76	64.2	9.9 ↓	2.2	4.7

表 2 - 19 - 3　凝血全项

	二聚体（mg/L）	凝血酶原时间（s）
参考范围	0 ~ 0.55	9.8 ~ 12.1
8 月 23 日	0.18	12.4 ↑

表 2 - 19 - 4　血气分析

	pH	PaO_2（mmHg）	$PaCO_2$（mmHg）	BE（mmol/L）
参考范围	7.35 ~ 7.45	95 ~ 100	35 ~ 45	- 3 ~ + 3
8 月 23 日	7.38	112 ↑	53 ↑	5.7 ↑

表 2 – 19 – 5　痰检结果

	药敏结果	直接涂片抗酸染色镜检	分枝杆菌 + 菌种鉴定
6 月 22 日	—	阳性（ + ）	非结核分枝杆菌 DNA 复合群（ + ）
7 月 4 日	环丙沙星、莫西沙星、头孢西丁、替加环素、克拉霉素、亚胺培南、头孢曲松耐药	阳性（ + ）	3 次培养均为脓肿分枝杆菌

表 2 – 19 – 6　监测血糖变化

	空腹血糖（ mmol/L ）	三餐后血糖（ mmol/L ）
参考范围	3. 9 ~ 6. 1	4. 4 ~ 7. 8
8 月 22 日至 8 月 30 日	4. 5 ~ 5. 0	5. 2 ~ 6. 4

入院后诊疗经过：2022 年 8 月 22 日由门诊收入病房，患者咳嗽、咳黄色黏痰，无发热、憋气、胸痛等症状。患者本院门诊 3 次查痰，分枝杆菌培养阳性，菌群鉴定为脓肿分枝杆菌，脓肿分枝杆菌肺病诊断明确，由于药敏结果对多种抗生素耐药，遵医嘱给予硫酸阿米卡星、氯法齐明、利奈唑胺、阿奇霉素治疗（表 2 – 19 – 7）。

表 2 – 19 – 7　用药情况

开始时间	主要作用	药物名称	
8 月 26 日	抗 NTM	0. 9% NS 100ml + 硫酸阿米卡星 0. 6g　qd	静脉滴注
		氯法齐明 100mg　bid	鼻饲
		利奈唑胺 600mg　qd	鼻饲
		阿奇霉素 0. 5g　qd	鼻饲
8 月 22 日	营养支持	能全力 1500ml　qd	鼻饲
8 月 26 日	保肝治疗	0. 9% NS 250ml + 肌苷注射液 500mg + 绿汀诺 1. 8g　qd	静脉滴注

入院后护理评估：

1. 应用入院评估表评估患者的症状和体征（书末附表）。

2. 应用巴塞尔（Barthel）指数评定量表评估患者日常生活能力，完全自理，得分 100 分（表 2 – 19 – 8）。

3. 应用营养风险筛查表（NRS2002）评估患者营养状况，患者体重指数（BMI）23. 38，白蛋白 40. 9g/L，得分 1 分（表 2 – 19 – 8）。因舌根癌术后无法经口进食，需鼻饲营养支持。

4. 应用巴顿（Barden）皮肤评估表评估患者皮肤情况，患者无肢体感觉受损，无活动障碍，因无法经口进食，需通过鼻饲得到基本营养，得分 22 分（表 2 – 19 – 8）。

5. 应用帕多瓦（Padua）内科住院患者静脉血栓栓塞症风险评估表评估患者血栓形成的风险，评估结果为低危，得分 2 分（表 2 – 19 – 8）。

6. 监测患者生命体征（图 2 – 19 – 2，图 2 – 19 – 3）。

表 2-19-8　评估结果

	Barthel 指数 评定量表	NRS2002 营养风险筛查表	Barden 皮肤评估表	Padua 内科住院 患者静脉血栓栓塞症 风险评估表
8 月 22 日	100 分 （无功能障碍）	1 分，无法经口进食 （有营养不良的风险）	22 分 （正常）	2 分 （低危）

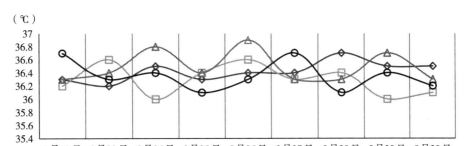

图 2-19-2　体温变化趋势

6:00（空心菱形）；10:00（空心正方形）；14:00（空心三角形）；16:00（空心圆形）

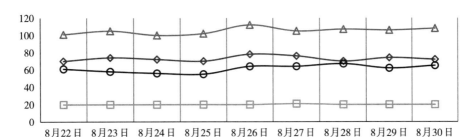

图 2-19-3　P、R、BP 变化趋势

脉搏（空心菱形）；呼吸（空心正方形）；收缩压（空心三角形）；舒张压（空心圆形）

护理诊断/问题：

1. 清理呼吸道低效　与患者痰液黏稠不易咳出有关。

2. 有导管滑脱的危险　与患者留置胃管有关。

3. 有感染传播的危险　与结核菌经呼吸道传播有关。

4. PC 血栓形成

5. 知识缺乏　与患者不了解舌癌术后康复训练相关知识有关。

6. 焦虑　与 NTM 治疗周期长、疗效不确定有关。

主要护理措施：

1. 专科护理

（1）评估患者咳嗽程度、咳痰能力，痰液的气味、颜色、性质和量；评估体温变化及睡眠情况。

（2）指导患者有效咳嗽，协助患者叩背排痰，鼓励患者多饮水，稀释痰液，促进痰液排出。

（3）患者感染的脓肿分枝杆菌对多种抗菌药物耐药，遵医嘱根据药敏结果给予患者硫酸阿米卡星、氯法齐明、利奈唑胺、阿奇霉素治疗。

（4）密切观察药物的作用及不良反应。

（5）保持室内空气清新，温度、湿度适宜，定时进行通风。

2. 舌根癌术后护理

（1）保持口腔清洁，用柔软牙刷刷牙，坚持餐后漱口，降低口腔感染风险。

（2）指导患者进行吞咽功能训练，嘱患者进行鼓腮、空咀嚼、空吞咽等训练，每日至少 30 次，以棉签蘸取冰水轻刺软腭、咽喉壁等部位，同时嘱患者做空咽动作。

（3）指导患者进行语言功能训练：首先进行舌功能训练，指导患者循序渐进由慢而快地进行伸舌头、缩舌头、舌体旋转训练，同时教会患者用舌尖顶住上颚前部进行发音练习，然后用舌尖顶住上下前牙内侧进行发音练习；接着进行唇功能训练，指导患者上下唇反复内缩，同时发出"吧"的声音，鼓气两边腮帮类似于漱口，发出"啪"的声音，撅嘴唇发出"呜"的声音，张开嘴唇发"咿"的声音；然后进行颌功能训练，指导患者将嘴巴张到最大程度，下颌向前伸，再缓慢地闭上，重复 10 次以上；最后进行语音发音训练，首先进行单音节练习，然后再进行双音节练习，逐渐发展到单词再到句子、对话、绕口令等，由易到难，由慢到快，循序渐进地进行练习。

（4）应用图文结合的方式进行健康教育，充分调动患者听觉、视觉等多个感官参与，使患者掌握语言、吞咽功能训练技巧，从而改善其构音、吞咽功能。

（5）与患者家属进行沟通，使家属意识到出院后的支持和监督对患者康复的重要作用，由家属督促并协助其完成康复护理管理计划。

3. 营养支持

（1）24 小时内进行营养风险筛查，第一时间关注患者营养状况。

（2）根据医嘱执行营养治疗，每日给予肠内营养液 1500ml 鼻饲。

（3）采用匀浆膳食进行鼻饲，匀浆膳所含的营养成分与正常饮食相似，但在体外已粉碎，极易消化和吸收，可避免长期单一的饮食，并可预防便秘。可选择米饭、粥、面条、馒头、鸡蛋、鱼、虾、鸡肉、瘦肉、猪肝、白菜、胡萝卜、油菜、白萝卜、冬瓜、马铃薯以及适量的牛奶、豆浆、豆腐、豆干等食品。配制的方法为将鸡肉、瘦肉、鱼、虾、蔬菜等，洗干净后去骨、去皮、去刺，切成小块煮熟或炒熟，馒头去掉外皮，鸡蛋煮熟去壳分成块，将每餐所需要的食物全部混合，加适量水一起捣碎搅匀，待全部搅成无颗粒糊状再加食盐 1 ~ 2g/餐即可。或者把菜炒熟后与碎馒头混合在一起，再用组织捣碎机捣碎，进行鼻饲。

（4）定时监测血糖，避免低血糖的发生。

（5）注意观察是否有腹胀、腹泻、恶心、呕吐等症状。

4. VTE 的预防

（1）内科住院患者静脉血栓栓塞症风险评分 2 分，为低危，实施基本预防措施。

（2）患者每日胃管鼻饲足够的饮食及水分，以稀释血液，降低 VTE 形成的风险，采用上肢留置针静脉输液，减少静脉内膜损伤，避免下肢静脉穿刺。

（3）给予患者进行踝泵运动，促进血液循环。方法：背屈、内翻、跖屈、外翻、环绕，最大幅度时保持3~5秒，20~30次/组，至少3~4组/日。

（4）指导患者进行深呼吸以增加膈肌运动，促进血液回流。联合踝泵运动使股静脉血流速度提高至2.6倍。方法：深吸气、用力呼气，10~20次/小时。

5. 预防感染的传播

（1）将患者安置于单间，做好人际传播的防护，避免交叉感染。

（2）非结核分枝杆菌可存在于自来水中，患者要注意用水卫生，不要直接饮用自来水（需烧开或净化后饮用）。

（3）对侵入性操作、手术均应严格按规章制度执行。加强医疗用品的消毒灭菌工作。

（4）加强对 NTM 的检测。

（5）开窗通风，病房及楼道次氯酸消毒液喷雾消毒，地面、床单位用1000mg/L含氯消毒剂擦拭，接触患者的仪器表面使用75%乙醇擦拭消毒。

6. 心理护理

（1）评估患者的心理状态，了解患者心理感受。患者为老年男性，由于舌根癌术后不能与人正常语言交流、需长期经胃管鼻饲，不能经口进食，脓肿分枝杆菌肺病疗程长，疗效不确定，费用贵，药物不良反应多，病情易反复，患者易出现焦虑、恐惧甚至悲观绝望的心理。

（2）针对患者的心理状况，给予患者心理支持，树立战胜疾病的信心。以安慰、倾听、鼓励、启发等方式对其进行心理疏导，充分给予患者尊重、同情、理解及支持，使其感受到人文关怀。

（3）根据患者性格差异给予动机性访谈，鼓励患者说出内心真实感受，期间耐心倾听，给予适当建议，并教会患者调节情绪的方法，如深呼吸、正念训练、打坐、冥想等。

（4）详细介绍患者的病情、治疗方案和预后，并告知随着科学的发展，疾病是可控可治的，帮助患者接受现实，尽早从焦虑、悲观绝望中解脱出来，从而提高患者治疗的依从性。

7. 用药指导

（1）NTM 肺病患者治疗时间长，用药种类多，药物不良反应大且难以耐受，向患者讲解各种药物的作用及不良反应，如常见的有肝肾功能损害、胃肠道反应、过敏反应等。

（2）告知患者联合、规律、全程用药的重要性，不能因担心药物有不良反应而不用药或自行停药，服药中如有不适及时告知医护人员，保证顺利完成治疗。

（3）嘱患者及家属切记服药要求和谨遵医嘱，做到按时按量，不自行改变药物剂量和种类。

（4）家属或者是照护者需要全面了解所用药物的治疗作用及不良反应，做好监督服药工作。

（5）定期复查，注意监测血常规、肝功能的结果。

结果与转归：经过9天的治疗和护理，患者咳嗽、咳痰较入院时减轻。根据药敏结果制订治疗方案后，服药无不良反应发生，于 2022 年 8 月 30 日出院。2022 – 12 – 28 日门诊随访患者，胃管已拔除，可自行进食，语言交流无障碍，CT 示肺内病灶较前减少。

病例点评：

1. 病例特点　患者病情复杂，诊断有"脓肿分枝杆菌肺病，舌根癌术后，2 型糖尿病，冠心病，少量胸腔积液，少量心包积液，肺炎"。患者舌根癌术后，无法经口进食，需经鼻胃管进行鼻饲，又患有脓肿分枝杆菌肺病，治愈率低，还存在对多种药物耐药的问题。

2. 护理难点　患者舌根癌术后护理与患者的用药是护理难点。患者舌根癌术后半年，不能经口进食，需留置胃管进行鼻饲，患者尚不能正确发音，沟通存在障碍，因此在护理患者时需要充分评估患者，应用图文结合的方式有针对性地给予吞咽功能训练及语言功能训练，同时注意由易到难，由慢到快，循序渐进。患者脓肿分枝杆菌肺病药敏结果对多种抗生素耐药，遵医嘱给予硫酸阿米卡星、氯法齐明、利奈唑胺、阿奇霉素治疗，NTM 治疗过程长，需持续服药 18 个月，告知患者联合、规律、全程用药的重要性，嘱患者及家属切记服药要求和谨遵医嘱，做到按时按量，不自行改变药物剂量和种类，提高患者服药依从性。

3. 护理的关键措施　①专科护理；②舌根癌术后护理；③营养支持；④VTE 的预防；⑤预防感染的传播；⑥心理护理；⑦用药指导。

小结：本例患者为脓肿分枝杆菌肺病合并舌根癌术后患者，非结核分枝杆菌（non tuberculous mycobacterial，NTM）具有与结核病相似的临床表现，NTM 广泛存在于自然界，人类主要从土壤、水和气溶胶中感染患病，近年来呈快速增长趋势，已成为威胁人类健康的重要公共卫生问题之一。NTM 肺病也会出现咳嗽、咳痰、发热等结核相似症状，且治疗难度较大，临床上主要通过抗菌药物治疗。舌根癌（cancer of tongue base）指原发于舌根的上皮性恶性肿瘤，是常见的一种口咽癌，男性发病较多见，绝大多数患者在术后都会面临吞咽困难，而该并发症的发生会直接影响到患者的正常进食，导致患者出现呃逆、呛咳等不适症状出现。同时舌癌患者在术后还有可能面临语言不清这种言语表达障碍性病症的困扰和危害，给患者造成极大的心理负担。护理该患者时不仅关注了患者的专科护理、用药指导，还关注了患者的康复训练、营养支持、心理特点。现随访患者已拔除鼻胃管，能够正常经口饮食，语言功能恢复正常，症状好转，肺部病灶较前改善。

（刘思　首都医科大学附属北京胸科医院）

病例 20 一例继发性肺结核合并食管癌术后患者的护理

患者张某，男，47岁，2023年2月24日以"继发性肺结核双肺涂（-）复治、细菌性肺炎、食管癌术后（食管全切术）、营养不良"收入院。

主诉：肺结核病史10年，发热20天。

院外诊治经过：患者于10年前因咳嗽发现肺结核，予以HRZE抗结核治疗2年，遵医嘱停药，于1年前再次出现咳嗽，于当地医院诊断为肺结核，予以HLZEMfx抗结核治疗，肺内病变有好转，患者于2023年1月28日因食管癌行食管全切手术后出现发热，最高体温可达38.9℃，予以亚胺培南西司他丁钠抗炎治疗，体温有好转，目前体温在37.3~37.7℃，为进一步诊治收入院。患者近日来，精神弱，应用鼻饲流食，二便尚可，体重有减轻。

结核病接触史：无家庭结核病接触史。卡介苗已接种。

既往史：于2023年1月28日因食管癌行食管全切术，术后失声，否认肝炎、疟疾病史，否认高血压、心脏病史，否认糖尿病、脑血管疾病、精神疾病史，否认手术、外伤、输血史，否认食物、药物过敏史。

个人史：生于原籍，久居当地，无疫区、疫情、疫水接触史，无牧区、矿山、高氟区、低碘区居住史，无化学性物质、放射性物质、有毒物质接触史，无吸毒史，吸烟7~8年，平均10支/日，已戒烟10年，偶饮酒，现已戒，已婚已育。

家族史：否认冠心病、高血压、糖尿病、肿瘤和遗传性疾病家族史。

入院查体：神志清醒，发育正常，营养不良，慢性病容，表情自如，主动体位。生命体征：T：36.8℃，P：120次/分，R：21次/分，BP：115/74mmHg。全身皮肤无黄染，无皮疹、皮下出血、皮下结节、瘢痕，毛发分布正常，皮下无水肿，无肝掌、蜘蛛痣。胸廓正常，胸骨无叩痛，乳房正常对称。呼吸运动正常，肋间隙正常，语颤正常，无胸膜摩擦感，无皮下握雪感，呼吸动度正常，叩诊清音，呼吸规整，双肺呼吸音清，双肺未闻及干、湿啰音。心前区无隆起，心尖搏动正常，无震颤，无心包摩擦感，心浊音界正常，心率120次/分，心音正常，律齐，无杂音，无心包摩擦音。无周围血管征。前胸可见手术瘢痕，未拆线。

入院诊断：继发性肺结核双肺涂（-）复治、细菌性肺炎、食管癌术后（食管全切手术）、营养不良。

辅助检查：入院后完善胸部CT（图2-20-1）、血常规、血气分析、血生化、痰液等各项临床检测指标变化（表2-20-1~表2-20-5）。

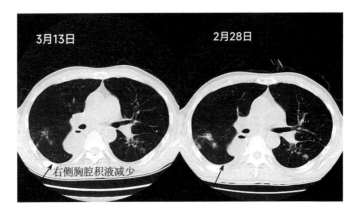

图 2 - 20 - 1　胸部 CT（2023 年 3 月 13 日）

双肺散在多发斑片、斑点影及结节影 少许磨玻璃密度影，部分结节钙化，右上肺可见条状高密度影，左肺下叶可见空洞，纵隔未见肿大的淋巴结。双侧各叶支气管开口通畅。双侧胸膜局限性增厚，右侧胸腔见液体密度影。心脏形态正常。与 2023 年 2 月 28 日 CT 比较，双肺病变较前吸收，右侧胸腔积液减少

表 2 - 20 - 1　血常规动态变化

	血红蛋白 （g/L）	白细胞 （×10⁹/L）	血小板 （×10¹²/L）	红细胞 （×10¹²/L）
参考范围	135 ~ 175	3.5 ~ 10	100 ~ 300	4.3 ~ 5.8
2 月 24 日	88 ↓	10.7 ↑	301 ↑	2.68 ↓
3 月 2 日	72 ↓	4.94	233	2.23 ↓
3 月 3 日	74 ↓	4.77	256	2.23 ↓
3 月 8 日	86 ↓	5.79	285	2.53 ↓

表 2 - 20 - 2　肝功能、肾功能及电解质动态变化

	白蛋白 （g/L）	总蛋白 （g/L）	C - 反应蛋白 （mg/L）	肌酐 （μmol/L）	铁 （μmol/L）	钠 （mmol/L）	糖 （mmol/L）
参考范围	35 ~ 55	55 ~ 85	0 ~ 5	45 ~ 104	11 ~ 32	135 ~ 145	3.9 ~ 6.1
2 月 24 日	35.2	69.7	96.56 ↑	43.6 ↓	6.5 ↓	125.8 ↓	7.5 ↑
3 月 2 日	31 ↓	59.9	5.11 ↑	49.8	—	128.8 ↓	5.3
3 月 8 日	37.1	66.2	2.37	54.8	10.5 ↓	135	5

表 2 - 20 - 3　凝血全项

	二聚体（mg/L）	凝血酶原时间（s）
参考范围	0 ~ 0.5	9.4 ~ 12.5
2 月 24 日	3.08 ↑	12.9 ↑
3 月 2 日	1.955 ↑	12.5

表 2 - 20 - 4　血气分析变化

	pH	PaO₂（mmHg）	PaCO₂（mmHg）	BE（mmol/L）	氧合指数（mmHg）
参考范围	7.35 ~ 7.45	95 ~ 100	35 ~ 45	- 3 ~ + 3	400 ~ 500

续表

	pH	PaO₂ （mmHg）	PaCO₂ （mmHg）	BE （mmol/L）	氧合指数 （ mmHg）
2 月 24 日	7.51 ↑	101mmHg ↑	38mmHg	7.3mmol/L ↑	348 ↓
2 月 28 日	7.45	119mmHg ↑	43mmHg	4.6mmol/L ↑	410

表 2 - 20 - 5 痰检结果

	直接涂片抗酸染色镜检
2 月 27 日	抗酸菌 （－）

入院后诊疗经过：患者中年男性，肺结核治疗 1 年，食管癌术后出现发热，患者应用肠内营养液间断出现反流，考虑与误吸有关。嘱患者营养液暂时由 2000ml 减量至 1500ml，营养液滴注及休息时暂不能平卧，以防反流造成误吸，入院后给予抗感染及补充电解质治疗，2 月 27 日患者诉胸闷、憋气，给予氧气吸入 2L/min，复查 CT 示右肺病变实变影较前加重，右侧胸腔积液多于左侧，加强抗感染治疗，停用头孢美唑钠改用美罗培南抗感染，3 月 10 日患者经抗感染治疗后症状较前好转，抗生素予以降阶梯治疗，由美罗培南换为头孢美唑钠（表 2 - 20 - 6），3 月 13 日复查 CT 示肺内病变较前有吸收好转。

表 2 - 20 - 6 药物治疗

开始时间	结束时间	主要作用	药物名称
2 月 25 日	3 月 3 日	补充电解质	5% 葡萄糖氯化钠 500ml + 浓氯化钠 30ml qd 静脉滴注
2 月 25 日	2 月 27 日	抗感染	0.9% 氯化钠 100ml + 头孢美唑钠 2g bid 静脉滴注
2 月 28 日	3 月 10 日	抗感染	0.9% 氯化钠 100ml + 美罗培南 1g tid 静脉滴注
3 月 11 日	3 月 14 日	抗感染	0.9% 氯化钠 100ml + 头孢美唑钠 2g bid 静脉滴注
3 月 3 日	3 月 14 日	补铁	0.9% 氯化钠 250ml + 蔗糖铁 100mg tid 静脉滴注
2 月 24 日	3 月 14 日	营养支持	肠内营养混悬液 500ml tid 60ml/h 泵入

入院后护理评估：

1. 应用入院评估表评估患者的症状和体征（书末附表）。

2. 应用巴塞尔（Barthel）指数评定量表评估患者日常生活能力，生活完全自理，得分 100 分（表 2 - 20 - 7）。

3. 应用营养风险筛查表（NRS2002）评估患者营养状况，患者体重指数（BMI）21.5，白蛋白 31g/L，鼻饲饮食，有营养不良的风险，需营养支持治疗，得分 4 分（表 2 - 20 - 7）。

4. 应用巴顿（Barden）皮肤评估表评估患者皮肤情况，患者食管切除术后，营养状况差，鼻肠管鼻饲饮食，患者可自如行走，得分 21 分（表 2 - 20 - 7）。

5. 应用帕多瓦（Padua）内科住院患者静脉血栓栓塞症风险评估表评估患者血栓形成的风险，患者卧床及存在急性感染，评估结果为低危，得分 2 分（表 2 - 20 - 7）。

6. 监测患者生命体征（图 2 - 20 - 2，图 2 - 20 - 3）。

表 2 - 20 - 7　评估结果（分）

	Barthel 指数评定量表	NRS2002 营养风险筛查表	Barden 皮肤评估表	Padua 内科住院患者静脉血栓栓塞症风险评估表
2 月 24 日	100	4 （有营养不良的风险）	21	2（低危）
3 月 7 日	—	—	—	—
3 月 15 日	100	—	—	2（低危）

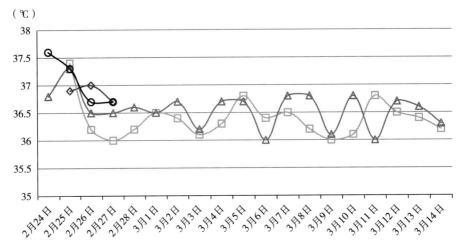

图 2 - 20 - 2　体温变化趋势

6:00（空心菱形）；10:00（空心正方形）；14:00（空心三角形）；16:00（空心圆）

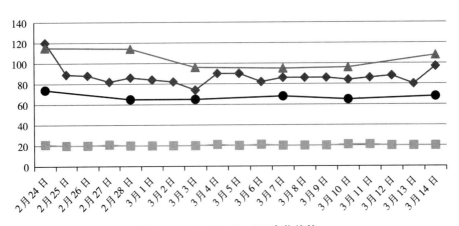

图 2 - 20 - 3　P、R、BP 变化趋势

脉搏（实心菱形）；呼吸（实心正方形）；收缩压（实心三角形）；舒张压（实心圆）

护理诊断/问题：

1. 有误吸的危险　与患者食管癌术后留置胃管易发生反流有关。

2. 营养失调：低于机体需要量　与患者疾病消耗、食管癌术后消化吸收面积减少有关。

3. 低效性呼吸型态 与患者胸腔积液导致胸闷憋气有关。

4. 活动无耐力 与食管癌术后有关。

5. 有发生深静脉血栓的危险 与血液高凝状态有关。

6. 焦虑 与患者疾病预后有关。

7. 知识缺乏 与患者缺乏食管全切术后相关知识有关。

主要护理措施：

1. 专科护理

（1）术后护理 术后重视患者主诉，密切观察意识及生命体征变化，观察手术切口渗血情况。术后 3～4 d 禁饮、禁食，此期间吻合口处于充血水肿期，嘱患者不可下咽唾液，以免感染造成食管吻合口漏；术后易并发肺不张、肺炎，食管癌根治术后的管理对预防肺部并发症十分重要，翻身拍背每 2h 一次，鼓励患者深呼吸和有效咳痰。术后当天给予采取腹式呼吸，术后 1～2 d，增加胸式呼吸，练习吹气球等，促进肺膨胀。对无效咳嗽及痰不易咳出的患者首先雾化吸入治疗，人工气道患者按需吸痰，保持呼吸道通畅，尽早解除患者不适。患者术后失声，护士应耐心倾听患者的表达，为了能快速满足患者的需求，护士也可使用交流图片，便于患者准确表达想法，利于护患沟通，体现以患者为中心的护理服务理念。

（2）鼻肠营养管护理 每日给予鼻肠管更换固定贴，护理时需定时记录鼻肠管置入的长度，同时将管道用细绳绑紧，绕头一圈固定，防止管道扭曲、打折、意外滑脱。预先告知患者在翻身、侧卧位时避免打折、压迫或拉脱营养管。在交接班时要注意对管路固定位置、长度等基本信息进行核对，严防食管癌术后患者鼻肠管脱出。保持营养管通畅，每次使用前及使用后均用 10～20ml 温开水冲洗管道，持续输注时，营养管每 4～6 小时冲洗管道一次。

（3）营养液滴注护理 营养液开启后应即刻使用，如暂不输注需置于冰箱内保存并在 24 小时之内使用，营养液输注温度 38～40℃，输注速度 60ml/h。注意观察患者有无腹痛、腹泻、腹胀、恶心、呕吐、反流及大便数量、性质。如患者出现轻度腹痛、腹泻等不适，减慢输入速度一般可缓解，严重者遵医嘱停止输入并给予对症处理。定时监测胃潴留情况，一旦胃潴留液大于 100ml，应停止输入。

（4）口腔护理 鼻饲期间，给予每日 2 次口腔护理，以保持口腔清洁、舒适。

（5）体位护理 协助患者取舒适体位，滴注营养液时，让患者保持坐位或半卧位，滴入完毕后，同时维持此体位 30～60 分钟，可以减少营养液反流以及流入呼吸道引起患者窒息的可能。

（6）手术切口皮肤护理 患者伤口定时给予换药，愈合后给予拆线。

（7）遵医嘱给予低流量氧气吸入 2L/min，减轻患者胸闷、憋气症状，密切观察用氧效果，定时监测血气指标。

（8）评估患者呼吸的频率、节律、深度；口唇、肢端发绀及睡眠情况；评估体温变化。

（9）遵医嘱定时给予抗感染、补充电解质治疗。

（10）保持室内空气清新，温度、湿度适宜，定时进行通风。

2. VTE 的预防

（1）内科住院患者静脉血栓栓塞症风险评分 2 分，为低危，实施基本预防措施。

（2）鼓励患者勤翻身，早期功能锻炼，勤下床活动。

（3）指导患者进行踝泵运动，促进血液循环。方法：背屈、内翻、跖屈、外翻、环绕，最大幅度时保持 3 ~ 5 秒，20 ~ 30 次/组，至少 3 ~ 4 组/日。

（4）指导患者进行深呼吸以增加膈肌运动，促进血液回流。联合踝泵运动使股静脉血流速度提高至 2.6 倍。方法：深吸气、用力呼气，10 ~ 20 次/小时。

3. 营养支持

（1）24 小时内进行营养风险筛查，第一时间关注患者营养状况。

（2）患者存在营养不良风险，请营养师会诊，根据医嘱执行营养治疗。

（3）患者食管癌术后，给予高能量肠内营养液，嘱间断喂养，促进胃排空，避免反流及误吸。

4. 心理护理，缓解患者焦虑

（1）评估患者的心理状态，了解心理感受。对于营养管路带来的不适感以及对疾病的恢复表示焦虑、担忧。针对患者心理状况，给予心理支持，告知营养管的重要性，防止无意中拔除营养管路导致难以弥补的危害，讲解疾病相关知识，增强战胜疾病的信心。

（2）鼓励患者表达情感，多与患者交流沟通，通过询问、交谈了解患者内心状况，消除焦虑，增强战胜疾病的信心。

（3）允许患者家属陪住，给予患者心理支持。

（4）为患者提供安静舒适的环境，保护隐私。

5. 结果与转归　患者因食管癌术后误吸导致肺炎，经过 20 天的治疗和护理，患者胸闷、憋气改善，肺部炎症减轻，生命体征平稳，营养状况改善，于 2023 年 3 月 15 日出院。

病例点评：

1. 病例特点　患者病情重，入院诊断"继发性肺结核双肺涂（－）复治、细菌性肺炎、食管癌术后（食管全切手术）、营养不良"。患者食管癌术后留置鼻肠管，出现反流，导致肺部炎症，护理不当可加重肺部炎症，患者营养存在问题。

2. 护理难点　患者为继发性肺结核复治，合并食管癌术后失声，在沟通上护士应耐心倾听；在饮食护理上，应关注患者有无发生低血糖的情况，注意患者营养液滴速及温度，关注患者营养液反流情况，关注有无胃潴留情况；患者鼻肠管避免发生脱管、堵管事件。

3. 护理的关键措施　①专科护理；②VTE 的预防；③营养支持；④心理护理。

4. 小结　本例患者为继发性肺结核双肺涂（－）复治，同时有食管癌食管切除术后引起误吸导致吸入性肺炎。患者留置鼻肠管，严防管路脱出。每次注射营养液前后，需使用温水对鼻肠管进行冲洗，防止鼻肠管发生堵塞。注意营养液输注温度及输注速度。在注射肠内营养过程中，注意观察患者有无恶心、呕吐、腹胀、腹泻、便秘等症状出现；协助患者取舒适体位，注意监测胃潴留情况，以防止营养液反流加重肺部炎症。经常询问患者是否有反流情况，根据患者反流情况及时通知医生，给予营养液速度及量的调整。经过医护团队治疗及护理，患者营养改善，感染得到控制，于 2023 年 3 月 15 日出院。

（赵越　首都医科大学附属北京胸科医院）

抗结核药物英文缩略语表

异烟肼 Isoniazid	INH
利福平 Rifampicin	RFP
吡嗪酰胺 Pyrazinamide	PZA
乙胺丁醇 Ethambutol	EMB
利福喷丁 Rifapentine	RFT
利福布汀 Rifabutin	RFB
左氧氟沙星 Levofloxacin	LFX
莫西沙星 Moxifloxacin	Mfx
贝达喹啉 Bedaquiline	Bdq
利奈唑胺 linezolid	Lzd
氯法齐明 Clofazimine	Cfz
环丝氨酸 Cycloserine	Cs
阿米卡星 Amikacin	Amk
德拉马尼 Delamanid	Dlm
丙硫异烟胺 Prothionamide	Pto
链霉素 Streptomycin	Sm
对氨基水杨酸 P – aminosalicylic acid	PAS

附 表

附表 1   患者入院评估表

病区：

基本信息	姓名：　　　　　性别：男/女　　年龄：　　　　民族：
	病案号：　　　　　　　　　　　　　　　　入院日期：

入院诊断：

基本体征	体温：＿＿＿＿℃　脉搏：＿＿＿＿次/分　呼吸：＿＿＿＿次/分
	血压：＿＿＿＿mmHg　身高：＿＿＿＿cm　体重：＿＿＿＿kg

入院 原因		专科 症状	胸痛：□无 □有　　咳嗽：　□无 □有 咳痰：□无 □有　　痰液性质：□黏稠 □稀薄 痰液颜色：□白 □黄 咯血：□无 □有 □血丝 □血染/□暗红 □鲜红 胸闷：□无 □有　　憋气：□无 □有 呼吸困难：□无 □有 活动后加重：□无 □有
入院 方式	□门诊 □急诊　□转入 □有　□无家属陪伴 □步行　□搀扶　□轮椅 □平车	意识 状态	□清醒 □嗜睡　□意识模糊 □谵妄 □浅昏迷 □深昏迷
睡眠 情况	□正常　□入睡困难 □服镇静剂 □易醒 □失眠　□早醒 □晨起疲乏 睡眠时间＿＿＿＿小时	饮食 情况	□普食 □其他＿＿＿＿　＿＿＿＿ 食欲：□正常　□增加　□减退　□不思饮食 饮食习惯：□无 □有＿＿＿＿
排泄 情况	排尿：□正常　□尿潴留　□尿失禁 　　　□尿管　□造瘘 　　　□其他＿＿＿＿ 排便：□正常　□便秘 　　　□腹泻　□失禁 　　　□造瘘 □其他＿＿＿＿	皮肤 情况	□正常　□苍白　□潮红　□黄染　□脱水 □皮疹　部位＿＿＿＿＿＿＿＿＿＿＿＿ □水肿　部位＿＿＿＿＿＿＿＿＿＿＿＿ □破溃　部位＿＿＿＿＿＿＿＿＿＿＿＿ □瘙痒　部位＿＿＿＿＿＿＿＿＿＿＿＿ □其他＿＿＿＿＿＿＿＿＿＿＿＿
情绪 状态	□稳定　□紧张　□焦虑　□恐惧 □其他＿＿＿＿	自理 情况	□完全自理　□完全不能自理 □部分自理：进食/洗漱/穿衣/沐浴/如厕
疾病 认识	□完全了解　□部分了解　□不了解 不了解内容＿＿＿＿＿＿＿	管路	□无 □有＿＿＿＿＿＿＿＿＿＿
既 往 史	□否认 □其他 ＿＿＿＿＿＿＿＿	过 敏 史	□否认 □有＿＿＿＿＿＿＿＿ ＿＿＿＿＿＿＿＿ ＿＿＿＿＿＿＿＿
付费 方式	□自费　　□大病统筹　　□医疗保险　　□公费　　□农村合作医疗 □其他＿＿＿＿		
其他 护理 记录			

责任护士签字：

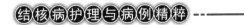

附表2　皮肤评估表

科室：	床号：	姓名：	病案号：	入院日期：
性别：	年龄：	身高：	体重：	诊断：

一、患者状态

□意识不清 □瘫痪 □长期卧床 □营养不良 □老年人（≥60岁） □ADL≤40分 □其他

二、Braden压疮评估量表

项目		评估标准	分值	评估日期（日/月）				
感觉	完全受损	对疼痛刺激无反应	1					
	非常受损	对疼痛刺激有反应，只能通过呻吟或烦躁不安表示	2					
	轻微受损	可口头表达但不能全部表达身体不适感；1~2个肢体有感觉障碍	3					
	无受损	无感觉障碍	4					
湿度	持续潮湿	大、小便失禁，每次翻身或移动时都发现潮湿	1					
	经常潮湿	皮肤经常潮湿，床单至少需要每班更换	2					
	偶尔潮湿	皮肤偶尔潮湿，床单需每天更换	3					
	很少潮湿	皮肤一般是干爽的，只需常规更换床单	4					
活动	卧床	完全卧床	1					
	坐位	不能行走或行走严重受损；借助轮椅	2					
	偶尔行走	可短距离行走，大部分时间需卧床或坐轮椅活动	3					
	经常行走	能自主活动，经常行走	4					
移动	完全受限	在他人帮助下才能改变体位	1					
	非常受限	可偶尔轻微改变身体或肢体位置	2					
	轻微受限	可独立、经常、轻微改变身体或肢体位置	3					
	不受限	可自主活动、翻身	4					
营养	非常缺乏	进食量小于常规的1/3；禁食或静脉输液超过5天	1					
	可能缺乏	进食量为常规的1/2；或进食少于需要量流食或鼻饲	2					
	充足	每餐能吃完大多数食物；通过鼻饲或TPN得到基本营养	3					
	营养丰富	正常	4					

续表

项目		评估标准	分值	评估日期（日/月）					
摩擦力和剪切力	有问题	需要协助才能移动；在床上或椅子上经常下滑	1						
	潜在问题	大部分时间会保持良好体位，偶尔有向下滑动	2						
	无问题	能够独立移动并能保持良好的体位	3						
		合计分数							
		护士签名							

危险分级：≤ 9 分（极高危）；10 ~ 12 分（高危）；13 ~ 14 分（中度高危）；15 ~ 18 分（低度高危）。

三、护理措施

A 翻身　B 压疮贴膜　C 气垫床　D 局部软垫　E 涂抹外用药　F 其他方法

四、皮肤动态观察表

日期	Braden 评分	皮肤情况	护理措施	效果		签名
				有效	无效	

备注：1. 当患者入院时，根据患者状态进行评估。
2. 当 Braden 评分危险分级 ≤18 分的患者，要根据患者病情变化随时进行评估，每周至少评估 1 次。
3. 根据患者皮肤情况随时填写皮肤动态观察表。
4. 常见压疮好发部位：枕部、耳廓、肩胛部、肘部、髂前上棘、髋部、骶尾部、膝部、踝部、足跟部、其他。

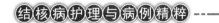

Braden 压疮评估量表

项目		评分标准
感觉（对压力导致的不适感觉的反应能力）	完全受损 1 分	由于知觉减退或使用镇静剂而对疼痛刺激无反应；或大部分体表对疼痛感觉能力受损
	非常受损 2 分	仅对疼痛有反应，除了呻吟或烦躁外不能表达不适；或者是身体的 1/2 由于感觉障碍而限制了感觉疼痛或不适的能力
	轻微受损 3 分	对言语指令有反应，但不是总能表达不适；需要翻身或 1～2 个肢体有感觉障碍，感觉疼痛或不适的受限
	无受损 4 分	对言语指令反应良好，无感觉障碍，感觉或表达疼痛不适的能力不受限
湿度（皮肤潮湿的程度）	持续潮湿 1 分	皮肤持续暴露在汗液或尿液等引起的潮湿状态中；每次翻身或移动时都能发现潮湿
	经常潮湿 2 分	皮肤经常但不是始终潮湿，每班需更换床单
	偶尔潮湿 3 分	皮肤偶尔潮湿，每天需更换一次床单
	很少潮湿 4 分	皮肤一般是干爽的，只需常规换床单
活动（身体的活动程度）	卧床 1 分	完全卧床
	坐位 2 分	不能行走或行走严重受限；不能负荷自身重量；必须借助椅子或轮椅
	偶尔行走 3 分	白天可短距离行走，伴或不伴辅助，大部分时间需卧床或坐轮椅活动
	经常行走 4 分	每天至少可在室外行走 2 次，在室内 2 小时活动一次
移动（改变和控制体位的能力）	完全不自主 1 分	没有辅助身体或肢体不能够改变位置
	非常受限 2 分	可偶尔轻微改变身体或肢体位置，但不能独立、经常或大幅度改变
	轻微受限 3 分	可独立、经常、轻微改变身体或肢体位置
	不受限 4 分	没有辅助可以经常进行大的身体或肢体位置改变
营养（日常进食方式）	非常缺乏 1 分	从未吃过完整的一餐；每餐很少吃完 1/3 的食物；每天吃两餐，且缺少蛋白质（肉或奶制品）摄入；缺少液体摄入；不能进食水或食物；禁食或进食全流或静脉输液 5 天以上
	可能缺乏 2 分	很少吃完一餐，通常每餐只能吃完 1/2 的食物；蛋白质摄入仅是每日 3 餐中的肉或奶制品；偶尔进食，或进食少于需要量的流食或鼻饲
	充足 3 分	每餐能吃完大多数食物；每日吃四餐含肉或奶制品的食物；偶尔会拒吃一餐，但通常会进食；行鼻饲或肠胃外营养，能够提供大部分的营养需要
	营养丰富 4 分	吃完每餐食物；从不拒吃任一餐；通常每日吃四餐或更多次含肉或奶制品食物；偶尔在两餐之间加餐；不需要额外补充营养
摩擦力和剪切力	有问题 1 分	需要协助才能够移动患者，移动患者时皮肤与床单表面没有完全托起，患者在床上或椅子上经常会向下滑动
	潜在问题 2 分	很费力地移动患者，大部分时间能保持良好体位，偶尔有向下滑动
	无明显问题 3 分	在床上或椅子里能够独立移动，并保持良好的体位

附表3　患者跌倒风险评估表及预防措施

姓名：_____性别：_____年龄：_____床号：_____病案号：_____

入院日期：_____诊断：_____

跌倒的常见风险因素

项目	内容
生理功能	视力障碍、眩晕、肢体功能障碍和自控体位能力下降等
既往史	有跌倒史；患有心脑血管病、帕金森病、骨关节病、精神疾病等
药物应用	使用镇静安眠药、降压药、降糖药、抗精神疾病药等
环境	地面不平、湿滑、有障碍物；灯光昏暗或刺眼等
老年人或照顾者的认知行为	对跌倒认知不足或无认识；手杖、助步器、轮椅使用不当；着装过于肥大等

Morse 跌倒风险评估量

项目	评分标准（得分写在对应空格内）	日期					
		科室					
近三个月内跌倒史/视觉障碍	没有 = 0						
	有 = 25						
超过一个医疗诊断	没有 = 0						
	有 = 15						
使用助行工具	没有需要/完全卧床/护士扶持 = 0						
	丁型拐杖/手杖/学步车 = 15						
	扶家具行走 = 30						
静脉输液/置管/是使用药物治疗	没有 = 0						
	有 = 20						
步态	正常/卧床/轮椅代步 = 0						
	乏力/≥65 岁/直立性低血压 = 10						
	失调及不平衡 = 20						
精神状态	了解自己能力 = 0						
	忘记自己限制/意识障碍/躁动不安/沟通障碍/睡眠障碍 = 15						
总得分							
评估者签字							

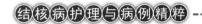

跌倒预防护理措施

编号	护理措施	日期				
低风险措施：（1~6 项）						
1	根据病情变化，按照分级护理制度定时进行巡视					
2	保持地面无水渍、障碍物，病室及活动区域光线充足					
3	妥善固定床刹					
4	指导患者穿长短合适的衣裤及大小合适的防滑鞋					
5	呼叫器放置适当位置					
6	进行预防跌倒的健康宣教					
脑卒中险措施：（1~7 项）						
7	当体位变化时，尤其是夜间，应缓慢渐进坐起，平躺 30 秒，坐起 30 秒，站立 30 秒，再行走					
高风险措施：（1~8 项）						
8	给予预防跌倒警示标识，以便告知及引起患者及家属的重视，必要时有专人陪护患者					
特殊风险措施：						
9	患者服用镇静、安眠药或患有高血压、糖尿病，当出现头晕、心悸等不适，应指导其勿下床活动					
10	指导患者活动时尽量利用楼梯的扶手、栏杆，有人陪同并保障安全					
11	指导患者若使用助行器，请将其放置在适当的位置，关注助行器的使用情况					
签字	责任护士					

填表说明：
1. 评估要求：患者入院或转科时，进行跌倒风险评估；病情变化随时评估；跌倒后需评估。选用的风险措施划"√"。
2. 计分要求：参考跌倒常见风险因素相关内容进行跌倒评分。Morse 评估 0~24 分为低度风险；25~44 分为中度风险；≥45 分为高度风险；根据评估结果制定相应防跌倒措施方案（2019.3）。
3. 跌倒≥45 分的高度风险患者床头进行风险警示标识。
4. 发生跌倒事件 24 小时内上报护理部。

附表3 患者跌倒风险评估表及预防措施

姓名：_____ 性别：_____ 年龄：_____ 床号：_____ 病案号：_____

入院日期：_____ 诊断：_____

跌倒的常见风险因素

项目	内容
生理功能	视力障碍、眩晕、肢体功能障碍和自控体位能力下降等
既往史	有跌倒史；患有心脑血管病、帕金森病、骨关节病、精神疾病等
药物应用	使用镇静安眠药、降压药、降糖药、抗精神疾病药等
环境	地面不平、湿滑、有障碍物；灯光昏暗或刺眼等
老年人或照顾者的认知行为	对跌倒认知不足或无认识；手杖、助步器、轮椅使用不当；着装过于肥大等

Morse 跌倒风险评估量

项目	评分标准（得分写在对应空格内）	日期				
		科室				
近三个月内跌倒史/视觉障碍	没有 = 0					
	有 = 25					
超过一个医疗诊断	没有 = 0					
	有 = 15					
使用助行工具	没有需要/完全卧床/护士扶持 = 0					
	丁型拐杖/手杖/学步车 = 15					
	扶家具行走 = 30					
静脉输液/置管/是使用药物治疗	没有 = 0					
	有 = 20					
步态	正常/卧床/轮椅代步 = 0					
	乏力/≥65 岁/直立性低血压 = 10					
	失调及不平衡 = 20					
精神状态	了解自己能力 = 0					
	忘记自己限制/意识障碍/躁动不安/沟通障碍/睡眠障碍 = 15					
总得分						
评估者签字						

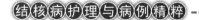

跌倒预防护理措施

编号	护理措施	日期				
低风险措施：（1~6项）						
1	根据病情变化，按照分级护理制度定时进行巡视					
2	保持地面无水渍、障碍物，病室及活动区域光线充足					
3	妥善固定床刹					
4	指导患者穿长短合适的衣裤及大小合适的防滑鞋					
5	呼叫器放置适当位置					
6	进行预防跌倒的健康宣教					
脑卒中险措施：（1~7项）						
7	当体位变化时，尤其是夜间，应缓慢渐进坐起，平躺30秒，坐起30秒，站立30秒，再行走					
高风险措施：（1~8项）						
8	给予预防跌倒警示标识，以便告知及引起患者及家属的重视，必要时有专人陪护患者					
特殊风险措施：						
9	患者服用镇静、安眠药或患有高血压、糖尿病，当出现头晕、心悸等不适，应指导其勿下床活动					
10	指导患者活动时尽量利用楼梯的扶手、栏杆，有人陪同并保障安全					
11	指导患者若使用助行器，请将其放置在适当的位置，关注助行器的使用情况					
签字	责任护士					

填表说明：
1. 评估要求：患者入院或转科时，进行跌倒风险评估；病情变化随时评估；跌倒后需评估。选用的风险措施划"√"。
2. 计分要求：参考跌倒常见风险因素相关内容进行跌倒评分。Morse 评估 0~24 分为低度风险；25~44 分为中度风险；≥45 分为高度风险；根据评估结果制定相应防跌倒措施方案（2019.3）。
3. 跌倒≥45 分的高度风险患者床头进行风险警示标识。
4. 发生跌倒事件 24 小时内上报护理部。

附表4 患者坠床风险评估表及预防措施

姓名：_____　性别：_____　年龄：_____　床号：_____　病案号：_____

入院日期：_____　诊断：_____

坠床的常见风险评估表

项目（评估后符合就在相应格内打"√"，不符合就在相应格内打"—"，一个"√"即为危险人群）	评估					
	日期					
	科室					
生理功能：部分肢体活动功能障碍和自控体位能力下降等						
既往史：有坠床史；患有心脑血管病、癫痫、帕金森病等						
精神因素：存在谵妄、恐惧、躁动等症状						
环境：床、平车未使用护栏，未采取固定措施						
老年人或照顾者的认知：对坠床认知不足或无认知						
评估者签字						

坠床高危人群护理措施

编号	护理措施	日期				
1	根据病情变化，按照分级护理制度定时进行巡视					
2	给予预防坠床警示标识					
3	妥善固定床刹					
4	放置床档且功能正常					
4	若床档处于拉起状态，下床需先放下床档，切勿翻越					
5	呼叫器放置适当位置					
6	对意识不清、躁动不安的患者，遵医嘱给予适当保护及约束					
8	进行预防坠床的健康宣教					
签字	责任护士					

填表说明：
1. 评估要求：患者入院或转科时，进行坠床风险评估；病情变化随时评估。选用的护理措施划"√"，不选用的划"—"。
2. 有坠床危险的患者给予床头进行风险警示标识。
3. 发生跌倒/坠床事件24小时内上报护理部。
附：跌倒/坠床健康教育相关内容：
1. 当患者需要协助而家属/陪护人员不在时，请按呼叫器通知护理人员。
2. 日常物品放置于取用的范围内。
3. 患者下床时，要采取渐进式，坐起1分钟，站立1分钟后再缓慢行走。
4. 患者服用镇静、安眠药或血压、血糖控制不稳定或出现头晕、心悸等不适时，请勿自行下地活动。
5. 物品请尽量收于柜内，以保持通道宽敞。
6. 患者穿着衣裤长度合适。
7. 患者、家属、陪护人员均应穿防滑包脚平底软鞋。
8. 经主管医生同意，并由家属陪伴方可淋浴。
9. 活动时尽量利用楼梯的扶手、栏杆，有人陪同并保障安全。
10. 若使用助行器，请将其放置在适当的位置，关注助行器的使用情况。

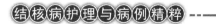

附表5 跌倒（坠床）危险因素评估表

（中国人民解放军第八医学中心）

姓名：_____ 科室：_____ 年龄：_____ 岁 住院日期：_____ 住院号：_____

评估内容	危险因素	评估时间			
年龄	≥65 岁；≤9 岁				
跌倒（坠床）史	过去的 3 个月内曾有超过一次的跌倒（坠床）史				
疾病因素	外伤、出血、术后及各类疾病引起的虚弱无力、眩晕				
活动能力	活动受限、退行性改变、脑血管病后遗症、残障等引起的行动不稳、感觉运动功能障碍				
视觉功能	视物不清、视野缺失、偏盲等				
使用特殊药物	麻醉、止疼、镇静、催眠药				
	降血糖药				
	降压药 其他易引起跌倒（坠床）危险的药物				
精神状态改变	各种原因引起的嗜睡、模糊、定向力失常、躁动等				
其他方面	长期卧床后开始下床活动				
评估护士签名					
1	使患者掌握防跌倒（坠床）注意事项和方法：下床、行走、移动、如厕时有人陪同，患者行走时应穿防滑拖鞋，外出时不可穿拖鞋；裤脚长度不超过脚面				
2	向陪护人员讲解预防跌倒（坠床）措施并交代离开患者时要向护士报告				
3	教会患者使用呼叫器并将其放置于患者床头				
4	向使用特殊药物的患者讲解药物的不良反应和注意事项				
5	床旁加床挡并保证其固定好				
6	固定病床床轮				
7	确保患者易于拿到随手用物				
8	教会患者"三步"起床法，每步至少30秒				
9	卧床超过1周，下床时确保有人陪护患者				
10	病区内部放置过多的杂物等				
11	保持病区内一定的照明光线				
12	地面光滑或刚拖过的湿地面要有醒目的标志				
13	征得患者家属同意情况下使用约束带				
评估护士签名					

附表6　危重患者风险评估表

床号_____　姓名_____　性别_____　年龄_____　科室_____　病案号_____

评估日期：　　　年　　　月　　　日

项目 \ 内容	风险评估	防范措施
病情变化	□猝死 □出血 □昏迷 □脑疝 □其他	□按照护理级别按时巡视患者，落实基础护理措施 □护理记录真实、准确、客观、完整、及时 □加强意识、瞳孔和生命体征监测，及时准确执行医嘱 □常规抢救设备完好 □常规抢救药品完好
心理因素	□恐惧 □愤怒 □焦躁 □悲伤 □其他	□帮助患者适应住院生活，详细介绍病情及预后 □多陪伴患者，多与患者接触交谈，同情、关心患者，了解其心理动态及情绪波动的原因 □营造安静舒适的休息环境，避免强光、噪音等不良刺激，避免一切精神干扰，消除有害刺激因素 □合理安排陪护与探视，使其充分享受亲情
护理并发症	□口腔炎 □肺部感染 □泌尿系感染 □压疮 □其他	□协助患者漱口，口腔护理每天2次 □保持环境卫生，按时翻身拍背，每天2次 □会阴清洁每天1次 □床单元平整干燥，翻身拍背每2小时一次
患者安全	□跌倒 □坠床 □烫伤 □导管滑脱 □误吸 □静脉炎 □自伤 □其他	□床头警示，穿防滑鞋，行动有陪伴，用助行工具 □加强巡视，及时发现安全隐患 □床头警示，温水袋外裹毛巾，水温不超过50℃ □床头警示，加床栏，必要时用保护性约束 □妥善固定导管，移动患者时注意导管位置 □床头抬高30°～45°，做好口腔护理 □严格执行无菌操作，遵守操作规程 □密切观察，各班认真交接
责任护士签字		

填表说明：

评估要求：医生开具重病、病危通知时，给予患者评估；住院期间每周评估1次；当遇到病情变化时及时评估；患者转科时，请随病历移交新病房继续评估；选用的防范措施划"√"。

如有压疮、跌倒/坠床的风险详见相关评估表。

附表 7 营养风险筛查表（NRS2002）

患者资料	姓名		病案号	
	性别		病区	
	年龄		床号	
	身高（cm）		体重（kg）	
	体重指数（BMI）		蛋白质（g/L）	
	临床诊断			

	分类标准	分值	评估日期		
疾病状态	骨盆骨折或者慢性病患者，合并有以下疾病：肝硬化、慢性阻塞性肺疾病、长期血液透析、糖尿病、肿瘤	1			
	腹部重大手术、脑卒中、重症肺炎、血液系统肿瘤	2			
	颅脑损伤。骨髓抑制、加护病患（APACHE > 10 分）	3			
营养状态	正常营养状态	0			
	3 个月内体重减轻 >5%；或最近 1 个星期食量（与需要量相比）减少 20% ~ 50%（轻度）	1			
	2 个月内体重减轻 >5%；或 BMI 18.5 ~ 20.5；或最近 1 个星期进食量（与需要量相比）减少 50% ~ 75%（中度）	2			
	1 个月内体重减轻 >5%（或 3 个月内体重减轻 >15%）；或 BMI <18.5（或血清白蛋白 < 35g/L）；或最近 1 个星期进食量（与需要量相比）减少 70% ~ 100%（重度）	3			
年龄	年龄≥70 岁加算 1 分	1			
	总分				
	签名				

处理	总分≥3.0：患者有营养不良的风险，需营养支持治疗
	总分 <3.0：若患者将接受重大手术，则每周重新评估其营养状况
措施	□1. 护士进行饮食指导
	□2. 营养师会诊，提供个性化营养干预方案

填表说明：1. ≥60 岁且符合以下其中一项者进行营养筛查：
①过去 1 周摄食减少；②过去 3 个月体重下降；③BMI < 18.5。
2. 体质指数（BMI）= 体重（kg）÷身高的平方（m²）。
3. 患者病情变化时随时评估。

附表 8　手术患者静脉血栓栓塞症风险评估表（Caprini 评分）

患者类型：新入院/动态/术后/转科

患者姓名：　年龄：　性别：　科室：　病案号：

	1 分	2 分	3 分	5 分
病史	□年龄 41 ~ 60 岁 □体质指数 >25kg/m² □下肢肿胀 □静脉曲张 □妊娠或产后 □有不明原因或者习惯性流产史 □口服避孕药或激素替代疗法 □脓毒症（<1 个月） □严重肺病，包括肺炎（<1 个月） □肺功能异常 □急性心肌梗死 □充血性心力衰竭（<1 个月） □炎性肠病史 □卧床患者	□年龄 61 ~ 74 岁 □恶性肿瘤 □卧床（>72 小时） □石膏固定	□年龄≥75 岁 □VTE 史 □VET 家族史 □其他先天性或获得性血栓形成倾向	□脑卒中（<1 个月） □急性脊髓损伤（<1 个月）
实验室检查			□凝血酶原 C20210A 阳性 □凝血因子 VLeiden 阳性 □狼疮抗凝物阳性 □血清同型半胱氨酸升高 □抗心磷脂抗体阳性 □肝素诱导的血小板减少 HIT	
手术类型	□小手术	□中央静脉通路 □大型开放手术（>45 分钟） □关节镜手术 □腹腔镜手术（>45 分钟）		□髋、骨盆或下肢骨折 □择期关节置换术
评分		风险级别		
得分		评估医师：	评估时间：　　年　月　日　时　分	

注：低危：0 ~ 2 分；中危：3 ~ 4 分；高危≥5 分；VTE：静脉血栓栓塞症。

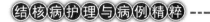

内科住院患者静脉血栓栓塞症风险评估表（Padua 评分）

患者类型：新入院/动态/术后/转科

患者姓名：　　年龄：　　性别：　　科室：　　病案号：

	危险因素	评分
☐	活动性恶性肿瘤，患者先前有局部或远端转移和（或）6 个月内接受过化疗和放疗	3
☐	既往静脉血栓栓塞症	3
☐	制动，患者身体原因或遵医嘱需卧床休息至少 3 日	3
☐	已有血栓形成倾向，抗凝血酶缺乏症，蛋白 C 或 S 缺乏，VLeiden 因子、凝血酶原 C20210A 突变，抗心磷脂抗体综合征	3
☐	近期（<1 个月）创伤或外科手术	2
☐	年龄≥70 岁	1
☐	心脏和（或）呼吸衰竭	1
☐	急性心肌梗死和（或）缺血性脑卒中	1
☐	急性感染和（或）风湿性疾病	1
☐	肥胖（体质指数 >30kg/m^2）	1
☐	正在进行激素治疗	1

得分：　　风险级别：

评估医师：　　　　评估时间：　　　　年　　月　　日　　时　　分

注：低危 =0~3 分；高危≥4 分。

附表9 数字疼痛评估量表（NRS）

科室_____ 床号_____ 姓名_____ 性别_____ 年龄_____ 病案号_____

0	1	2	3	4	5	6	7	8	9	10
无痛										最痛

标准及评分	评估日期								
0 无痛									
1~3分：轻度疼痛									
4~6分：中度疼痛									
7~10分：重度疼痛									
评估者									
护理措施	□1. 舒适的体位和环境								
	□2. 遵医嘱给予药物治疗								
	□3. 做好心理护理								
	□4. 给予健康指导：①正确认识疼痛；②指导患者掌握正确的评估方法；③讲解口服药物的注意事项及不良反应；④指导患者及家属出院后获得镇痛药物的程序								

评估说明：1. 数字疼痛评估量表（NRS）由0~10数字组成，0为"无痛"，从左到右疼痛强度随之增加，10为"最痛"。

2. 患者≥60岁且入院主诉疼痛时进行评估；病情变化随时评估。

3. 术后患者当日、转科时进行疼痛评估。

4. 附疼痛健康宣教相关内容。

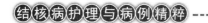

附表 10　RICU 护理计划

床号_____　姓名_____　住院号_____　性别_____　年龄_____　转入日期_____

诊断

1. 严密监测生命体征：每 15 分钟测量 P、R、BP 一次，病情平稳后改为 30 分钟至 1 小时一次，每日测 6 次体温
2. 观察意识水平，是否清醒，双侧瞳孔是否等大等圆，对光反射是否灵敏，球结膜有无水肿，巩膜有无黄染
3. 保持呼吸道通畅，适时气管内吸痰，如患者出现咳嗽，气道内压力升高报警时等，每班听诊双肺呼吸音，基本程序：
   （1）吸痰前给予 100% 氧气 2 分钟
   （2）清理口腔及后鼻道分泌物
   （3）气管内吸痰完毕，必要时再次吸净口腔及后鼻道分泌物
   （4）待血氧回升至吸痰前水平将氧浓度调回原水平
   （5）吸痰动作轻柔，以螺旋式吸出痰液，防止气道黏膜破损，观察痰量、色，质及黏稠度等，作好记录。吸痰时间不超过 15 秒，无菌操作
4. 妥善固定气管切开套管，观察各项指标，患者呼吸与呼吸机是否同步，准确记录呼吸机指标，发现异常及时报告值班医师。床旁备好简易呼吸器以及急救物品（急教车），以便抢救及时、方便，使成功率达到最高，及时倾倒集水瓶内冷凝水，保持湿化瓶内液量适中
5. 保持胃管通畅，定时冲洗胃管，观察胃液的性质、量及颜色。遵医嘱给予营养支持
6. 保持尿管通畅，记录尿量。观察尿色性质，做好尿管护理
7. 口腔护理每日 2 次，并观察口腔黏膜是否完整
8. 观察末梢循环，包括皮肤色温度、湿度，根据病情每 2~4 小时翻身拍背，以便利于痰液排出，防止压力性损伤发生，协助患者四肢活动，进行功能锻炼，防止静脉血栓形成及肌肉萎缩
9. 准确及时执行医嘱，留取各种化验标本及时送检，关注结果回报。
10. 病室温度、湿度适宜，做好通风换气，保持室内空气清新，每日紫外线照射，每次半小时
11. 及时更换床单，并做好床单清洁，各种管道合理固定安置
12. 特护记录内容真实准确，字迹清楚无涂改，并使用医学术语
13. 做好基础护理及心理护理，主动与患者交流，尽最大可能使患者保持舒适

签名：

日期：

附表 11　多重耐药菌控制措施落实情况督察表

姓名：_____　性别：_____　年龄：_____　床号：_____　病案号：_____

入院日期：_____　诊断：

该患者携带的多重耐药菌种类

项目　符合就在相应格内打"√"	日期
MRSA（耐甲氧西林金葡菌）	
VRE（耐万古霉素肠球菌）	
超广谱 β - 内酰胺酶（ESBLs）肠杆菌科细菌	
多重耐药菌/泛耐药铜绿假单胞菌	
耐碳青霉烯鲍曼不动杆菌（CR - AB）	
耐碳青霉烯肠杆菌科细菌（CRE）	

隔离措施具体落实情况

编号	具体措施	日期	
1	隔离医嘱	有	
		无	
2	在患者床边挂蓝色接触隔离标识	有	
		无	
3	患者床边备快速手消剂	有	
		无	
4	患者床边黄色垃圾袋	有	
		无	
5	患者床边备隔离衣	有	
		无	
		暂不需要	
6	可复用的医疗器械（体温表、血压计等）专人专用并及时消毒	有	
		无	
		部分有	
7	该患者周围物品、环境和医疗器械，每天清洁消毒	有	
		无	
8	对患者及家属宣教	有	
		无	
9	患者转诊、手术、各项检查之前通知接诊科室	有	
		无	
10	接触该患者或其他环境前后进行手卫生	有	
		无	

科室签名：　　　　督察者：　　　　督察日期：

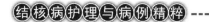

附表 12　焦虑自评量表（SAS）

序号	题目	没有或很少时间有	有时有	大部分时间有	绝大部分或全部时间都有	评分
1	我觉得比平常容易紧张和着急（焦虑）	1	2	3	4	
2	我无缘无故地感到害怕（害怕）	1	2	3	4	
3	我容易心里烦乱或觉得惊恐（惊恐）	1	2	3	4	
4	我觉得我可能将要发疯（发疯感）	1	2	3	4	
5	我觉得一切都很好，也不会发生什么不幸（不幸预感）	1	2	3	4	
6	我手脚发抖打颤（手足颤抖）	1	2	3	4	
7	我因为头痛，颈痛和背痛而苦恼（躯体痛）	1	2	3	4	
8	我感觉容易衰弱和疲乏（乏力）	1	2	3	4	
9	我觉得心平气和，并且容易安静坐着（静坐不能）	1	2	3	4	
10	我觉得心跳很快（心慌）	1	2	3	4	
11	我因为一阵阵头晕而苦恼（头晕）	1	2	3	4	
12	我有晕倒发作或觉得要晕倒似的（晕厥感）	1	2	3	4	
13	我呼气吸气都感到很容易（呼吸困难）	1	2	3	4	
14	我手脚麻木和刺痛（手足刺痛）	1	2	3	4	
15	我因为胃痛和消化不良而苦恼（胃痛或消化不良）	1	2	3	4	
16	我常常要小便（尿意频数）	1	2	3	4	
17	我的手常常是干燥温暖的（多汗）	1	2	3	4	
18	我脸红发热（面部潮红）	1	2	3	4	
19	我容易入睡并且一夜睡得很好（睡眠障碍）	1	2	3	4	
20	我做噩梦	1	2	3	4	
总分统计						

SAS 分为 4 个级别，主要评估项目定义的症状频率。

标准如下："1"没有时间或很少时间；"2"有少量时间；"3"有大量时间；大部分或全部时间为"4"。（其中"1"、"2"、"3"、"4"）为得分。

附表 13 抑郁自评量表

SDS 按症状出现频度评定，分四个等级：没有或很少时间，少部分时间，相当多时间，绝大部分或全部时间；依次评为 1，2，3，4 分。评定的时间范围为过去 1 周。

实际感觉	偶有	少有	常用	持续
1. 我感到情绪沮丧	1	2	3	4
2. 我感到早晨心情最好	4	3	2	1
3. 我要哭或想哭	1	2	3	4
4. 我夜间睡眠不好	1	2	3	4
5. 我吃饭像平时一样	4	3	2	1
6. 我的性功能正常	4	3	2	1
7. 我感到体重减轻	1	2	3	4
8. 我为便秘感到烦恼	1	2	3	4
9. 我的心跳比平时快	1	2	3	4
10. 我无故感到疲劳	1	2	3	4
11. 我的头脑像往常一样清楚	4	3	2	1
12. 我做事情像平时一样不感到困难	4	3	2	1
13. 我坐立不安，难以保持平衡	1	2	3	4
14. 我对未来感到有希望	4	3	2	1
15. 我比平时更容易激怒	1	2	3	4
16. 我觉得决定什么事很容易	4	3	2	1
17. 我感到自己是有用的和不可缺少的人	4	3	2	1
18. 我的生活很有意义	4	3	2	1
19. 假若我死了别人会过得更好	1	2	3	4
20. 我仍旧喜爱自己平时喜爱的东西	1	2	3	4

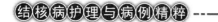

附表 14　正念注意觉知量表

以前是否练习过以下冥想形式？在相应的方框内划"√"。

A　是　　B　否

□瑜伽　　□太极　　□气功　　□内观

如果选 A"是"，那么练习过多长时间？请具体写出_____。如果选 B"否"，此项不作答。

请您仔细阅读下列各项，在各个条目中选出最近 1 周内（包括当天）符合自己实际情况的程度，在相应的数字上划"○"。"1"到"6"按照程度变化代表从"几乎总是"到"几乎从不"。答案没有对错之分。

	几乎总是					几乎从不
1. 有时我体验到一些情绪，过一会儿才会意识到这种情绪	1	2	3	4	5	6
2. 我会因为不小心、没注意或者想到其他事情而打碎物品或者弄坏东西	1	2	3	4	5	6
3．我发现静下心来关注当前发生的事情有些困难	1	2	3	4	5	6
4. 我前往要去的地方时，一路上对自己的走路行为或其他事物没有注意	1	2	3	4	5	6
5. 除非身体的紧张感或者不舒适感引起我的注意，否则一般我都不会去关注身体的感觉	1	2	3	4	5	6
6. 如果我被第一次告知某个人的名字，我会很快地忘记这个名字	1	2	3	4	5	6
7. 我做事情好像是自动的过程，对于所做的事情没有太多觉知或者注意	1	2	3	4	5	6
8. 我匆匆做完一些事情而没有注意到这些事情本身	1	2	3	4	5	6
9. 我关注我想达到的目标，但是我总是做与目标联系不大的事情	1	2	3	4	5	6
10. 我做工作或者任务是自动化的，不会去注意我在做什么	1	2	3	4	5	6
11. 我发现自己边听别人说话边做其他的事情	1	2	3	4	5	6
12. 我到达一个地方后会奇怪为什么我会来到这里	1	2	3	4	5	6
13. 我发现自己沉浸在对未来的幻想或者回忆过去的事情中	1	2	3	4	5	6
14. 我发现自己做事情时没有投入注意	1	2	3	4	5	6
15. 我吃零食的时候没有意识到自己正在吃东西	1	2	3	4	5	6

参考文献

[1] 王秀华. 现代结核病护理学 [M]. 北京：中国医药科技出版社，2017.

[2] World Health Organization. Global tuberculosis report 2022 [M]. Geneva：World Health Organization，2022.

[3] 郭亚茹，陈偶英，罗丹. 我国护理门诊相关研究现状与热点领域分析 [J]. 护理研究，2019 (10)：1702 – 1706.

[4] 中华医学会结核病学分会. 结核分枝杆菌 γ – 干扰素释放试验及临床应用专家意见 (2021 年版) [J]. 中华结核和呼吸杂志，2022，45 (2)：143 – 150.

[5] 高孟秋. γ – 干扰素释放试验检测结果的临床意义解读 [J]. 中华结核和呼吸杂志，2014，37 (10)：742 – 743.

[6] 中华医学会结核病学分会，耐多药结核病短程治疗中国专家共识编写组. 耐多药结核病短程治疗中国专家共识 [J]. 中华结核和呼吸杂志，2019，42 (1)：5 – 8.

[7] 中华医学会结核病学分会临床检验专业委员会. 结核病病原学分子诊断专家共识 [J]. 中华结核和呼吸杂志，2018，41 (9)：688 – 695.

[8] 中华医学会结核病学分会，结核病病理学诊断专家共识编写组. 中国结核病病理学诊断专家共识 [J]. 中华结核和呼吸杂志，2017，40 (6)：419 – 425.

[9] 李仁忠，阮云洲，徐彩红，等. 世界卫生组织利福平耐药结核病患者数估算方法 [J]. 中国防痨杂志，2023，45 (3)：328.

[10] 饶立歆，沈鑫. 携手并进 终结结核病 终结艾滋病 [J]. 结核与肺部疾病杂志，2022，3 (6)：429 – 430.

[11] 中华医学会糖尿病学分会. 中国 2 型糖尿病防治指南 (2020 年版) [J]. 中华糖尿病杂志，2021，13 (4)：315 – 409.

[12] 刘尚昕，闫佳惠，周白瑜，等. 中国健康老年人标准 (WS/T 802—2022) 解读 [J]. 中华老年医学杂志，2022，41 (11)：1281 – 1283.

[13] 中华医学会老年医学分会，《中华老年医学杂志》编辑委员会. 老年人衰弱预防中国专家共识 (2022) [J]. 中华老年医学杂志，2022，41 (5)：503 – 511.

[14] 杨松，王乐乐，韩梅，等. 世界卫生组织耐药结核病治疗整合指南 (2020 年版) 解读 [J]. 国际呼吸杂志，2021，41 (6)：401 – 409.

[15] World Health Organization. WHO consolidated guidelines on drug – resistant tuberculosis treatment [M/OL]. Geneva：World Health Organization，2019：6 – 7.

[16] World Health Organization. Meeting report of the WHO expert consultation on the definition of extensively drug – resistant tuberculosis，27 – 29 October 2020 [M/OL]. Geneva：World Health Organization，2021，19.

［17］初乃惠，周文强. 耐药结核病的诊治进展［J］. 中华传染病杂志，2021，39（7）：385-391.

［18］杨燕. 耐多药结核的临床特点及多肽组学研究［D］. 南京：南京医科大学，2018.

［19］徐静，罗萍，贺晓新. 肺结核合并糖尿病与单纯肺结核患者流行特征对比分析［J］. 中国防痨杂志，2022，44（5）：494-499.

［20］Hwang SY, Kim JY, Lee HS, et al. Pulmonary tuberculosis and risk of lung cancer：a systematic review and meta-analysis［J］. J Clin Med, 2022, 11（3）：765.

［21］Oh CM, Roh YH, Lim D, et al. Pulmonary tuberculosis is associated with elevated risk of lung cancer in Korea：the nationwide cohort study［J］. J Cancer, 2020, 11（7）：1899-1906.

［22］冯丽华，史铁英. 内科护理学［M］. 北京：人民卫生出版社，2018：181.

［23］唐神结，高文. 临床结核病学［M］. 2版. 北京：人民卫生出版社，2019.

［24］黄超群. 内科疾病常规检查与治疗［M］. 长春：吉林大学出版社，2022.12.

［25］罗桢蓝，胡三莲，朱凌燕，等. 慢性心力衰竭患者自我容量管理的最佳证据总结［J］. 中华护理杂志，2022，57（7）：880-886.

［26］李静，雷丽君. 整体护理在肺结核合并心衰患者中的应用观察［J］. 实用临床护理学电子杂志，2018，3（24）：22，25.

［27］段文丽，邹淑平. 整体护理在肺结核合并心衰患者中的应用观察［J］. 系统医学，2016，1（12）：143-145

［28］刘剑君，王黎霞. 现代结核病学［M］. 2版. 北京：人民卫生出版社，2022.

［29］高雅，吴桂辉，吴世幸，等. 258例住院肺外结核病患者营养状况及其相关风险因素分析［J］. 临床肺科杂志，2023，28（2）：167-171.

［30］汤玲玲，陈丹萍，江华，等. Watson关怀理论在溃疡型淋巴结结核伤口护理中的应用效果评价［J］. 上海护理，2022，22（5）：11-15.

［31］张玥，黄金鹏. 临床路径健康宣教对颈淋巴结结核术后患者生活质量的影响［J］. 中国现代医生，2019，57（26）：161-164.

［32］李亮，李琦，许绍发，等. 结核病治疗学［M］. 北京：人民卫生出版社，2013.

［33］郭亚茹，陈偶英，罗丹. 我国护理门诊相关研究现状与热点领域分析［J］. 护理研究，2019（10）：1702-1706.

［34］秦世炳. 正确认识骨结核［M］. 北京：科学出版社，2021.

［35］中国加速康复外科专家组. 中国加速康复外科围手术期管理专家共识（2016）［J］. 中华外科杂志，2016.

［36］穆成，赵慧，王志锐，等. GeneXpert MTB/RIF在尿液标本中检测结核分枝杆菌复合群的效果评价［J］. 中国慢性病预防与控制，2022，30（5）：388-390.

［37］徐敏，王捷，杨美芳. 年轻女性外阴结核误诊白塞病致全身播散的临床分析［J］. 中华临床感染病杂志，2022，15（5）：379-381，400.

[38] 王海燕. 结核病在女性生育中的影响及诊治预后研究 [J]. 中外女性健康研究, 2017 (17)：56 − 57.

[39] 肖科, 钟利, 赵东霞, 等. 睾丸结核 33 例临床特征 [J]. 中国感染与化疗杂志, 2022, 22 (1)：30 − 33.

[40] 李莹, 曹益瑞, 陶红竹, 等. 气管支气管结核的局部药物治疗进展 [J]. 中国防痨杂志, 2021, 43 (10)：1096 − 1101.

[41] 李付琦, 白冲. 金属支架治疗气管支气管结核研究进展 [J]. 中华肺部疾病杂志, 2020, 13 (4)：548 − 550.